FISIOLOGÍA DEL EQUILIBRIO ÁCIDO-BASE

Conceptos químicos de ácidos y bases
Conceptos de función renal

Graciela Clelia Bortolazzo
Julio Alberto Berreta
Carlos Felipe Reyes Toso

Librería AKADIA Editorial
Paraguay 2078 (1121) Buenos Aires Email:
editorialakadia@gmail.com
www.editorialakadia.com

Bortolazzo, G. Clelia - Berreta, J. Alberto - Reyes Toso, C. Felipe
Fisiología del equilibrio ácido base / Graciela Clelia Bortolazzo ;
Julio Alberto Berreta. - 1a ed . - Ciudad Autónoma de Buenos Aires:
Librería Akadia Editorial, 2020.
168 p. ; 28 x 19 cm.

ISBN: 978-987-570-406-0

1. Medicina. I. Berreta, Julio Alberto. I . Título.
CD 612

Paraguay 2078 (1121) Buenos Aires, Argentina
Paraguay 2065 (1121) Buenos Aires, Argentina
E-mail: editorialakadia@gmail.com
www.editorialakadia.com

Hecho el depósito que marcala ley 11.723
Impreso en Argentina
Printed in Argentina

Autores listados por orden alfabético

Benedetto Abel
Ayudante de Primera del Departamento de Ciencias Fisiológicas de la Facultad de Medicina. Universidad de Buenos Aires. Unidad Académica II.

Berreta Julio Alberto
Profesor Regular Adjunto del Departamento de Ciencias Fisiológicas de la Facultad de Medicina de la Universidad de Buenos Aires. Unidad Académica II.
Profesor Consulto de la Cátedra de Fisiología y Biofísica de la Facultad de Medicina de la Universidad del Salvador.

Bortolazzo Carolina
Jefe de Trabajos Prácticos del Departamento de Ciencias Fisiológicas de la Facultad de Medicina de la Universidad de Buenos Aires. Unidad Académica II.

Bortolazzo Graciela Clelia
Profesora Asociada de la Cátedra de Fisiología y Biofísica de la Facultad de Medicina de la Universidad del Salvador.
Jefe de Trabajos Prácticos del Departamento de Ciencias Fisiológicas de la Facultad de Medicina de la Universidad de Buenos Aires. Unidad Académica II.

Cornejo Jaime.
Ayudante de Primera del Departamento de Ciencias Fisiológicas de la Facultad de Medicina. Universidad de Buenos Aires. Unidad Académica II.

Linares Laura
Profesora Titular de la Cátedra de Fisiología y Biofísica de la Facultad de Medicina de la Universidad del Salvador.
Profesora Regular Adjunta del Departamento de Ciencias Fisiológicas de la Facultad de Medicina de la Universidad de Buenos Aires. Unidad Académica II. A cargo de las Carreras de Ciencias de la Salud.

Quevedo Celso.
Ayudante de Primera del Departamento de Ciencias Fisiológicas de la Facultad de Medicina. Universidad de Buenos Aires. Unidad Académica II.

Reyes Toso Carlos Felipe
Doctor en Medicina.
Profesor Regular Titular del Departamento de Ciencias Fisiológicas de la Facultad de Medicina de la Universidad de Buenos Aires. A cargo de la Unidad Académica II.

Rojas Molina Carlos.
Jefe de Trabajos Prácticos del Departamento de Ciencias Fisiológicas de la Facultad de Medicina. Universidad de Buenos Aires. Unidad Académica II.

Viglione Pía Noemi.
Profesora Adjunta de la Cátedra de Fisiología y Biofísica de la Facultad de Medicina de la Universidad Austral.
Jefe de Trabajos Prácticos del Departamento de Ciencias Fisiológicas de la Facultad de Medicina. Universidad de Buenos Aires. Unidad Académica II.

Prólogo de la segunda edición

Este libro es el resultado de muchos años de experiencia y dedicación de los autores a la enseñanza de la Fisiología. El principal objetivo de este libro es presentar los temas relacionados con el equilibrio del estado ácido-base en forma simple, para que resulten de utilidad, en la adquisición de los conocimientos necesarios del tema para su empleo en la práctica médica. En esta segunda edición se ha incorporado un capítulo referente a casos clínico, que posibilitan al estudiante introducirse en la aplicación práctica de los conceptos vertido mediante casos problemas. Así mismo se ha profundizado algunos de los temas desarrollados en la primera edición.

Los autores.

ÍNDICE

CAPÍTULO I

Introducción a los mecanismos de la homeostasis ácido-base

CAPÍTULO II

Filtración glomerular y flujo sanguíneo renal

CAPÍTULO III

Procesos tubulares

CAPÍTULO IV

Medidas de filtración glomerular, de circulación renal y función tubular

CAPÍTULO V

Compartimientos orgánicos acuoso. Volumen y osmolaridad

CAPÍTULO VI

Conceptos químicos de ácido, base y amortiguadores

CAPÍTULO VII

Papel de los amortiguadores en la regulación ácido-base del organismo

GLOSARIO

Abreviaturas utilizadas en el texto.

AII: Angiotensina II.
ACT: Agua corporal total.
AT: Acidez titulable.
BB_p: Base amortiguadora en el plasma.
BB_s: Base amortiguadora en la sangre.
Ca^{2+}: Calcio.
CB: Conducto de Bellini.
CC: Colector cortical.
C_{Cr}: Clearence de creatinina.
CE: Cantidad excretada.
CF: Carga filtrada.
C_{H2OL}: Clearence de agua libre.
C_I: Clearence de inulina.
Cl^-: Cloro.
CME: Colector medular externo.
CMI: Colector medular interno.
CO_3Ca: Carbonato de calcio.
H_2CO_3: Acido carbónico.
Cosm: Clearence osmolar.
CR: Cantidad reabsorbida.
CS: Cantidad secretada.
EB: Exceso o déficit de base.
EF: Excreción fraccional.
E_{PAH}: Índice de extracción de PAH.
FF: Fracción de filtración.
FPR: Flujo plasmático renal.
FPRE: Flujo plasmático renal efectivo.
FPRT: Flujo plasmático renal total.
FSR: Flujo sanguíneo renal.
FSRE: Flujo sanguíneo renal efectivo.
FSRT: Flujo sanguíneo renal total.
H^+: Iones hidrógenos.
HAD: Hormona antidiurética.
HCO_3^-: Bicarbonato.
Hto: Hematocrito.
k: Constante de disociación.
Kf: Constante de filtración.
K^+: Potasio.
LEC: Líquido extracelular.
LIC: Líquido intracelular.
LIV: Líquido intravascular.
MD: Mácula densa.
Na^+: Sodio.
NA: Noradrenalina.
NEA: Neta excreción de ácido.
NH_3: Amoníaco.
NH_4^+: Amonio.
ON: Óxido nítrico.
Osm_e: Osmolaridad extracelular.
Osm: Osmolaridad.
O_X: Concentración de una sustancia X en orina.
PA: Presión arterial.
PAH: Paraaminohipurato.
PAN: Péptido atrial natriurético.
pCO_2: Presión parcial de dióxido de carbono.
PEUF: Presión efectiva de ultrafiltración.
PH_B: Presión hidrostática de la capsula de Bowman.
PH_{CP}: Presión hidrostática del capilar peritubular.
PH_G: Presión hidrostática del capilar glomerular.
PH_I: Presión hidrostática del intersticio.
PNA: Péptido atrial natriurético.
PNR: Presión neta de reabsorción.
$P\pi_{CG}$: Presión coloidosmótica del capilar glomerular.
$P\pi_{CP}$: Presión oncótica del capilar peritubular.
$P\pi_I$: Presión oncótica del intersticio.
P_x: Concentración de una sustancia X en plasma.
Q: Caudal.
RADH: Rama ascendente delgada de Henle.
RAGH: Rama ascendente gruesa de Henle.
RDH: Ramas descendente delgada de Henle.
RF: Reabsorción fraccional.
Rp: Resistencia periférica.
TC: Tubo de conexión.
TCD: Túbulo contorneado distal.
Tc_{H2O}: Tc de agua.
TCP: Túbulo contorneado proximal.
Tm: Transporte máximo.
TR: Tubo recto.
UR: Umbral renal.
V: Volumen urinario en un minuto.
VEC: Volumen efectivo circulante.
VFG: Velocidad de filtrado glomerular.
VLE: Volumen de líquido extracelular.
VLI: Volumen de líquido intracelular.
ΔP: Diferencia de presión.

FISIOLOGÍA DEL EQUILIBRIO ÁCIDO BASE
Conceptos químicos de los ácidos y las bases
Conceptos de función respiratoria
Conceptos de función renal

Introducción

En los seres vivos la incorporación diaria de alimentos y su metabolización produce en forma continua gran cantidad de ácidos y en menor medida bases.

Mantener el pH en los fluidos intra y extracelulares dentro de los límites compatibles con la vida es fundamental porque ello influye en las funciones de todos los órganos mediante la modificación de la actividad biológica de las proteínas, enzimas y hormonas, entre otros.

Los mecanismos que interviene en su regulación son:

1) los amortiguadores de los compartimientos del organismo.

2) el manejo de los ácidos y las bases por el aparato respiratorio y renal.

El accionar preciso e inmediato para dar respuesta terapéutica en este tipo de trastornos, no solo hará la diferencia entre la vida y la muerte del paciente, sino también de su futura calidad de vida.

La complejidad del tema requiere un tratamiento especial de cada una de estas instancias de regulación (amortiguadores, aparato respiratorio y renal). Para posteriormente integrar estos conceptos a la aplicación clínica de las alteraciones del equilibrio ácido-base.

Para una acaba comprensión del tema este libro se dividirá en dos partes:

I. Conceptos básicos de función renal interrelacionados con la fisiología y fisiopatología del tema.

II. Análisis de la fisiología y fisiopatología propiamente dicha del estado ácido-base.

Capítulo I

Graciela Bortolazzo
Julio Berreta

INTRODUCCIÓN A LOS MECANISMOS DE HOMEOSTASIS ÁCIDO-BASE

La regulación de la concentración de iones hidrógenos (H^+) en los líquidos extra e intracelulares es fundamental para una actividad celular normal. Variaciones en su concentración influyen en la actividad biológica, principalmente de las proteínas plasmáticas alterando su carga eléctrica y produciendo modificaciones importantes en su estructura y función, también ocasionan trastornos en la función de las enzimas, hormonas y en la fisiología cardiaca, ósea, en la disponibilidad de O_2 a los tejidos, entre otras.

CONCENTRACIÓN DE H$^+$ EN LOS LÍQUIDOS DEL ORGANISMO

La concentración de los H^+ se expresa habitualmente en medicina como pH. El valor normal de pH sanguíneo arterial se encuentra entre 7,36 a 7,44, cualquier desviación de este rango implica un desequilibrio. Se denomina a los valores inferiores a 7,36 **acidemia** y superiores a 7,44 **alcalemia** *(figura I-1)*. También hay que tener en cuenta que el pH de los diferentes líquidos del organismo varía *(cuadro I-1)*

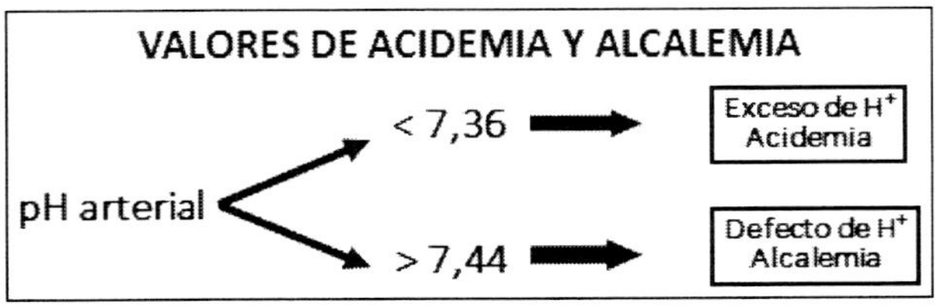

Figura I-1. *<: menor; > mayor, H^+: ion protón.*

Los valores de pH, concentración de H^+, presión de dióxido de carbono (pCO_2) y concentración plasmática de bicarbonato (HCO_3^-) varían según se trate de sangre arterial o venosa, nótese que la sangre venosa es más acida. Esto es debido a que la hemoglobina reducida transporta los H^+ producidos por el metabolismo celular (*tabla I-1).*

VALORES NORMALES

	pH	H^+ nEq/L	pCO_2 mmHg	HCO_3^- mEq/L
Arteria	7,40 (7,36 - 7,44)	40 (36 - 44)	40 (36 - 44)	24 (21 - 27)
Vena	7,38 (7,34 - 7,42)	42 (38 - 46)	46 (42 - 50)	26 (23 - 29)

Tabla I-1. *Valores arteriales y venosos en el adulto. pCO_2: dióxido de carbono, H^+: protones, HCO_3^-: bicarbonato. Valores extraídos de: Gennari, F.J., F.J., Adrogué, H.J., Galla, J. H., Madias, N. E. (2005) Acid–Base Disordersand Their Treatment Taylor & Francis Group, United States of America.*

VALORES NORMALES DE pH

[H^+] extracelular: 40 nEq/L

pH Sangre arterial: 7,36 a 7,44

pH Sangre venosa: 7,34 a 7,42

pH Líquido intracelular: 6,0 a 7,4

pH Orina: 4,5 a 8,0

Cuadro I-1. *pH de los diferentes líquidos del organismo.*

También se encuentran diferencias en la concentración de H^+ entre el compartimiento intracelular y el extracelular. El pH intracelular varia en las diferentes células de los tejidos y es heterogéneo según la zona que se considere (el núcleo, el citoplasma o las organelas). Esto es debido a las actividades de cada zona de la célula *(figura I-2).*

Diferentes pH intra y extra celulares del organismo humano

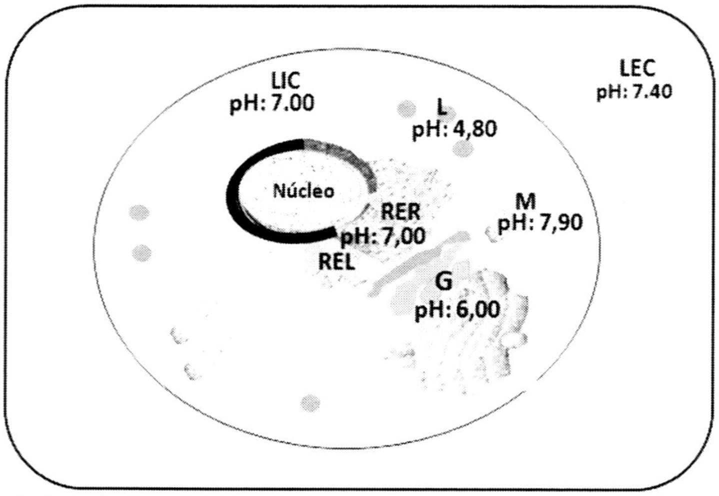

***Figura I-2**: **REL**. retículo endoplásmico liso, **RER**: retículo endoplásmico rugoso, **L**: lisosoma, **M**: mitocondria, **G**: aparato de Golgi.*

PRODUCCIÓN METABÓLICA DE ÁCIDOS Y BASES

Diariamente se generan en el organismo **ácidos** y en menor proporción **bases** a través del metabolismo endógeno de los hidratos de carbono, lípidos y proteínas que se incorporan al medio interno.

Ácido volátil

La metabolización completa de los hidratos de carbono, de los lípidos y de algunos aminoácidos produce aproximadamente **15.000 mEq/día de CO_2**, este es un **ácido volátil**. La excreción pulmonar del CO_2 producido mediante el mecanismo de hematosis evita que se combine con H_2O y forme ácido carbónico (H_2CO_3) en exceso, que generaría acidemia.

Ácidos no volátiles

La dieta normal produce entre **40 a 100 mEq/día** de ácidos que el pulmón no puede eliminar, son los **ácidos no volátiles o fijos**, los cuales son eliminados por el riñón, mediante los mecanismos de **secreción de amonio (secreción NH_4^+) y acidez titulable (AT)**. En condiciones patologicas esta cantidad de acidos fijos puede aumentar por produccion endogena, por ejemplo, ayuno, ejercicio, hipertemia, traumatismos, sepsis, enfermadades metabólicas (diabetes,acidosis lactica ect.). Los ácidos fijos producidos pueden ser **inorgánicos** (sulfúrico, fosfórico, etc.) y **orgánicos** (láctico, cetoácidos etc.) se generan por varias vías:

a) Oxidación de aminoácidos sulfurados (metionina y cisteína) que liberan ácido sulfúrico.
b) Hidrolisis de fosfoproteínas y fosfolípidos que liberan ácido fosfórico.
c) Oxidación incompleta de precursores dietéticos que liberan ácidos orgánicos (la glucosa libera tanto ácido láctico como pirúvico y los triglicéridos liberan cetoácidos y ácido hidroxibutírico).
d) Oxidación de cationes orgánicos que liberan hidrogeno.

Bases no volátiles

En el organismo se generan bases fijas, mediante la oxidación de aniones orgánicos y de la hidrolisis de sales de fosfoéster, contenido en la dieta. Estas vías metabólicas confluyen en la producción de HCO_3^-.

REGULACIÓN DE LA CONCENTRACIÓN DE H^+ EN LOS LÍQUIDOS CORPORALES

El valor medio de **produccion neta de ácidos fijos** en un individuo de 70 Kg es aproximadamente de 70 mEq/día (1 mEq/Kg de peso). Esta se calcula obeniendo la diferencia entre la produccion diaria de ácidos fijos y la producción diaria de bases no volatiles. A esta diferencia se le suma la carga ácida de 10 mEq que recibe diariamente el organismo por la perdida de bases a través del aparato digestivo.

PRODUCCIÓN NETA DE ÁCIDO

Producción diaria de ácidos fijos - **Producción diaria de bases no volátiles** + **Carga ácida por pérdida de bases a través del aparato digestivo**

Para mantener la concentración normal de H^+ en el líquido extracelular entre 36 a 44 nEq/L o lo que es lo mismo un pH de 7,36 a 7,44 intervienen **tres sistemas** interrelacionados entre sí (*figura I-3):*

1. **Amortiguación extra e intracelular y ósea.**
2. **Regulación respiratoria.**
3. **Regulación renal.**

El metabolismo celular produce diariamente acido volátil (CO_2) y ácidos fijos. Los pulmones eliminan el CO_2 en tanto que los buffers amortiguan los ácidos fijos y finalmente el riñón los elimina por la orina como acidez titulable (AT) y secreción de NH_4^+, generando mediante este proceso nuevo COH_3^-.

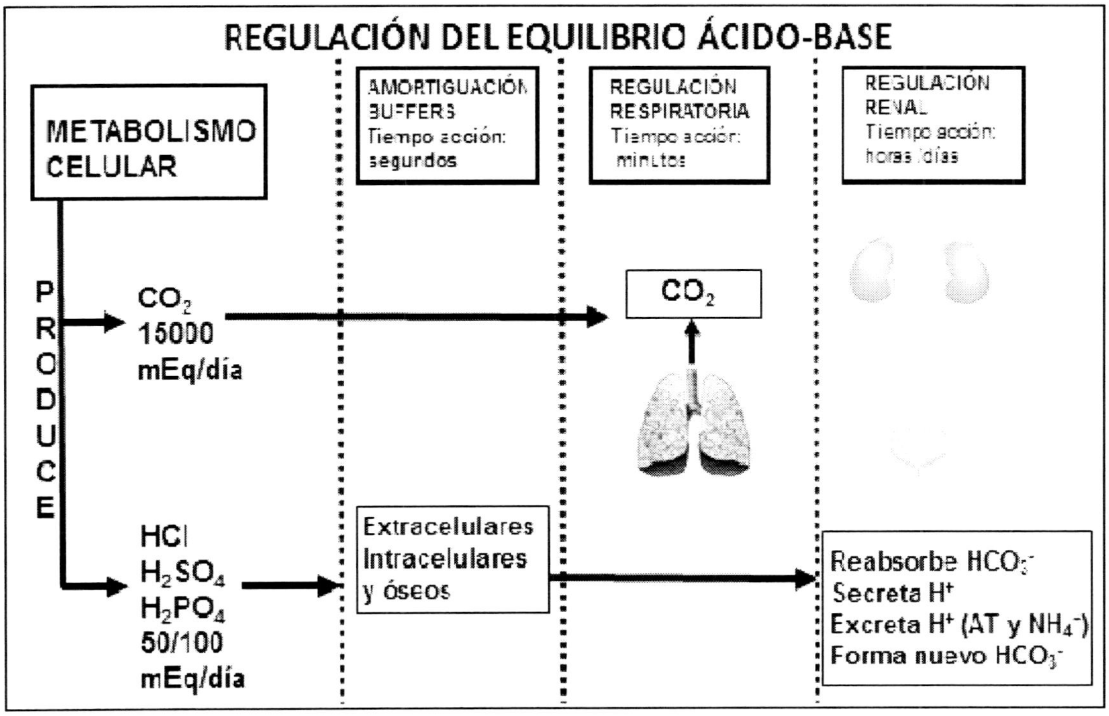

***Figura I-3**: Amortiguación, regulación pulmonar y renal.*
AT: Acidez titulable, NH_4^+: ion amonio

Amortiguadores extra e intracelulares y óseos

La función de los *buffers* es amortiguar la intensidad de los cambios del pH, son la primera línea de defensa frente a la variación de la concentración de H^+ en los líquidos corporales. **Se combinan de forma inmediata y reversible con un ácido o con una base para evitar cambios excesivos en la concentración de H^+. Los sistemas *buffers* no eliminan ni añaden iones H^+ al organismo, sino que se limitan a combinarse con ellos hasta que se normalice el equilibrio.**

Los amortiguadores extracelulares comienzan a actuar en forma inmediata, no así los intracelulares que tardan entre 1 a 4 horas en comenzar su acción.

La amortiguación intracelular produce variaciones de la concentración de los electrolitos extracelulares. Cuando ingresan H^+ a la célula, para mantener la constancia de las cargas eléctricas, igual cantidad de cationes intracelulares salen hacia el líquido extracelular. Estas modificaciones de la concentración de electrolitos (principalmente de potasio) debe ser tenido en cuenta porque produce alteraciones de las funciones vitales.

Por otra parte, el hueso cuenta con una importante cantidad de carbonato de calcio (CO_3Ca) que puede intercambiarse con los H^+ del plasma.

Aparato respiratorio

Mediante la ventilación alveolar el pulmón elimina el CO_2 producido por el metabolismo celular. Cuando varia la producción de CO_2, este aparato tiene la capacidad de varía la ventilación alveolar para mantener valores normales de pCO_2 y por ende de la concentración de H^+. El tiempo que tarda para comenzar a actuar está en el orden de minutos.

Aparato renal

El riñón reabsorbe todo el HCO_3^- filtrado por el glomérulo y excreta los ácidos fijos producidos o incorporados al organismo. Cuando se produce aumento de ácidos o bases el riñón tiene la capacidad de modificar la excreción de H^+ o HCO_3^-. El tiempo que tarda en comenzar a eliminar el exceso de ácidos fijos del organismo es entre 12 a 24 horas y tarda varios días en lograr una eliminación eficiente. Por lo contrario, cuando el exceso es de bases, la excreción de HCO_3^- por el riñón es más rápida.

Papel del hígado en el equilibrio ácido-base

En la regulación de la concentración de H^+ de los líquidos corporales los amortiguadores, el aparato respiratorio y los riñones son fundamentales, pero también se debe considerar la participación del hígado. Este es un órgano con múltiples funciones metabólicas entre ellas desempeña un papel importante en la regulación de la concentración de H^+.

El hígado puede actuar como consumidor o productor de H^+ mediante las siguientes acciones:

a) Metaboliza el ion NH_3.

b) Produce CO_2 a partir de la oxidación de los hidratos de carbono y lípidos.

c) Puede producir o eliminar ácido láctico, cetonas y aminoácidos.

d) Sintetiza proteínas, entre ellas albumina que es un importante amortiguador.

La salud hepática es de vital importancia para un normal equilibrio ácido-base, la claudicación de sus funciones si es severa produce disminución de la actividad del ciclo de Cori.

Bibliografía Recomendada

-Cohen, J. J., Kassirer, J. P., & Gennari, F. J. (1985). *El equilibrio ácido-básico y sus trastornos*. Salvat.

-Davenport, H. W. (1966). El ABC de la química ácido-base Elementos fisiológicos y químicos de los gases de la sangre.

-Gennari, F. J., Adrogue, H. J., Galla, J. H., & Maddias, N. (Eds.). (2005). *Acid-Base disorders and their treatment*. CRC Press.

-Rose, B. D., & Post, T. W. (2005). Introducción a los trastornos simples y mixtos del equilibrio ácido-base. *Trastornos de los electrólitos y del equilibrio ácido-base. Madrid: Marbán.*

-Seldin, D. W., & Giebisch, G. H. (Eds.). (1989). *The regulation of acid-base balance*. Raven Press (ID).

Capítulo II

Graciela Bortolazzo
Julio Berreta
Abel Benedetto

FILTRACIÓN GLOMERULAR Y FLUJO SANGUÍNEO RENAL

La filtración glomerular normal permite la eliminación de sustancias tóxicas (producto del metabolismo) y aporta los amortiguadores urinarios a la luz tubular (principalmente fosfato inorgánico y creatinina) que permiten reabsorbe HCO_3^-, excretar H^+ y generar nuevo HCO_3^-. Alteraciones en la filtración glomerular, generan graves disturbios del equilibrio ácido-base.

La función de los riñones es la formación de orina. A través de la formación de orina lleva a cabo sus principales roles (*cuadro II-1*): eliminación de productos metabólicos y toxinas de la sangre, mantener el equilibrio hidroelectrolítico y del estado ácido-base del medio interno. También cumple funciones endócrina.

FUNCIONES DE LOS RIÑONES
- **-Regulación del equilibrio hídrico.**
- **-Control del balance electrolítico.**
- **-Regulación del metabolismo fosfo-cálcico**
- **-Regulación de la presión arterial.**
- **-Regulación del equilibrio ácido-básico.**
- **-Conservación de nutrientes.**
- **-Excreción de residuos metabólicos.**
- **-Funciones endocrinas: producción de Eritropoyetina.**
  activación de la Vitamina D.
- **-Síntesis de glucosa.**

***Cuadro II-1**. Funciones de los riñones.*

ANATOMÍA Y CIRCULACION RENAL

1. CARACTERÍSTICAS ANATÓMICAS GENERALES

El aparato urinario está compuesto por dos riñones, dos uréteres, una vejiga y una uretra. Los riñones se comunican a través de los uréteres con la vejiga. En una sección sagital de un riñón se distinguen dos regiones: la más **externa o corteza**, y la más **interna o médula**. Esta a su vez, se divide en médula externa, la más próxima a la corteza, y médula interna, la más alejada de la corteza (*figura II-1*)

La unidad estructural y funcional del riñón es el **nefrón**, cada riñón contiene aproximadamente entre 800.000 a 1.000.000 de nefrones.

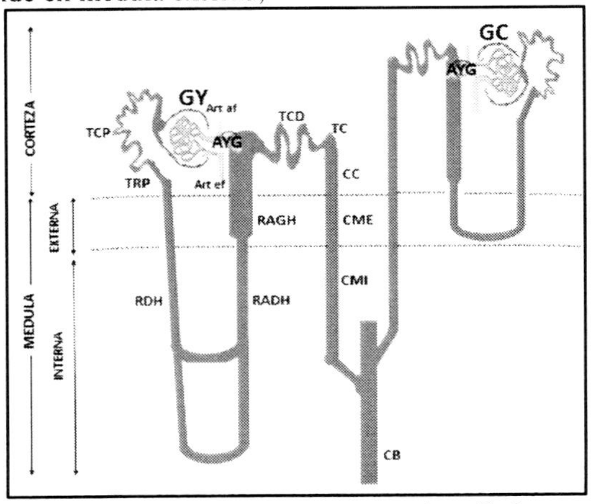

***Figura II-1**. Los túbulos de la nefrona se dividen en tres partes principales, **túbulo proximal, asa de Henle** y **túbulo distal**, cada una con sus diferentes porciones que se esquematizan en el gráfico. **TCP**: túbulo contorneado proximal, **TRP**: túbulo recto proximal, **RDH**: asa descendente de Henle, **RADH**: asa ascendente delgada de Henle, **RAGH**: asa gruesa de Henle, **TCD**: túbulo contorneado distal, **TC**: túbulo conector **CC**: túbulo colector cortical, **CME**: túbulo colector medular externo, **CMI**: túbulo colector medular interno, **AYG**: aparato yuxtaglomerular, **Art. Af**: arteriola aferente, **Art. Ef**: arteriola eferente, **GY**: glomérulo yuxtamedular, **GC**: glomérulo cortical, **CB**: conducto de Bellini.*

2. IRRIGACIÓN

Los riñones tienen un flujo sanguíneo muy alto en relación al porcentaje de la superficie corporal que representan y los capilares glomerulares están limitados por arteriolas aferentes y eferentes.

Los riñones son órganos muy vascularizados, el flujo sanguíneo renal (**FSR**), es de 1200 ml/minuto de sangre, de los cuales 660 ml/minuto forman parte del flujo plasmático renal (**FPR**). El **FSR** para un volumen minuto cardiaco (**VMC**) de 5000 ml/min. representa un 20% del gasto cardiaco. Este flujo es extremadamente alto en comparación con los flujos que reciben otros órganos, considerando que los riñones representan solo el 0.5% del peso total del organismo. Un flujo de esta magnitud es necesario en el riñón para una fina regulación del agua y de los solutos que deben ser excretados.

La corteza recibe el 90% de la sangre que atraviesa el riñón y la medula el 10% restante. El riñón está irrigado por la arteria renal, rama de la aorta abdominal, que entra en el riñón por el hilio renal. Se subdivide en dos arterias segmentarias, anterior y posterior. Cada una de estas arterias, a su vez, se divide progresivamente en ramas cada vez más pequeñas y finalmente dan origen a las **arteriolas aferentes**, que se ramifican en multitud de **capilares glomerulares**. Los capilares glomerulares se reúnen para formar **arteriolas eferentes** que abandonan los glomérulos. Finalmente, las arteriolas eferentes de los glomérulos superficiales y centrales se convierten en **capilares peritubulares corticales**, mientras que las arteriolas eferentes de los glomérulos profundos descienden hacia el interior de la médula y dan lugar, como mínimo, a dos microcirculaciones diferentes: una corresponde a los **capilares peritubulares de la médula externa** y la otra a los **vasos rectos**, llamados así porque descienden hasta la parte más interna de la médula acompañando a las asas de Henle y a los túbulos colectores.

ESTRUCTURA DEL NEFRÓN

El nefrón es la unidad anátomo-funcional del riñón

Existen dos tipos de nefrones: **nefrones corticales o superficiales** y **nefrones yuxtamedulares** que se distinguen por la localización de sus glomérulos.

Los **glomérulos superficiales** están situados en la parte superficial de la corteza. Estos nefrones presentan asas de Henle corta que descienden solo hasta la medula externa. Los **glomérulos yuxtamedulares** se localizan en el límite entre la corteza y la medula externa. Estos glomérulos son de tamaño mayor que los superficiales, consecuentemente presentan mayor velocidad de filtración (**VFG**) glomerular. Las asas de Henle son largas y descienden por la medula interna hasta la papila. Esta característica le permiten lograr una mayor concentración urinaria.

En cada **nefrón** los componentes principales que se distinguen son:

1. **glomérulo**.
2. **sistema tubular**.
3. **aparato yuxtaglomerular**.

1. GLOMÉRULO

El glomérulo renal esta formado por: los elementos vasculares, el mesangio , la cápsula (visceral y parietal) y el espacio de Bowman.

En el glomérulo se origina el filtrado de la sangre que llega a este. La arteria renal ingresa a los riñones a través del hilio renal y se ramifica en forma progresiva en las arterias interlobulares, arciformes, interlobulillares y las **arteriolas aferentes** que originan una **red de capilares** interconectados que constituyen la estructura vascular del glomérulo. Estos capilares se reúnen nuevamente para formar la arteriola eferente.

Entre los capilares se encuentran las **células mesangiales que** tienen capacidad contráctil y secretan matriz extracelular que da solidez a las asas de los capilares glomerulares.

Este sistema vascular que conforma el glomérulo está rodeado por una estructura epitelial, la **capsula de Bowman**. Esta consta de dos capas: la **visceral** y la **parietal**. Entre ambas hay un espacio, el **espacio de Bowman** o espacio urinario, donde se vierte el filtrado glomerular para pasar posteriormente a los túbulos renales. La capa visceral está formada por células epiteliales modificadas, denominadas **podocitos**, estos presentan prolongaciones que rodean a los capilares (*figura II-2*).

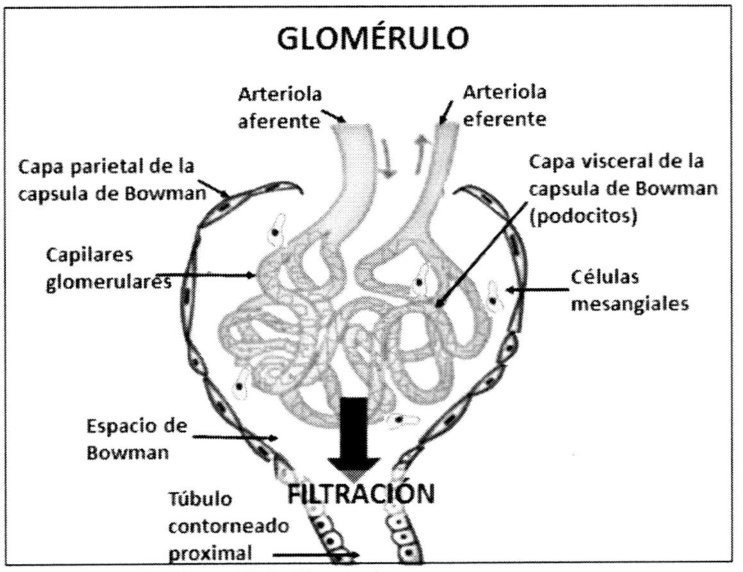

Figura II-2: *Glomérulo con sus estructuras.*

2. SISTEMA TUBULAR

El sistema tubular se encuentra a continuación de la cápsula de Bowman, y está formado por una sola capa de células epiteliales que se encuentran sobre la membrana basal.

La función de los túbulos es modificar el filtrado recibido desde el glomérulo para finalmente formar la orina.

Se divide en diferentes segmentos:

-Túbulo contorneado proximal.
-Asa de Henle.
-Túbulo contorneado distal.
-Túbulo colector.

El **TCP** se encuentra a continuación del glomérulo, formado por 3 segmentos (S1, S2, S3) uniéndose mediante el tubo recto (**TR**) con el asa de Henle. La longitud de la **RDH** es corta, llegando al límite de la medular externa, si se trate de glomérulos superficiales. Por lo contrario los glomérulos yuxtamedulares presentan un asa de Henle larga que se extiende hasta la papila. Se continúan con el **TCD**, que es más corto y más delgado que el **TCP.** Atravesando el túbulo de conexión (TC) desemboca con el túbulo colector cortical (**CC**) prosiguiendo hacia la médula mediante el **CME** y posteriormente, con el **CMI** (*figura II-1*).

3. APARATO YUXTAGLOMERULAR

El aparato yuxtaglomerular es una estructura que relaciona la arteriola aferente, la arteriola eferente, región mesangial extra glomerular y una porción diferenciada del **TCD**. En la **arteriola aferente**, en la túnica media se encuentra las **células yuxtaglomerulares**, estas sintetizan y almacenan **renina**.

La **mácula densa** es el componente tubular del aparato yuxtaglomerular, es una estructura diferenciada a partir de una sección del **TCD** que acompaña al hilio vascular del glomérulo y que se encuentra en estrecho contacto con las arteriolas aferente y eferente, es quien regula la liberación de renina (*figura II-3).*

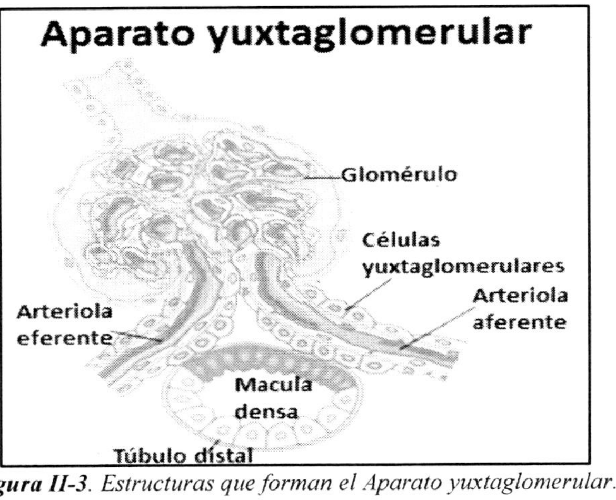

Figura II-3*. Estructuras que forman el Aparato yuxtaglomerular.*

FORMACIÓN DE ORINA

<u>**Los riñones forman orina mediante un proceso que se realiza en dos etapas**</u>:

1) **Etapa glomerular:** se produce el ultrafiltrado del flujo sanguíneo renal (**FSR**) que atraviesa el glomérulo, produciendo el **filtrado glomerular**.

2) **Etapa tubular:** el fluido proveniente del ultrafiltrado glomerular es modificado en los túbulos del nefrón mediante los procesos de **reabsorción** y de **secreción** (*figura II-4*).

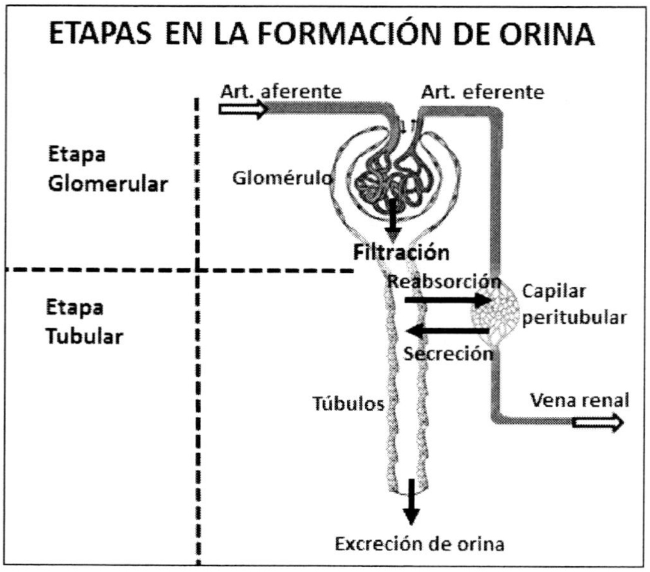

Figura II-4. *Etapas de formación de orina: glomerular(filtración) y tubular (reabsorción y secreción).*

FILTRACIÓN GLOMERULAR

Es la primera etapa en la formación de la orina, es un proceso de ultrafiltración por el cual el agua y algunos solutos de la sangre salen del sistema vascular, atraviesan la **barrera de filtración**, el líquido así obtenido es un **ultrafiltrado** del plasma que entran al espacio de Bowman. La cantidad del volumen de plasma filtrado por los glomérulos se mide en ml o litros en función del tiempo, constituyendo la medida de velocidad de filtración glomerular (**VFG**) cuyo valor medio es de 125 ml/minuto o 180L/ día para un individuo de 1.73 m^2 de superficie corporal.

La filtración glomerular es un proceso por el cual el agua y algunos solutos del plasma salen del sistema vascular, atraviesan la barrera de filtración glomerular y entran al espacio de Bowman.
VFG = 125 ml/minuto.

COMPOSICIÓN DEL FILTRADO GLOMERULAR

El fluido obtenido es semejante al plasma, pero con mínima concentración de proteínas y libre de elementos formes (eritrocitos, leucocitos y plaquetas).

Las concentraciones de otros constituyentes del filtrado glomerular, como la mayoría de las sales y moléculas orgánicas, son similares a las concentraciones en el plasma.

Las excepciones a esta generalización son algunas sustancias unidas a proteínas que no filtran. La posibilidad de filtración en el glomérulo esta determinada por: a) las **características de la barrera de filtración** propia de cada glomérulo y b) la **capacidad de los solutos de filtra** que tiene que ver con su tamaño y carga eléctrica.

BARRERA DE FILTRACIÓN

La barrera de filtración glomerular se sitúa entre la luz del capilar glomerular y el espacio de Bowman. La filtración se produce en la porción de la pared capilar, que está cubierta de membrana basal y podocitos. En el centro del glomérulo las células endoteliales no tienen ni membrana basal ni podocitos y está en contacto directo con las células mesangiales, que se asemejan al músculo liso en esta zona la filtración no se produce.

La barrera de filtración de cada glomérulo tiene características propias y con diferente capacidad de filtración determinada por el coeficiente de filtración, denominado K_f , este relaciona la permeabilidad hidráulica y la superficie de la barrera filtrante.

- Estructura de la barrera de filtración

Está compuesta por cuatro capas (*figura II-5*):

a) el glucocálix.
b) el endotelio.
c) la membrana basal.
d) las células epiteliales de la capa visceral de Bowman (podocitos).

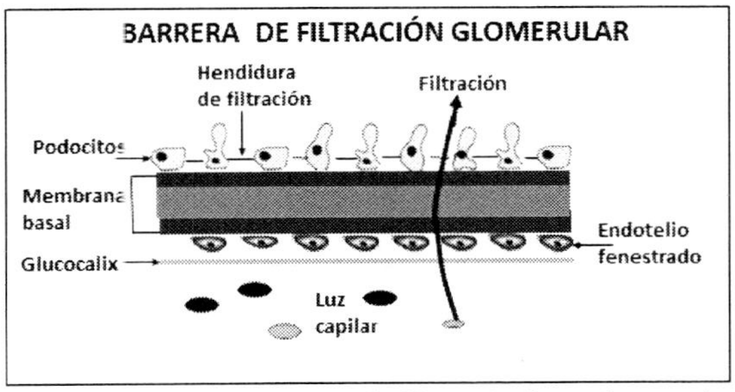

Figura II-5. *Membrana de filtración formada por el glucocálix, que recubre a la superficie luminal de las células, las células endoteliales fenestradas, la membrana basal glomerular y los podocitos epiteliales.*

a) Glucocálix. Recubre la superficie luminal de las células endoteliales. Esta formado por glucosaminoglicanos con cargas negativas que intervienen evitando la filtración de macromoléculas grandes con cargas negativas.

b) Endotelio. Los capilares glomerulares son fenestrados, con orificios de 70 nm. Están rodeadas casi por completo por la membrana basal glomerular y por los podocitos. Estos poros permiten la filtración de líquidos y solutos. incluyendo a proteínas y otras moléculas grandes, desde la luz del capilar. Por otra parte estos poros, no son suficientemente grandes para que las células sanguíneas puedan ser filtradas.

c) Membrana basal. Entre las células endoteliales y las prolongaciones de los podocitos se encuentra la **membrana basal** que consta de tres capas: dos capas finas, externa e interna y una capa gruesa media. Esta última membrana contiene moléculas con carga negativa, los proteoglucanos de heparánsulfato. La membrana basal determina en gran medida las características de permeabilidad de la barrera de filtración, es especialmente restrictiva a los solutos grandes con carga negativa.

d) Células epiteliales de la capa visceral de Bowman, los podocitos. Presentan procesos pediculares interrelacionados que recubren a la membrana basal. En su interior contienen un citoesqueleto formado por actina y miosina que les permite contraerse o relajarse para modificar la superficie glomerular. Los procesos pediculares de los podocitos se encuentran separados por las **hendiduras de filtración**, a través de estos se mueve el filtrado glomerular. Estas hendiduras que están conectadas a través de estructuras denominadas diafragmas, conforman poros de un tamaño entre 4 y 14 nm (*figura II-5*).

Los cuerpos de los podocitos, sus prolongaciones y los diafragmas de las hendiduras de filtración están recubiertos de glucoproteínas con cargas negativas. Las proteínas integrales de membrana (**nefrina** y **NEPH1)** de los podocitos vecinos a través de sus dominios extracelulares interaccionan contribuyendo a formar el diafragma de la hendidura de filtración. La **podocina**, la **actina** y la **miosina** también contribuyen a la constitución del diafragma de la hendidura. Las secuencias de fosfotirosina en los dominios intracelulares de algunas de estas proteínas pueden reclutar a otras moléculas implicadas en fenómenos de señalización que controlan la permeabilidad del diafragma (*figura II-6*).

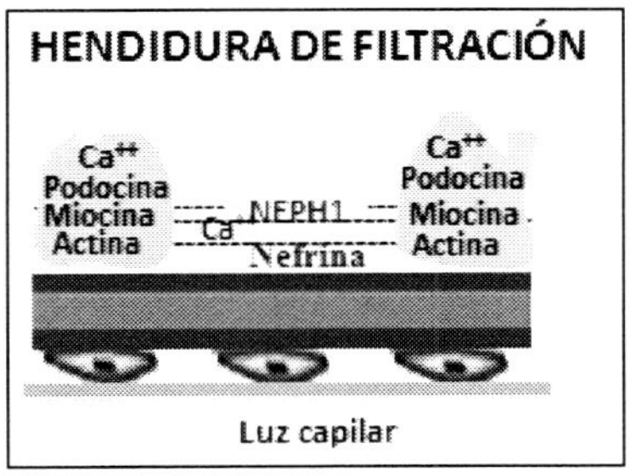

Figura II-6. *Hendidura de filtración, la nefrina y NEPH1 de podocitos vecinos, la podocina, la actina y miosina contribuyen a la constitución del diafragma de la hendidura.*

- Carga negativa de la barrera de filtración

La cargas negativas de la barrera de filtración es un factor importante para limitar la filtración de moléculas grandes con carga negativa, como por ejemplo la albumina.

Las estructuras que aportan las cargas negativas son: el **glucocáliz** consta de glucosaminglucanos, la membrana basal con los proteoglucanos de heparán-sulfato y los cuerpos de los podocitos, sus prolongaciones y los diafragmas de las hendiduras de filtración que están recubiertos de glucoproteínas con cargas negativas.

CAPACIDAD DE LOS SOLUTOS PARA FILTRAR

La capacidad de los solutos de atravesar la barrera de filtración depende no solo de esta sino también de las características inherentes de la molécula que será filtrada.

Ellas son: **a) tamaño molecular y radio y b) carga eléctrica.**

a) Tamaño molecular y radio

El **tamaño molecular** y el **radio** es un factor limitante, dado que la hendidura de filtración tiene un determinado tamaño y las moléculas mayores de ese tamaño no podrán atravesarla. La capacidad de filtrar es inversamente proporcional al tamaño y al radio de la sustancia que será filtrada.

Cuando se analiza la relación entre la concentración de la sustancia en el plasma ($[x]_P$) y en el filtrado glomerular ($[x]_{FG}$) y se determina que es igual a 1, significa que la sustancia filtra libremente y cuando la relación es menor que 1, presenta restricciones para la filtración.

$\frac{[x]_{FG}}{[x]_P} = 1$ **Se filtra libremente**

$\frac{[x]_{FG}}{[x]_P} < 1$ **Se filtra con restriciones**

Las sustancias de peso molecular (menor a 5.500 Da) y radio pequeño como por ejemplo el agua, urea, glucosa e inulina filtran libremente y aparecen en el filtrado glomerular en igual concentración que en el plasma. Por lo contrario, las sustancias con un peso molecular mayor de 14 kDa, tienen limitación a la filtración (*tabla II-1*).

b) Carga eléctrica

En relación con la **carga**, las moléculas electronegativas tienen mayor dificultad para filtrar que las electropositivas. Esto se produce debido a que de las cuatro capas de la membrana de ultrafiltración, tres de ellas (el glucocálix, la membrana basal y los podocitos epiteliales) están recubiertas por las cargas negativas de los proteoglicanos aniónicos, lo que dificulta la filtración de los electrolitos de carga negativa. Esta característica se puede visualizar empleando los dextranos, que son polisacáridos que pueden fabricarse como moléculas neutras, aniónicas o catiónicas. Se ve que, para cualquier radio molecular efectivo, las que filtran con mayor facilidad son las catiónicas (*figura II-7*).

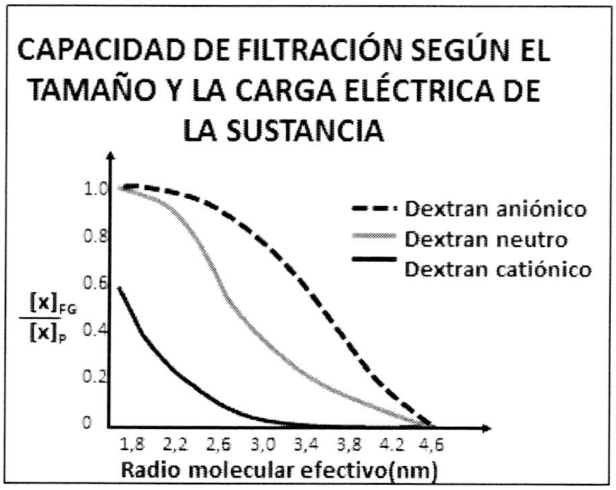

Figura II-7. *Efecto del radio molecular y de la carga eléctrica de los dextranos en su capacidad de filtrarse por los capilares glomerulares. Un valor de 1 en la relación* $[x]_{FG}/[x]_P$ *indica que la sustancia se filtra libremente y un valor de 0 indica que la sustancia no se filtra.*

Permeabilidad de la barrera de ultrafiltración según tamaño y radio de la molécula a filtrar

SUSTANCIA	Peso molecular (Da)	Radio molecular relativo (nm)	Relación $[x]_{FG}/[x]_P$
Sodio	23	0,10	1
Potasio	39	0,14	1
Cloro	35	0,18	1
Agua	18	0,15	1
Urea	60	0,16	1
Glucosa	180	0,33	1
Inulina	5400	1,48	1
Hemoglobina	68.000	3,25	0,03
Albumina	69.000	3,55	0,005

- ✓ **La capacidad de filtrarse de los solutos se relaciona inversamente con su tamaño.**
- ✓ **Las moléculas con carga positiva filtran mas facil que las que tienen carga negativa.**
- ✓ **Las moléculas grandes con carga negativa se filtran con menor facilidad que las moléculas con el mismo tamaño molecular y cargas positivas.**

DETERMINANTES DE LA FILTRACIÓN GLOMERULAR

La variables que intervienen en la filtración glomerular son:

1.El **coeficiente de filtración (K_f)** es un factor determinado por las características de permeabilidad hidráulica y el área de la barrera de filtración de cada glomérulo.

2. **La presión efectiva de ultrafiltración (PEUF)** que esta determinada por la suma algebraica de las presiones hidrostáticas y oncótica e a nivel del capilar glomerular.

Se puede resumir que la filtración glomerular es un fenómeno pasivo, determinado por el producto entre el K_f y la eficiencia de la PEUF.

$$VFG = K_f \times PEUF$$

1. COEFICIENTE DE FILTRACIÓN (K_f)

Cada glomérulo tiene una barrera de filtración con características propias y con diferente capacidad de filtración determinada por el coeficiente de filtración, denominado **K_f** que es una medida del producto de la permeabilidad hidráulica y del área de filtración de la barrera de filtración de cada glomérulo.

$$K_f = \text{Permeabilidad hidráulica} \times \text{área de filtración}$$

2. PRESIÓN EFECTIVA DE ULTRAFILTRACIÓN (PEUF)

Es la resultante de la suma algebraica de tres presiones (*figura II-8*):

a) Presión Hidrostática del capilar glomerular (PH_G).
b) Presión Hidrostática de Bowman (PH_B).
c) Presión Oncótica del capilar glomerular ($P\pi_{CG}$).

La **PH_G** ejerce una presión que favorece la filtración glomerular. Por lo contrario, la **PH_B** y **$P\pi_{CG}$** se oponen.

DETERMINANTES DE LA PRESION EFECTIVA DE ULTRAFILTRACION

PRESION QUE FAVORECE LA FILTRACIÓN	PRESIONES QUE SE OPONEN A LA FILTRACIÓN
PH_G 50 mmHg	PH_B 10 mmHg $P\pi_G$ 25 mmHg

Tabla II-2. PH_G: *presión hidrostática del capilar glomerular,* ***PH_B:*** *presión hidrostática de la capsula de Bowman,* ***$P\pi_G$:*** *presión oncótica al comienzo del capilar glomerular.*

A nivel de la capsula de Bowman la presión oncótica es mínima (de 0 a 3 mmHg) porque en el volumen de filtrado glomerular la concentración de proteínas es insignificante. Esta es la causa por la cual no se tiene en cuenta a esta presión para el cálculo de la **PEUF**. La **PEUF** al comienzo del capilar glomerular es de 15 mmHg, y puede expresarse como:

$$PEUF = (PH_G - PH_B) - P\pi_G$$
$$PEUF = \Delta PH - P\pi_G$$

$$PEUF = 50\ mmHg - 10\ mmHg - 25\ mmHg$$
$$PEUF = 40\ mmHg - 25\ mmHg$$
$$PEUF = 15\ mmHg$$

Durante el proceso de filtración glomerular las **PH_G** y **PH_B** permanecen prácticamente constantes. Por lo contrario, la **$P\pi_G$** aumenta sustancialmente hasta 35 mmHg, siendo el factor determinante de la disminución o cese de la filtración.

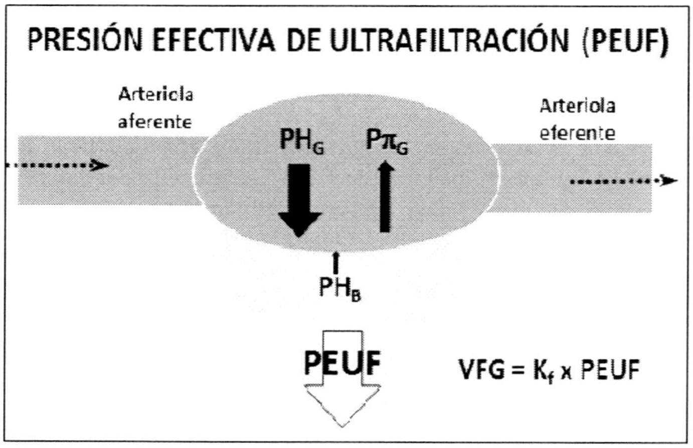

Figura II-8. *La presión efectiva de ultrafiltración (**PEUF**) es la resultante de la suma algebraica de las presiones coloidosmóticas e hidrostáticas entre el capilar y el espacio de Bowman. **PH**$_G$: hidrostática del capilar glomerular, **PH**$_B$: hidrostática de la capsula de Bowman, **P**π_{CG}: coloidosmótica del capilar glomerular, **VFG**: velocidad de filtración glomerular, **K**$_f$: constante de filtración.*

PRESIÓN HIDROSTÁTICA DEL CAPILAR GLOMERULAR (PH$_G$)

Los capilares glomerulares presentan una presión hidrostática (**PH$_G$**) más elevada que la mayoría de los capilares del organismo, este atributo les permite efectuar una mayor filtración en relación al resto de los capilares sistémicos. La **PH$_G$** está determinada por la presión arterial sistémica y la resistencia de las arteriolas aferente y eferente.
El ventrículo izquierdo es el responsable de generar la presión arterial sistémica, debiendo para ello realizar un trabajo mecánico con gasto de energía. Teniendo en cuenta que la **PH$_G$** es la única fuerza impulsora de la **PEUF** se considera que la ultrafiltración glomerular es un mecanismo con gasto de energía para el corazón y sin gasto de energía (pasivo) para el glomérulo.

La filtración en el glomérulo es un mecanismo activo para el corazón y pasivo para el riñón

La presión arterial media (**PAM**) de 100 mmHg, presenta un importante descenso en su paso por la arteriola aferente a aproximadamente 50 mmHg. Entre las arteriolas aferente y eferente disminuye levemente.
Al atravesar la arteriola eferente hacia los capilares peritubulares se produce una nueva disminución de la **PH$_{cp}$** de importante magnitud, a un valor menor de 20 mmHg que favorece la reabsorción del fluido tubular (*figura II-9*).

Así las modificaciones de la presión hidrostática de este sistema de capilares dispuestos en serie (capilares glomerulares y capilares peritubulares) contribuyen a cumplir las funciones de filtración y reabsorción respectivamente.

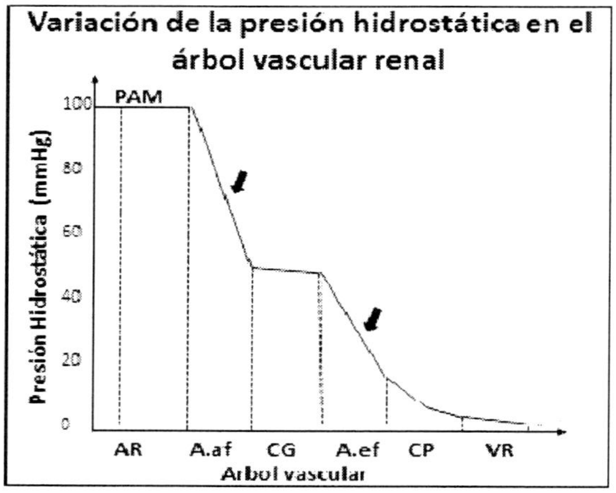

Figura II-9. *Variaciones a la presión hidrostática a largo del árbol vascular renal. Las flechas marcan el importante descenso que se produce en las arteriolas aferente y eferente. **AR**: arteria renal, **A.af**: arteriola aferente, **CG**: capilar glomerular, **A.ef.**: arteriola eferente, **CP**: capilar peritubular, **VR**: vena rena, **PAM**: presión arterial media.*

PRESIÓN HIDROSTÁTICA DE BOWMAN (PH$_B$)

La **PH$_B$** es la resultante del volumen de líquido en el espacio de Bowman producto del proceso de ultrafiltración glomerular. Esta presión permanece constante en (10 mmHg) en condiciones normales.

PRESIÓN ONCÓTICA DEL CAPILAR GLOMERULAR ($P\pi_G$)

La **$P\pi_G$** está determinada por la concentración de las proteínas presión de la sangre y por la fracción del plasma filtrado. Los glomérulos al extraer mediante la filtración un fluido casi libre de proteínas, generan que la concentración de estas se eleve en su pasaje por el capilar glomerular aproximadamente un 20% de su valor inicial al comienzo de la arteriola aferente (*figura II-10*).

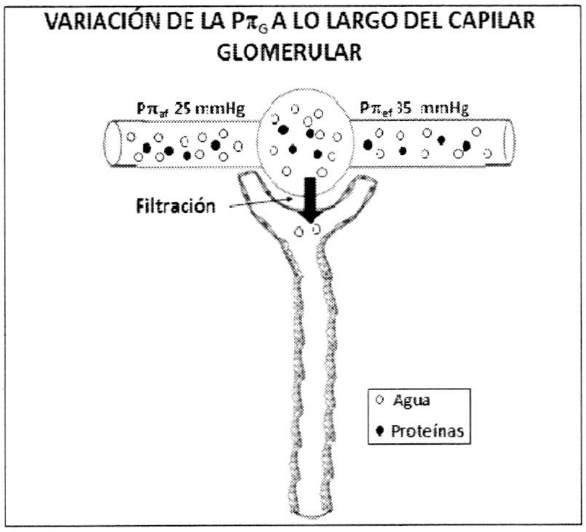

Figura II-10*. Se produce a nivel del glomérulo un filtrado libre de proteínas, por lo cual su concentración aumenta aproximadamente un 20% a lo largo de capilar.*

PUNTO DE EQUILIBRIO DE LA PEUF

La extracción de fluido prácticamente libre de proteínas genera que la **$P\pi_G$** del líquido que queda en el capilar glomerular aumente de manera progresiva desde 25 mmHg en el extremo de la arteriola aferente hasta 35 mmHg en el extremo de la arteriola eferente.

Cuando el aumento de la **$P\pi_G$** iguala al Δ **PH (PH_G – PH_B)** cesa la filtración. De modo que el aumento de la **$P\pi_G$** es la causa directa de la disminución de la **PEUF** (*figura II-11*).

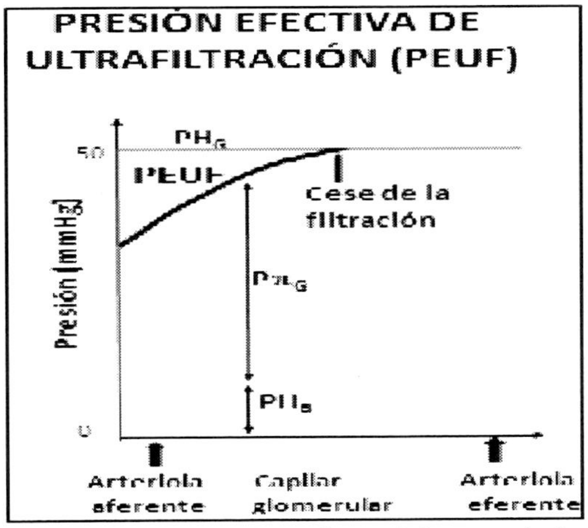

Figura II-11*. Área de filtración determinada por la* ***PEUF****, resultante de la suma algebraica de las fuerzas de Starling (PH_G - PH_B - $P\pi_G$).* ***PEUF****: presión efectiva de ultrafiltración,* ***PH_G****: presión hidrostática del capilar glomerular,* ***PH_B****: presión hidrostática de la capsula de Bowman,* ***$P\pi_G$****: presión oncótica del capilar glomerular.*

CAPILARES EN EQUILIBRIO Y EN DESEQUILIBRIO

Los capilares glomerulares se los clasifica en capilares en equilibrio y capilares en desequilibrio (*figura II-12*).

Los **capilares glomerulares en equilibrio** son aquellos que antes de comenzar la arteriola eferente han alcanzado el **punto de equilibrio**, la **PEUF** es cero y ha cesado la filtración. Son glomérulos con un **FPR** bajo, que llegan al equilibrio de filtración en la parte media del glomérulo (*figura II-12. A*).

Los **capilares glomerulares en desequilibrio** son aquellos que no han alcanzado el **punto de equilibrio** antes del comienzo de la arteriola eferente. Son glomérulos con un **FPR** mayor. Este tipo de capilares son normales para los seres humanos (*figura II-12. B*). Cuando por diversas razones en los individuos el **FPR** aumenta por encima del valor normal, el punto de equilibrio presenta mayor desplazamiento hacia la arteriola eferente con una mayor área de filtración (*figura II-12. C*). La imposibilidad para alcanzar el equilibrio se produce porque el aumento del **FPR**, supera la capacidad del glomérulo de filtrar. Esta situación produce un lento aumento de la **$P\pi_G$** a lo largo de la longitud del capilar desplazando a sectores más distales al punto de equilibrio de filtración.

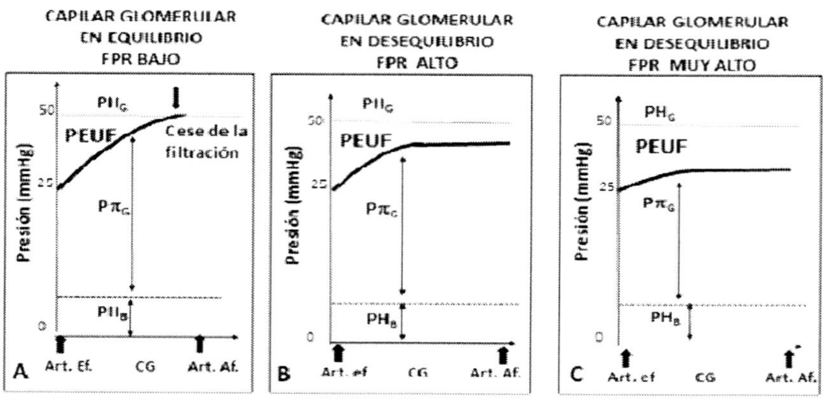

Figura II-12. *A: capilares glomerulares en equilibrio alcanzan el punto de equilibrio en la parte media del capilar glomerular y cesa la filtración,* ***B y C****: capilares glomerulares en desequilibrio no alcanzan el punto de equilibrio antes del comienzo de la arteriola eferente.* ***Art. Ef.****: arteriola eferente,* ***Art. Af.****: arteriola aferente.* ***CG****: capilar glomerular.*

CARGA FILTRADA

El glomérulo entrega a los túbulos un volumen de 125 ml por minuto, que equivale a 180 L/día. Contiene agua y solutos en concentraciones semejantes al plasma, pero carente de proteínas (solo filtran una insignificante cantidad de proteínas de muy bajo peso molecular, que son reabsorbidas en el **TCP**). La cantidad de solutos filtrados por la actividad renal de un minuto y que es entregada a los túbulos se denomina carga filtrada (**CF**), ver *figura III-2.*

CARGA FILTRADA (CF)
Cantidad de sustancia filtrada por la actividad renal de un minuto. Se mide en mg/minuto o mEq/minuto.

Se calcula mediante la siguiente formula:

$$CF = [x]_p \times VFG$$

CF: carga filtrada (mg/min. o mEq/min.)
$[x]_P$: concentración de la sustancia en plasma (mg/dl o mEq/L)
VFG: velocidad de filtración glomerular (ml/min.)

FACTORES QUE MODIFICAN EL FILTRADO GLOMERULAR

Los principales factores cuyas variaciones modifican la **VFG** son (*cuadro II-2, figura II-13 figura II-14*):

1. **Flujo sanguíneo renal (FSR)**
2. **K_f**
3. **Presiones hidrostáticas y oncótica (PH_B , PH_G , $P\pi_G$)**
4. **Variaciones en la resistencia de las arteriolas aferente y eferente glomerulares**

FACTORES QUE PRODUCEN VARIACIÓN DEL FILTRADO GLOMERULAR

FACTORES	VARIACIÓN	Δ VFG
FSR	↑	AUMENTO
	↓	DISMINUCIÓN
K_f	↑	AUMENTO
	↓	DISMINUCIÓN
$P\pi_G$	↓	AUMENTO
	↑	DISMINUCIÓN
PH_G	↑	AUMENTO
	↓	DISMINUCIÓN
PH_B	↑	DISMINUCIÓN

Cuadro II-2*. Las variaciones en el FSR, el K_f, $P\pi_G$, la PH_G y la PH_B producen modificaciones en el filtrado glomerular.* ***FSR****: flujo sanguíneo renal,* ***K_f****: coeficiente de filtración,* ***$P\pi_G$****: presión oncótica del glomérulo,* ***PH_G****: presión hidrostática del glomérulo,* ***PH_B****: presión hidrostática de la capsula de Bowman.*

1. FLUJO SANGUÍNEO RENAL (FSR)

El aumento de la presión arterial y del **FSR** tienden a elevar la **PHG** y por lo tanto a aumentar la VFG y viceversa. Estas modificaciones se producen cuando **PAM** varia superando los límites de autorregulación renal.

2. COEFICIENTE DE FILTRACIÓN GLOMERULAR (Kf)

El aumento del **Kf** incrementa el **VFG** y viceversa, numerosas sustancias intervienen modificándolo.

Las principales sustancias que disminuyen el **Kf** son la angiotensina II (**AII**), la endotelina y la noradrenalina (**NA**) entre otras. Entre las sustancias que lo aumentan se encuentran el péptido atrial natriurético (**PAN**), el óxido nítrico (**ON**), la dopamina y algunas prostaglandinas.

3. PRESIONES HIDROSTÁTICAS (PHB, PHG) Y ONCÓTICA (PπG)

- Presión Hidrostática (PHG)

El aumento de la presión hidrostática del capilar glomerular incrementa el filtrado glomerular

Por su parte el aumento de la **PHG** produce aumento del **VFG** y viceversa, esta variable está influida directamente por la resistencia que ofrecen las arteriolas aferentes y eferentes glomerulares al flujo sanguíneo.

- Presión Hidrostática (PHB)

El aumento de la presión hidrostática en la cápsula de Bowman reduce el filtrado glomerular

El aumento de la **PHB** reduce la **VFG** y viceversa. No obstante, es de tener en cuenta que los cambios en la **PHB** no son normalmente un mecanismo importante de variación del **VFG**. En ciertos estados patológicos como los cálculos en el uréter, el reflujo vésico ureteral, obstruyen el flujo en la vía urinaria y aumentan la **PHB**.

-Presión Oncótica (PπG)

El aumento de la presión oncótica capilar glomerular reduce el filtrado glomerular

También el aumento de la **PπG** reduce la **VFG**. Esta situación se puede producir por aumento de la concentración de proteínas en la sangre o por un **FSR** reducido.

4. VARIACIONES EN LA RESISTENCIA DE LAS ARTERIOLAS GLOMERULARES

ARTERIOLA AFERENTE

- Aumento de la resistencia de la arteriola aferente

El aumento de la resistencia en la arteriola aferente reduce la **PHG** y el **FSR**, disminuyendo la **VFG**. Este efecto se produce por aumento de la actividad simpática y sustancias vasoconstrictoras (**NA** y ciertas prostaglandinas), *figura II-13-B*.

- Disminución de la resistencia de la arteriola aferente

Por el contrario, la dilatación de la arteriola aferente aumenta la **PHG** y el **FSR**, y por consiguiente se produce el aumenta la VFG. Este efecto se produce por sustancias vasodilatadoras por sustancias vasodilatadoras (**ON, PAN**), *figura II-13-C)*.

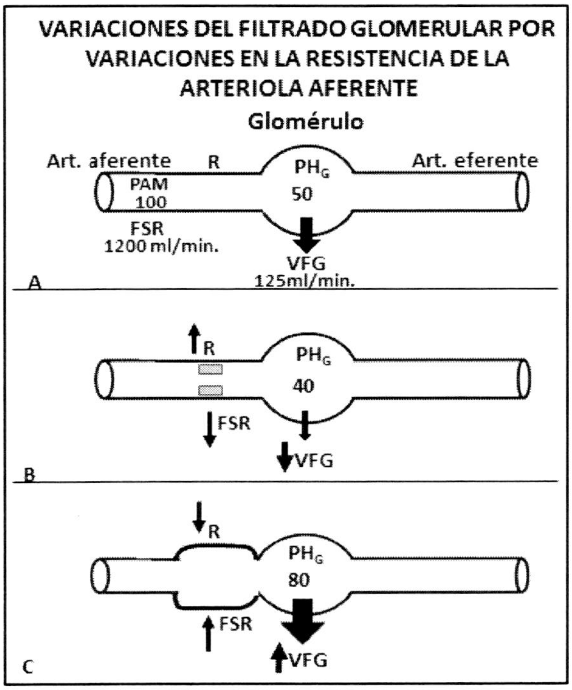

***Figura II-13**. **A**: Estado normal, **B**: aumento de la resistencia de la arteriola aferente, **C**: disminución de la resistencia de la arteriola aferente. El incremento de resistencia de la arteriola aferente produce aumento del filtrado glomerular y viceversa. **R**: resistencia arteriola aferente, **PAM**: presión arterial media (mmHg), **FSR**: flujo sanguíneo renal, **PHG**: presión hidrostática glomerular (mmHg), **VFG**: velocidad de filtración glomerular. Ver texto.*

ARTERIOLA EFERENTE

- Aumento de la resistencia de la arteriola eferente

El aumento de la resistencia de la arteriola eferente presenta diferente efecto (aumenta o disminuye la **VFG**) dependiendo del grado de vasoconstricción. Un aumento de poca intensidad produce elevación de la **VFG**, porque predomina el aumento de la **PH*G*** (*figura II-14-B*). Si el aumento de la resistencia de la arteriola eferente es un incremento tres veces mayor, tiende a reducir la **VFG**, porque predomina el descenso del **FSR**, con el consiguiente aumento de la **PπG** (*figura II-14-C*). Algunas de las sustancias que actúan preferentemente sobre la arteriola eferente son **la A II** y la **NA**.

- Disminución de la resistencia de la arteriola eferente

La disminución de la resistencia de la arteriola eferente desciende la **PHG** y concomitantemente el **VFG** (*figura II-14-D*). Algunas de las sustancias que producen este efecto sobre la arteriola eferente son fármacos bloqueadores de la formación de **AII,** el **PAN** y el **ON**.

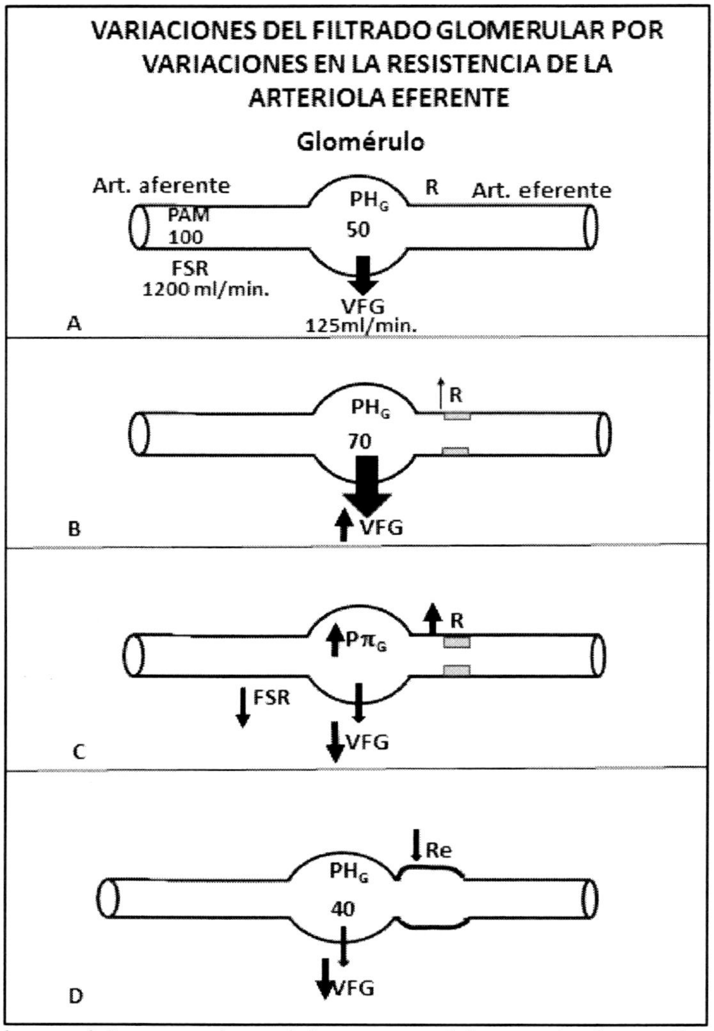

Figura II-14*. A: estado normal. B: aumento ligero de la resistencia de la arteriola eferente, C: aumento marcada de la resistencia de la arteriola eferente, D: disminución de la resistencia de la arteriola eferente. El aumento de la resistencia en la arteriola eferente según la intensidad en que se produzca genera una variación bifásica (aumento o disminución) de la **VFG**. La disminución de la resistencia de la arteriola eferente lleva a un descenso de la **VFG**. **R**: resistencia arteriola eferente **PAM**: presión arterial media (mmHg), **FSR**: flujo sanguíneo renal, **PH$_G$**: presión hidrostática glomerular(mmHg), **Pπ_G**: presión oncótica glomerular (mmHg), **VFG**: velocidad de filtración glomerular*

FRACCIÓN DE FILTRACIÓN

La fracción de filtración (**FF**) es la fracción de plasma que es filtrado por la actividad renal de un minuto, es el cociente entre la **VFG** y el **FPR** *(figura II-15)*.
En un individuo normal que presenta una superficie corporal de 1.73 m^2, el **FSR** que le llega a través de los dos riñones es de unos 1.200 ml/min y el **FPR** de 600 ml/min y la **VFG** de 125 ml/min.
De todo el FSR que llega al riñón, el plasma es la parte de la sangre que se ofrece al filtrado y su valor se modifica linealmente con el valor del FSR, por eso se utilizá el **FPR** como variable representativa del flujo que le llega al riñón para el calculo de la **FF**.

FRACCIÓN DE FILTRACIÓN (FF)
Relación porcentual entre el VFG y el FPR

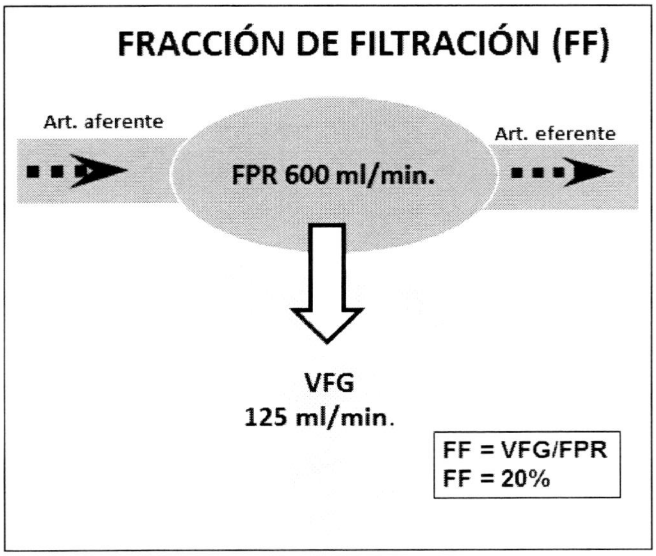

***Figura II-15**. La FF es la resultante de la relación porcentual del **FPR** y la **VFG**. **FPR**: flujo plasmático renal, **VFG**: filtrado glomerular, **FF**: fracción de filtración.*

La fórmula que se utiliza para realizar su cálculo es:

$$FF = \frac{VFG}{FPR}$$

Considerando que los valores normales de la **VFG** son de 125 ml/min y del **FPR** es de 600 ml/min, el valor de la **FF** es igual a 0,2 o si se considera la relación porcentual es igual al 20%.Los rangos normales de variación son entre 0,16 a 0,20.

$$FF = 20\%$$

El aumento o disminución del **FPR** ocasiona variación de la **VFG** en igual sentido pero no en forma lineal *(figura II-16)*. La **VFG** aumenta moderadamente con un **FPR** relativamente elevado, pero disminuye marcadamente con el descenso del **FPR**. Esta situación se produce porque con flujos bajos, el glomérulo extrae gran cantidad de agua generando un rápido aumento de la **P**π_{G} a lo largo del capilar glomerular, desplazando el punto de equilibrio de la **PEUF** prácticamente a la mitad del glomérulo, hacia la arteriola aferente (*figura II-12,B*).
Por lo contrario, con flujos muy altos si bien se produce aumento de la **P**π_{G} a lo largo del capilar, se hace en forma más lenta y de menor magnitud. Este fenómeno ocurre porque se sobrepasa la capacidad de filtración del glomérulo (capacidad de extraer agua). De esta forma el punto de equilibrio de la **PEUF** se alcanzará más allá del extremo eferente del capilar glomerular *(figura II-12,C)*.
La modificación de la **VFG** y **FPR** genera variación de la **FF**. Se observa que la **FF** puede disminuir, si se reduce el **VFG** o se eleva el **FPR**. Por otra parte, si ocurre un aumento del **FPR** sin cambios iniciales en la **VFG** llevara a una disminución de la **FF**. Como la **VFG** se satura a valores altos de **FPR**, la **FF** es mayor con flujos plasmáticos bajos que con flujos plasmáticos altos (*figura II-16 y III-4*).

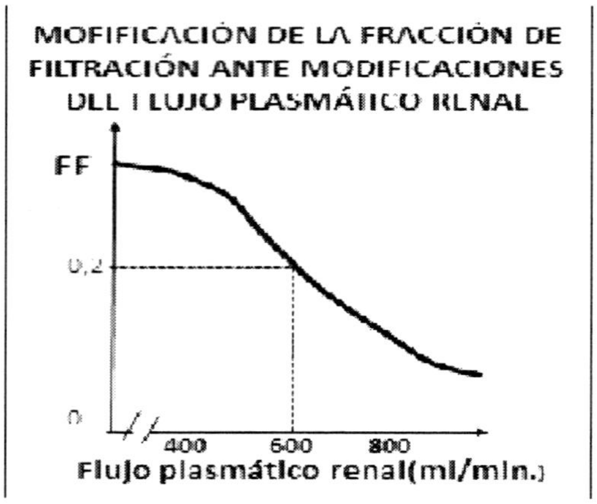

Figura II-16. *La **FF** aumenta más con **FPR** bajos que con **FPR** altos.*
FF: *fracción de filtración.*

REGULACIÓN DEL FLUJO SANGUINEO RENAL (FSR) Y DE LA VELOCIDAD DE FILTRADO GLOMERULAR (VFG)

El flujo sanguíneo renal como en todos los órganos está determinado por el gradiente de presión y la resistencia vascular.

$$Q = \frac{\Delta P}{Rp}$$

Q: flujo.
ΔP: diferencia de presión.
Rp: resistencia periférica.

Los mecanismos que regulan el **FSR** están íntimamente relacionados con el control del filtrado glomerular. La variación de la resistencia de la arteriola aferente y eferente modifican tanto el **FSR** como la **VFG.** Mecanismos específicos controlan la resistencia de estos vasos, tendientes a impedir cambios importantes de la **VFG** y por consiguiente de la excreción renal de agua y solutos. Los mecanismos que interviene en la regulación del **FSR** y la **VFG** son (*figura II-17*):

1. Mecanismo intrínseco o autorregulación.
2. Mecanismo extrínseco.

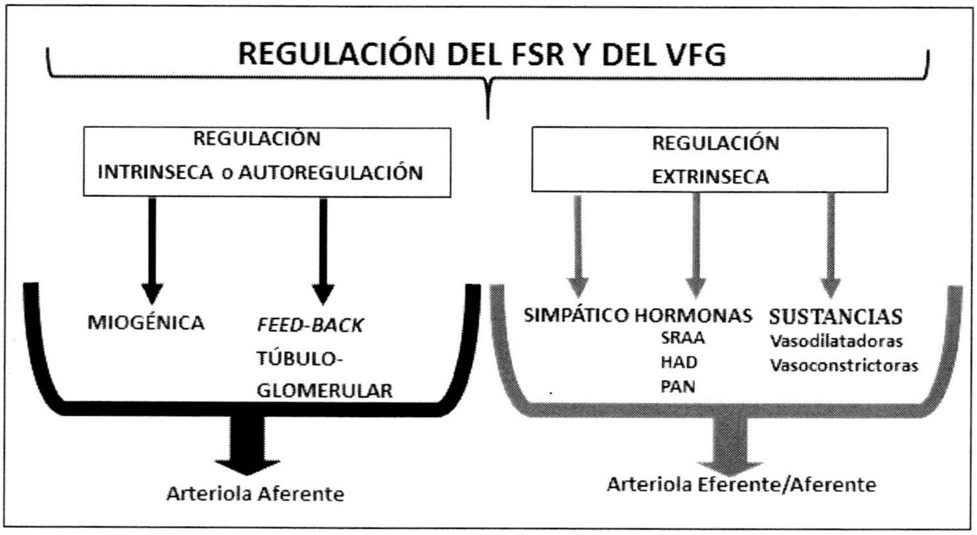

Figura II-17*. Mecanismos de regulación del **FSR** y de la **VFG**. **FSR**: flujo sanguíneo renal, **VFG**: filtración glomerular, **HAD**: hormona antidiurética, **PAN:** péptido atrial natriurético, **SRAA:** sistema renina-angiotensina-aldosterona.*

✓ **El mecanismo intrínseco o autorregulación tiene como función prioritaria mantener constante el FSR y la VFG.**
✓ **El mecanismo extrínseco tiene como función prioritaria evitar variaciones del volumen del líquido extracelular.**

1. MECANISMO DE REGULACIÓN INTRÍNSECO O AUTORREGULACIÓN RENAL

La regulación intrínseca o autorregulación mantiene el **FSR** , el **FPR** y la **VFG** estables frente a cambios de la **PAM**. Este mecanismo de regulación es independiente de la influencia del sistema simpático, de las hormonas y sustancias circulantes. Persisten incluso en el riñón como órgano aislado y perfundido. Esta característica ha determinado que se lo denomine autorregulación o regulación intrínseca.

La principal acción de este mecanismo es mantener constante el **FSR** para lograr la estabilidad de la **VFG**. El rango de variación de **PAM** en el cual permanece estable el **FSR** (autorregulación) va de 80 (límite inferior) hasta 170 mmHg (límite superior). Con niveles de **PAM** superiores o inferiores a estos valores se pierde la capacidad de autorregulación (*figura II-18*).

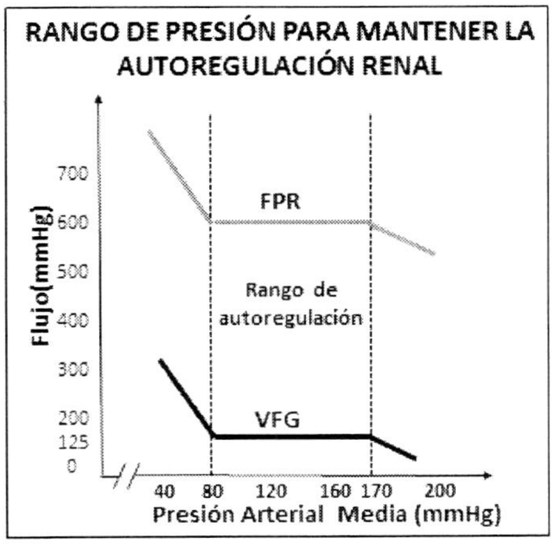

Figura II-18*. Presión arterial media entre 80 mmHg y 170 mmHg se mantiene constante el **FSR**, el **FPR** y el **VFG**.*

Ante variaciones de la **PAM** la autorregulación renal se lleva a cabo a través de dos mecanismos de igual importancia. Ellos son:

a) Respuesta de *feed-back* túbulo-glomerular.
b) Respuesta miogénica.

- Respuesta de *feed-back* túbulo-glomerular

Este mecanismo ejerce su acción con la intervención del aparato yuxtaglomerular que actúa como mediador de la **retroalimentación túbulo glomerular**. Cuando se produce elevación de la **PAM** aumenta el **FSR** y la **VFG**. Esta situación es detectada por las células de la mácula densa del aparato yuxtaglomerular, ocasiona una respuesta de ***feed-back* negativo**. Produce la vasocontracción de la arteriola aferente, con el consiguiente descenso del **FSR** y de la **PH**G llevando la **VFG** nuevamente a su valor normal (*figura II-19*).

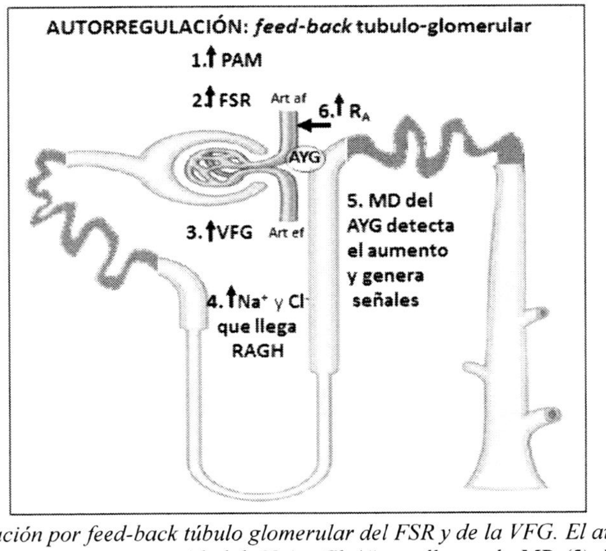

Figura II-19*. Autorregulación por feed-back túbulo glomerular del FSR y de la VFG. El aumento de la PAM (1),del FSR(2) y del **VFG(3)** ocasiona mayor cantidad de Na^+ y Cl^- (4) que llega a la **MD** (5). Esta genera señales que aumenta la resistencia de la arteriola aferente, restituyendo a sus valores normales el **FPR** y el **VFG**.**PA**: presión arterial, **FSR**: flujo sanguíneo renal, **VFG**: velocidad de filtración glomerular, **RAGH**: rama ascendente gruesa de Henle, R_A: resistencia de la arteriola aferente, **MD**: macula densa.*

Los mecanismos postulados para estas acciones del *feed-back* túbulo-glomerular son:

1. Un aumento en la **PAM** produce aumento del **FSR,** elevación en la **PH**G, que ocasiona aumento del **VFG**.
2. Este aumento de la **VFG** produce mayor aporte de Na^+ y Cl^- a los túbulos renales. La mácula densa del aparato yuxtaglomerular censa estas variaciones. En la membrana apical de sus células un cotransportador de $Na^+/K^+/Cl^-$ apical incrementa la concentración de Na^+ y Cl^- intracelular. El Cl^- que ingresó a la célula de esta forma, sale por un canal de Cl^- basolateral. En el interior celular quedan mayor número de cargas positivas, en gran medida por el Na^+ que ingreso a la célula, ocasionando la despolarización de estas.
3. La despolarización, activa un canal catiónico basolateral no selectivo, que permite la entrada Ca^{2+} a la célula de la mácula densa. El aumento de la concentración de Ca^{2+} intracelular produce que se liberen sustancias, adenosina y ATP (que se degrada a adenosina).
4. La adenosina desencadena la contracción de las células del músculo liso vascular de la arteriola aferente al unirse a receptores A_1. El aumento de la resistencia arteriolar aferente disminuye el aumento inicial del **VFG**. (*figura II-20)*.

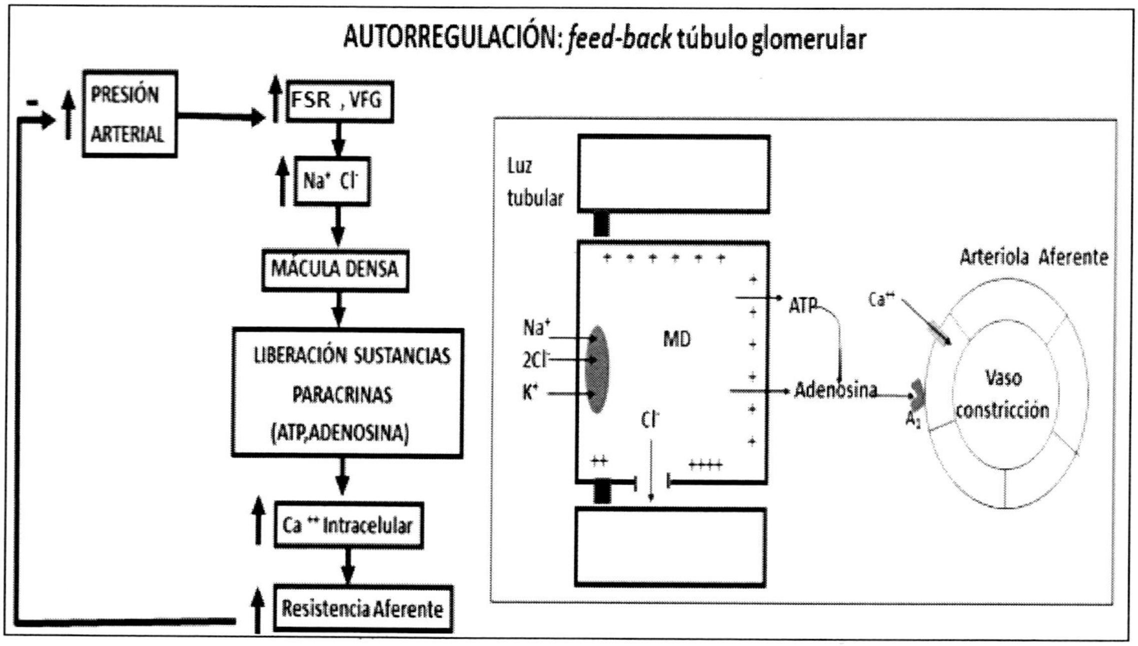

Figura II-20. *Autorregulación por feed-back túbulo glomerular del **FPR** y del **VFG**.*
MD: *macula densa.*

Hay diversos factores que modulan la intensidad de la respuesta de *feed-back* túbulo glomerular (*cuadro II-3)*.

Regulación del *feed-back* túbulo glomerular

Factores que aumentan la respuesta	Factores que disminuyen la respuesta
Contracción de volumen	Expansión de volumen
Adenosina	PAN
PGE2	ON
Tromboxano	AMPc
ANG II	PGI2
	Dieta rica en proteínas

Cuadro II-3. *Factores que aumentan y disminuyen la respuesta de feed-back túbulo glomerular.*

-Repuesta miogénica

El aumento de la **PAM** ocasiona estiramiento de la pared vascular de la arteriola aferente y esto produce la apertura de canales catiónicos, que despolarizan a las células, generando aumento de entrada de Ca^{2+} a la célula, lo que lleva a vasocontracción de la arteriola aferente. Esto disminuye el **FSR** y el **VFG** inicialmente elevados (*figura II-21)*.

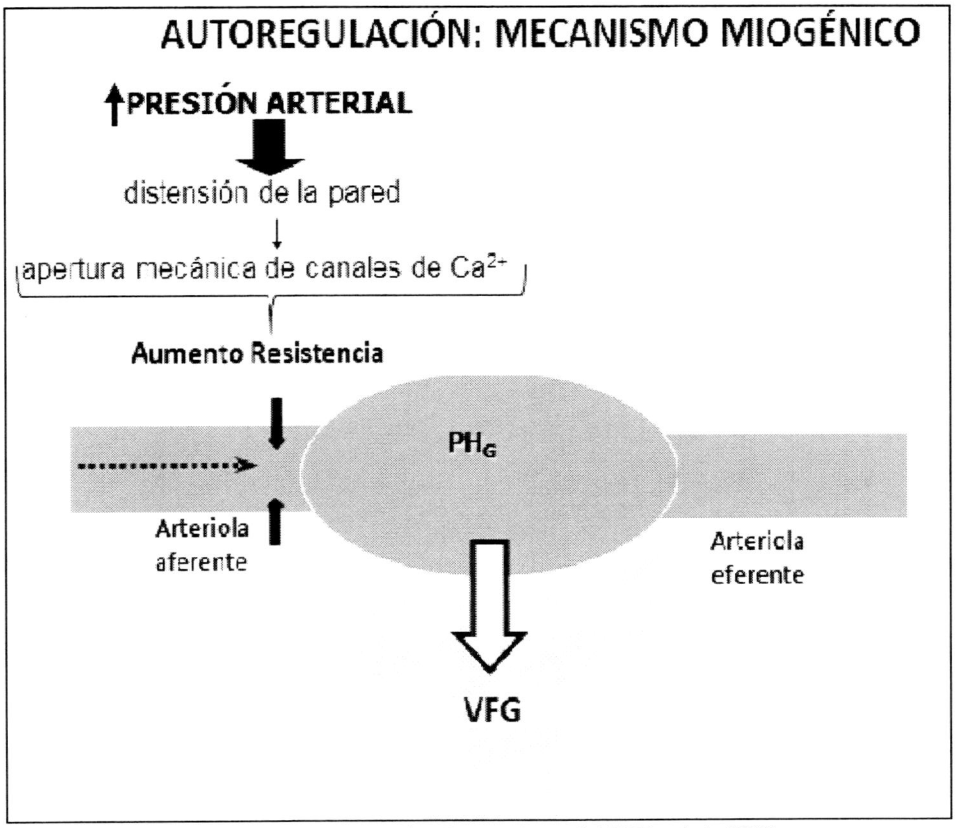

***Figura II-21**. Autorregulación miogénica del **FPR** y de la **VFG**.*
*El aumento de la presión arterial distiende la pared del musculo liso de la arteriola aferente. Aumenta la entrada de Ca^{2+} a estas células, lo que provoca vasocontracción, restituyendo a valores normales el **FSR** y el **VFG**.*

2. MECANISMO DE REGULACIÓN EXTRÍNSECA

La regulación extrínseca depende de numerosos factores que contribuyen a preservar el **FSR** y la **VFG**. Estos mecanismos son: sistema nervioso simpático, hormonas (Sistema Renina Angiotensina Aldosterona, Hormona Antidiurética, Péptido Atrial Natriurético) y sustancias vasoactivas (vasoconstrictoras y vasodilatadoras). Estos factores difieren en el predominio del sitio de acción (arteriola aferente o eferente), en el mecanismo que desencadenan y también la intensidad de la respuesta lograda. Estas variaciones son dependientes principalmente depende de la concentración alcanzada del mediador (molécula responsable de la acción). El efecto regulador en definitiva será la sumatoria de cada una de estas variables y de la interacción entre ellos (*figura II-17*).

Sistema nervioso simpático

La activación intensa de este sistema puede contraer las arteriolas aferente y eferente renales y reducir el **FSR** y la **VFG**. La estimulación moderada o leve ejerce poca influencia sobre el **FSR** y la **VFG**. también actúa estimulando la liberación de renina que produce aumento de AII

Hormonas

- Sistema Renina Angiotensina Aldosterona

La **AII** es un péptido que cumple una función relevante en la regulación del FSR y la VFG. Contrae preferentemente la arteriola eferente, eleva la **PH_G**, reduce el **FSR** y disminuye el **K_f**. En estados de hipovolemia o hipotensión contribuye a mantener la **VFG** por su acción vasoconstrictora sobre la arteriola eferente. También produce disminución de la presión hidrostática de los capilares peritubulares (**PH_{CP}**), aumentando la reabsorción tubular de agua y sodio y de esta forma contribuye a restituir la volemia

-Hormona Antidiurética (HAD)

Si bien aumenta la resistencia vascular, el **FSR** y el **VFG** permanecen prácticamente constantes. Solamente en hipotensión o hipovolemia severa produce una vasoconstricción sistémica que contribuye al mantenimiento de la presión arterial.

-Péptido Atrial Natriurético (PAN)

El **PAN** produce importante vasodilatación de las arteriolas aferente y eferente, reduce la respuesta al mecanismo de *feed-back* túbulo-glomerular, inhibe la liberación de renina y disminuye la **AII**. El efecto producido es un aumento en el **FSR** y el **VFG**.

Sustancias vasoactivas

Algunas sustancias vasoactivas producen vasoconstricción de las arteriolas, disminuyendo el **FSR** y el **VFG**. Otras sustancias son vasodilatadoras y producen el efecto inverso (*cuadro II-4*).

-Principales sustancias vasoconstrictoras

La Noradrenalina (**NA**) y Adrenalina, son potentes vasoconstrictores que actúan en ambas arteriolas. Con niveles de concentración altos aumentan tanto la resistencia arteriolar aferente como la eferente y por lo tanto disminuyen el FSR y la **VFG**. Se vio que el **FSR** puede disminuir más que la **VFG** lo que permitiría afirmar que produce constricción predominante de la arteriola eferente. Sin embargo, con concentración máxima de la droga, predomina la vasoconstricción aferente, lo que da lugar a importante reducción del **FSR** y de la **VFG**.

Los Leucotrienos, son sustancias vasoconstrictoras que disminuyen el **FSR** y la **VFG**.

- Principales sustancias vasodilatadoras

La Dopamina, en bajas dosis, produce vasodilatación e inhibición de la reabsorción de sodio.

El Óxido nítrico (**ON**), reduce la resistencia de las arteriolas aferentes y eferentes, aumentando la VFG. Se contrapone a los efectos excesivos de sustancias vasoconstrictoras (por ejemplo, **AII**, **NA**, adrenalina)

Prostaglandinas (**PGE_2** y **PGI_2**): tiene efectos similares al **ON** contraponiéndose a mecanismos vasoconstrictores. En estas circunstancias mantienen el **FSR** y la **VFG** relativamente constante.

Regulación Extrínseca: Humoral

Sustancias Vasoconstrictoras	Sustancias Vasodilatadoras
SRAA. ADH. Serotonina. Adrenalina, NA. Leucotrienos. Tromboxano.	PNA. Prostaglandinas. Dopamina. ON.

***Cuadro II-4**. Sustancias vasoactivas. **SRAA**: sistema renina angiotensina aldosterona, **ADH**: hormona antidiurética, **NA**: noradrenalina, **PNA**: péptido natriurético atrial, **ON**: óxido nítrico.*

FLUJO SANGUÍNEO RENAL Y CONSUMO DE OXÍGENO

En reposo los riñones consumen normalmente mayor cantidad de oxígeno que el resto de los órganos a excepción del corazón, pero el **FSR** que reciben es muy alto, representa el 20% del gasto cardiaco, teniendo en cuenta que la superficie renal es solo el 0,5% de la superficie corporal total. El oxígeno transportado a los riñones supera con mucho sus necesidades metabólicas. La la extracción de oxígeno es relativamente baja comparada con los restantes tejidos. La cuarta parte del consumo renal de oxígeno se utiliza para la reabsorción tubular renal de sodio.

RESUMEN DE ECUACIONES

DENOMINACIÓN	ECUACIÓN	VALOR NORMAL
Determinantes de la constante de filtración	K_f = permebilidad hidráulica x área de filtración	-----
Presión neta de filtración (PNF) mmHg	PEUF = $(PH_G - PH_B) - P\pi$ PEUF = 50 mmHg - 10 mmHg - 25 mmHg PEUF = 40 mmHg - 25 mmHg PEUF = 15 mmHg	15
Cálculo del K_f	$K_f = \frac{VFG}{PNUF}$	-------
Determinantes de la VFG	$VFG = K_f \times PEUF$	-------
Flujo	$Q = \frac{\Delta P}{Rp}$	-------
Fracción de filtración (FF) %	$FF = \frac{VFG}{FPR} \times 100$	16-20
Carga filtrada (mg/dl o mEq/L	$CF = [x]_p \times VFG$	

Bibliografía Recomendada

-Ayus, J. C., Caramelo, C., & Tejedor, A. (2007). Agua, electrolitos y equilibrio ácido-base. *Med. Panamericana.*

-Alcázar Arroyo, R., & Albalate, M. (2010). Nuevas fórmulas para estimar el filtrado glomerular: Hacia una mayor precisión en el diagnóstico de la enfermedad renal crónica. *Nefrología (Madrid), 30*(2), 143-146.

-Brenner, B. M., Ortega Marcos, O., & Rodríguez Villarreal, I. (2005). *Brenner y Rector, el riñón: tratado de nefrología* (No. 616.61). Elsevier.

-Castaño Bilbao, I., Slon Roblero, M., & García-Fernández, N. (2009). Estudios de función renal: función glomerular y tubular. Análisis de la orina. *Nefrología, 2*(1), 17-30.

-Cowley Jr, AW, Abe, M., Mori, T., O'Connor, PM, Ohsaki, Y., y Zheleznova, NN (2014). Especies reactivas de oxígeno como determinantes importantes del flujo medular, excreción de sodio e hipertensión. *Revista estadounidense de fisiología-fisiología renal, 308* (3), F179-F197.

-Cupples, W. A., & Braam, B. (2007). Assessment of renal autoregulation. *American Journal of Physiology-Renal Physiology, 292*(4), F1105-F112

-Deen, W. M. (2004). What determines glomerular capillary permeability. *The Journal of clinical investigation, 114*(10), 1412-1414.

-Loredo, J. P., Lavorato, C. A., Negri, A. L., Der, M., Lercari, J., & Casaliba, A. (2011). Comparación gráfica de ecuaciones de estimación del filtrado glomerular. *Revista de Nefrología, Diálisis y Trasplante, 31*(1), 34-43.

-Loutzenhiser, R., Griffin, K., Williamson, G., & Bidani, A. (2006). Renal autoregulation: new perspectives regarding the protective and regulatory roles of the underlying mechanisms. *American Journal of Physiology-Regulatory, Integrative and Comparative Physiology, 290*(5), R1153-R1167.

-Menzel, S., y Moeller, MJ (2010). Papel del podocito en la proteinuria. *Nefrología pediátrica (Berlín, Alemania)* , *26* (10), 1775-1780. doi: 10.1007 / s00467-010-1725-5

-Peti-Peterdi, J., & Harris, R. C. (2010). Macula densa sensing and signaling mechanisms of renin release. *Journal of the American Society of Nephrology: JASN, 21*(7), 1093–1096. doi:10.1681/ASN.2009070759.

-Regner, KR, y Roman, RJ (2012). Papel del flujo sanguíneo medular en la patogenia de la lesión por isquemia-reperfusión renal. *Opinión actual en nefrología e hipertensión* , *21* (1), 33.

-Schnermann, J., & Levine, D. Z. (2003). Paracrine factors in tubuloglomerular feedback: adenosine, ATP, and nitric oxide. *Annual review of physiology, 65*(1), 501-529.

-Sun, D., Samuelson, L. C., Yang, T., Huang, Y., Paliege, A., Saunders, T. & Schnermann, J. (2001). Mediation of tubuloglomerular feedback by adenosine: evidence from mice lacking adenosine 1 receptors. *Proceedings of the National Academy of Sciences, 98*(17), 9983-9988.

Capítulo III

Julio Berreta
Graciela Bortolazzo

PROCESOS TUBULARES

Alteraciones en los mecanismos de transportes en los túbulos del nefrón , generan graves disturbios del estado ácido-base. Principalmente la adecuada reabsorción de HCO_3^- y la secreción de H^+ son sustanciales para mantener el equilibrio ácido-base.

La formación de orina se realiza en dos etapas: a) la **glomerular** donde se produce el filtrado del flujo plasmático renal (**FPR**) que atraviesa el glomérulo y b) la **tubular** en la que el fluido proveniente de la filtración glomerular es modificado mediante los procesos de reabsorción y de secreción (*figura III-1*).

MICROSCOPÍA DE LOS TUBULOS DEL NEFRÓN

La porción tubular de la nefrona está formada por una capa de células epiteliales y la membrana basal, ambas continuaciones de la capsula de Bowman (*figura II-2)*. Los túbulos de la nefrona se dividen en tres partes principales: túbulo contorneado proximal (**TCP**), asa de Henle y túbulo contorneado distal (**TCD**), conector (**TC**) y túbulo colector (*figura II-1)*

Túbulo contorneado proximal

Se divide en dos partes, el túbulo contorneado proximal (**TCP**) y el túbulo recto proximal (**TRP**). Según las características histológicas también se puede subdividir en tres sectores: S1, S2 y S3. El S1 comienza en el glomérulo y termina en el segmento S2, este comienza en la segunda mitad del **TCP** y continúa hasta la primera mitad del **TRP**. Por último, el segmento S3 inicia en la mitad distal del **TRP** y se continua hasta la médula donde termina en la rama descendente de Henle. La membrana luminal posee un importante ribete en cepillo con cilios centrales que amplifica notablemente el área de intercambio. La membrana basal presenta numerosas interdigitaciones. Las células tienen un gran número de mitocondrias, contienen lisosomas, vacuolas endocíticas, un retículo endoplásmico y un aparato de Golgi bien desarrollado. El ribete en cepillo y las organelas disminuyen progresivamente desde el segmento S1 hasta el **TRP**, en correspondencia con una disminución de la función de reabsorción a lo largo del túbulo proximal.

Asa de Henle

Las células de la rama descendente de Henle (**RDH**) y la rama ascendente delgada de Henle (**RADH**) tienen menor número de mitocondrias y el ribete en cepillo prácticamente desaparece. En las nefronas corticales las ramas son muy cortas, a diferencia de las nefronas yuxtamedulares donde las ramas son muy largas (*figura II-1*). Las células epiteliales de la rama ascendente gruesa de Henle *(***RAGH***)* se caracterizan por tener interdigitaciones pronunciadas y por gran cantidad de mitocondrias en sus membranas basolaterales.

Túbulo distal

Como ya se mencionó se puede denominar túbulo distal a las estructuras comprendidas por el túbulo contorneado distal (**TCD**), el túbulo conector (**TC**) y el túbulo colector.

-Túbulo contorneado distal

Comienza en la mácula densa y finaliza en la transición con el túbulo de conexión. Las células del **TCD** tienen una estructura similar a la de las células de la rama ascendente gruesa de Henle.

-Túbulo conector En este segmento hay dos tipos de células: a) intercalares y b) del túbulo de conexión. Estas últimas liberan calicreína que modula a los canales y los transportadores de la membrana luminal de las células.

-Túbulo Colector

El túbulo colector se divide en tres segmentos: colector cortical (**CC**), colector medular externo (**CME**) y colector medular interno (**CMI**).

Colector cortical. Está compuesto por dos tipos de células: a) **intercalares** y b) **principales**. Las células intercalares, revisten un tercio de este segmento. Carecen de cilio central y hay dos tipos de ellas, unas son las **α-intercalares** y otras son las **β-intercalares**. Por su parte las células principales recubren los dos tercios restantes de estos segmentos. Tienen menos mitocondrias que las células intercalares, invaginaciones de la membrana basolateral menos desarrolladas y un cilio central en la membrana apical.

Conducto colector medular externo. Las células intercalares disminuyen a lo largo de este segmento.

Conducto colector medular interno. No hay presencia de células intercalares, solo hay células principales que aumentan en altura hacia la papila.

DIFERENCIAS ENTRE EL EPITELIO TUBULAR PROXIMAL Y DISTAL

Las principales diferencias en las características funcionales del **TCP** y del **TD** se enuncian en el *cuadro III-1*.

TÚBULO PROXIMAL	TÚBULO DISTAL
- Epitelio abierto. - Baja resistencia eléctrica. - Alta permeabilidad iónica. - Alta permeabilidad al agua. - Alta retro difusión iónica pasiva. - Se generan pequeñas diferencias de gradiente electroquímico. - Transporte transcelular y paracelular. - Transporte principalmente a favor de gradiente electroquímico.	- Epitelio cerrado. - Alta resistencia eléctrica. - Baja permeabilidad iónica. - Permeabilidad al agua 40% menor que el túbulo proximal. - Baja retro difusión iónica pasiva. - Se generan grandes diferencias de gradiente electroquímico. - Transporte transcelular predominante. - Transporte principal en contra de gradiente electroquímico.

***Cuadro III-1**. Diferencias entre el túbulo proximal y distal.*

PROCESOS TUBULARES: REABSORCIÓN Y SECRECIÓN

Los procesos que realiza el riñón en la formación de orina son tres: **filtración, reabsorción y secreción**. Cada uno de los procesos está regulado de acuerdo con las necesidades del organismo. A medida que el filtrado glomerular pasa por los túbulos renales, algunas sustancias se **reabsorben** mediante mecanismos específicos en los túbulos volviendo a la sangre, mientras que otras se **secretan** desde la sangre a la luz tubular (*figura III-1*. De esta forma se obtiene el fluido para **ser excretado, la orina**.

Excreción urinaria = Filtración glomerular - Reabsorción tubular + Secreción tubular

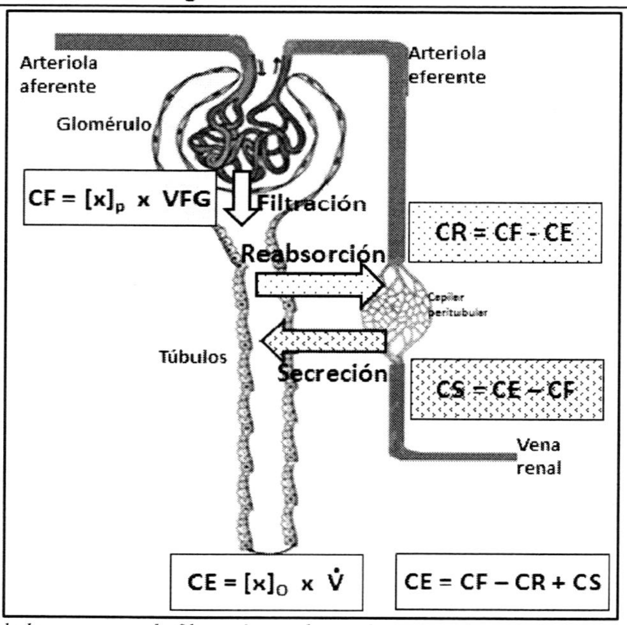

***Figura III-1.** Gráfico de los procesos de filtración, reabsorción, secreción y excreción. **CE**: cantidad excretada (mg/min.), **CS**: cantidad secretada (mg/min.)[1], **CF**: carga filtrada (mg/min.)[1], **CR**: cantidad reabsorbida (mg/min.)[1], **$[x]_P$**: concentración de la sustancia en plasma (mg/dl)[1], **VFG**: velocidad de filtración glomerular (ml/min.), **$[x]_O$**: concentración de la sustancia en orina (mg/dl), V: volumen minuto urinario (ml/min).[1]Tambien se puede medir en mEq según el tipo de sustancia.*

La reabsorción tubular es cuantitativamente más importante que la secreción tubular para la formación de la orina en situaciones normales. La reabsorción de Cl^-, Na^+ y HCO_3^- es alta y sólo aparecen en la orina pequeñas cantidades. Los aminoácidos y la glucosa, se reabsorben completamente en condiciones normales. No obstante, la secreción es un proceso importante para una fina regulación de las cantidades que se excretan, de acuerdo a las necesidades del organismo, especialmente de K^+, de H^+ y de algunas otras sustancias de desecho (productos finales del metabolismo tales como la urea, la creatinina, el ácido úrico, los uratos, sustancias extrañas y fármacos).

REABSORCIÓN

✓ **La reabsorción tubular comprende mecanismos pasivos y activos.**
✓ **La reabsorción tubular es altamente selectiva y cuantitativamente importante.**

La **reabsorción** es el proceso mediante el cual los túbulos recuperan agua y solutos del filtrado glomerular y retornan al organismo a través de los capilares peritubulares (*figura III-1*).Para que una sustancia se reabsorba debe ser transportada: a) a través de la membrana de las células tubulares al interior de las células, b) desde el interior de la célula al intersticio, c) desde el intersticio a través de la membrana del capilar peritubular a la sangre.

CANTIDAD REABSORBIDA (CR)
Cantidad de sustancia que pasa de la luz tubular a los capilares peritubulares, se mide en mg/min. o mEq/min.

Se calcula mediante la siguiente formula:

$$CR = CF - CE$$

CR: cantidad reabsorbida (mg/min. o mEq/min.)
CF: carga filtrada (mg/min. o mEq/min)
CE: cantidad excretada (mg/min. o mEq/min)

PRESIÓN NETA DE REABSORCIÓN (PNR)

Las presiones entre el intersticio y los capilares peritubulares que intervienen en el proceso de reabsorción son:

a) Presión oncótica del capilar peritubular ($P\pi_{CP}$).
b) Presión oncótica del intersticio ($P\pi_{I}$).
c) Presión hidrostática del intersticio peritubular (PH_{I}).
d) Presión hidrostática del capilar peritubular (PH_{CP}).

La suma algebraica de estas cuatro presiones (hidrostáticas y oncóticas del capilar peritubular y del intersticio) genera la presión neta de reabsorción (**PNR**), *figura III-2.* La **PH_I** y **$P\pi_{CP}$** favorecen la reabsorción mientras que la **PH_{CP}** y la **$P\pi_I$** se oponen *(tabla III-1)*.

PRESIONES QUE FAVORECEN LA REABSORCIÓN	PRESIONES QUE SE OPONEN A LA REABSORCIÓN
PH_I: 6 mmHg $P\pi_{CP}$: 35 mmHg	PH_{CP}: 20 mmHg $P\pi_I$: 8 mmHg

Tabla III-1. ***PH_{CP}****: presión hidrostática del capilar peritubular,* ***PH_I****: presión hidrostática del intersticio,* ***$P\pi_{CP}$****: presión oncótica del capilar peritubular,* ***$P\pi_I$****: presión oncótica del intersticio.*

Al comienzo del capilar peritubular la **PNR** es de 17 mmHg, a medida que se acerca al extremo venular la **PNR** aumenta debido al sostenido descenso de la **PH_{CP}**

$$PNR = (P\pi_{CP} - P\pi_I) - (PH_{CP} - PH_I)$$
$$PNR = \Delta PH - \Delta P\pi$$

$$PNR = (35\ mmHg - 6\ mmHg) - (20\ mmHg - 8\ mmHg)$$
$$PNR = 29\ mmHg - 12\ mmHg$$
$$PNR = 17\ mmHg$$

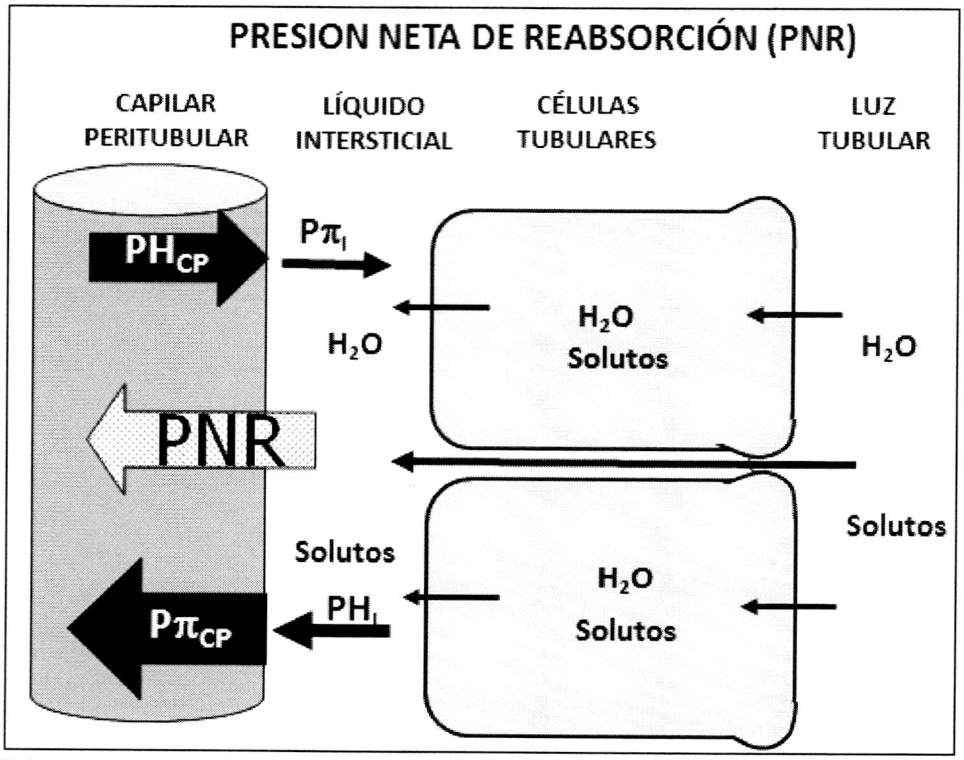

Figura III-2*. Se representan las fuerzas hidrostáticas y oncóticas del intersticio y del capilar glomerular que generan la presión neta de reabsorción.* ***PH_{CP}****: presión hidrostática del capilar peritubular,* ***PH_I****: presión hidrostática del intersticio,* ***$P\pi_{CP}$****: presión oncótica del capilar peritubular,* ***$P\pi_I$****: presión oncótica del intersticio.*

PRESIÓN ONCÓTICA DEL CAPILAR PERITUBULAR ($P\pi_{CP}$)

La **$P\pi_{CP}$** es una fuerza que favorece la reabsorción del agua. La filtración glomerular genera en la capsula de Bowman una solución libre de proteína, motivo por el cual la **$P\pi_G$** a medida que transcurre por la longitud de los capilares glomerulares aumenta. El plasma que llega a través de la arteriola eferente al capilar peritubular tiene una **$P\pi_{CP}$** de 35 mmHg. A lo largo del capilar peritubular la **$P\pi_{CP}$** va descendiendo por la reabsorción de líquido con muy escaso contenido proteico.

PRESIÓN ONCÓTICA DEL INTERSTICIO ($P\pi_I$)

Esta presión es una fuerza que se opone a la reabsorción. Permanece en valores bajos y estables entre 4 y 8 mmHg. Es una presión de poca importancia en la sumatoria de presiones.

PRESIÓN HIDROSTÁTICA DEL INTERSTICIO PERITUBULAR (PH_I)

El valor de presión en este compartimiento es de 6 a 10 mmHg. Esta presión favorece la reabsorción del fluido tubular desde el intersticio hacia el papilar peritubular.

PRESIÓN HIDROSTÁTICA DEL CAPILAR PERITUBULAR (PH_{CP})

La **PH_{CP}** es una de las presiones hidrostáticas más bajas del organismo. Esto se debe a la resistencia que ofrecen las arteriolas aferente y eferente. El **FSR** llega con una presión arterial media **(PAM)** de 100 mmHg pero debe atravesar la arteriola aferente que ofrece una resistencia significativa, generando un descenso a nivel de los capilares glomerulares de la **PH_G** de 50 mmHg.
Debido a la disposición en serie de los capilares peritubulares con los capilares glomerulares, cuando el **FSR** proveniente de los capilares glomerulares atraviesa la arteriola eferente, está también ofrece una resistencia de magnitud tal que disminuye la **PH_{CP}** a un valor de 20 mmHg y llegando al extremo venular con un valor de 12 mmHg. Si bien la **PH_{CP}** es una fuerza que se opone a la reabsorción, estos valores tan bajo favorece notablemente la reabsorción en los capilares peritubulares porque en definitiva representan una pequeña fuerza de oposición en la sumatoria algebraica de presiones que intervienen para generar la **PNR** (*figura III-3).*

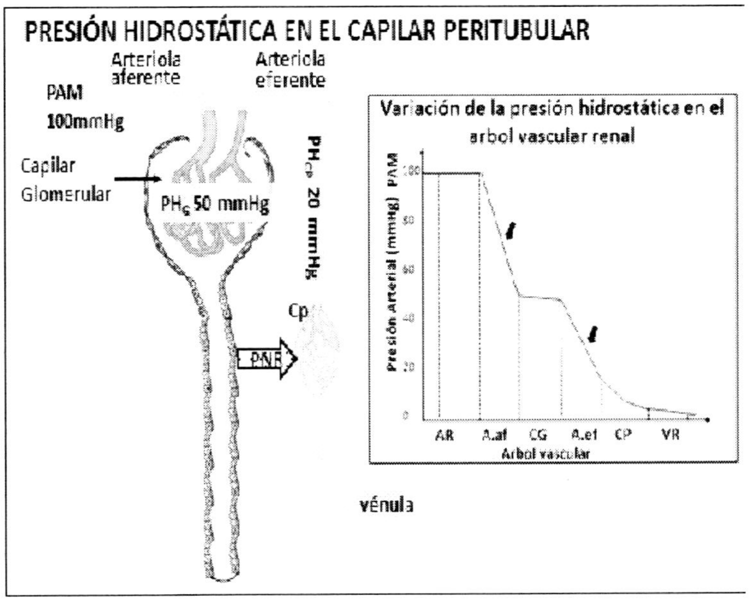

*Figura III-4. El descenso de la presión hidrostática desde la arteriola aferente hasta los capilares peritubulares (dispuesto en serie con los capilares glomerulares) da como resultado una **PNR** que favorece la reabsorción. **PNR:** presión neta de reabsorción, **CP**: capilar peritubular, **PAM**: presión arterial media.*

FACTORES QUE MODIFICAN LA PRESIÓN NETA DE REABSORCIÓN

Los principales factores que modifican la presión neta de reabsorción en el capilar peritubular son:

1. Presión hidrostática del capilar peritubular
2. Presión oncótica del capilar peritubular

Estos dos factores **PH$_{CP}$** y **Pπ_{CP}** están influido directamente por cambios hemodinámicos del **FSR**, del **FPR** y por variaciones de la resistencia de las arteriolas aferentes y eferentes que modifican la **VFG**.
De esta forma cuando varía el **FSR** ,el **FPR** y el **VFG** se producen variaciones en la **FF** que afecta la **PNR** (*figura III-4*).

1.Presión hidrostática del capilar peritubular

La presión **PH$_{CP}$** está influida por la **PAM** y la resistencia de las arteriolas aferente y eferente. El aumento en la **PAM** por sobre el nivel superior de autorregulación, aumenta la **PH$_{CP}$** y reduce la reabsorción de fluido desde los túbulo hacia los capilares peritubulares.
Por otra parte, el aumento de la resistencia en la arteriola eferente disminuye la **PH$_{CP}$** ocasionando valores menores a 20 mmHg, favoreciendo de esta forma la reabsorción hacia los capilares peritubulares. La disminución de la resistencia en la arteriola eferente, genera el efecto opuesto (*figura III-4*).

2. Presión oncótica del capilar peritubular

La disminución de la **Pπ_{CP}** (a valores menores de 35 mmHg) produce disminución de la reabsorción peritubular y viceversa. La **Pπ_{CP}** está determinada por la presión coloidosmótica plasmática sistémica y por la **FF**. El aumento de la concentración plasmática de proteínas en la sangre aumenta la **Pπ_{CP}**, llevando de esta forma a aumentar la reabsorción en los capilares peritubulares.
Por otra parte, cuando se produce aumento de la **FF** se eleva la **Pπ_{CP}** aumentando la reabsorción hacia los capilares peritubulares. Esto se debe a que la **FF** es la relación entre el **FPR** y el **VFG**, en consecuencia cuanto mayor es la fracción de filtración, mayor es la fracción de plasma filtrado (libre de proteínas) en el glomérulo. Por ende, aumenta la concentración de proteínas en el compartimiento vascular del capilar peritubular, produciendo aumento de la **Pπ_{CP}**. De esta forma aumenta la **PNR** favoreciendo el proceso de reabsorción.
Por ejemplo, ante un aumento del **VLE** se inhibe la liberación de **AII** y se dilata predominantemente la arteriola eferente. Esto lleva al aumento **FSR**, el **FPR** y el **VFG** pero este último en menor grado. De este modo, se conserva más líquido en el interior del capilar glomerular y la sangre que entra en los capilares peritubulares tiene una menor **Pπ_{CP}** por lo cual se produce una menor reabsorción (*figura III-4*).

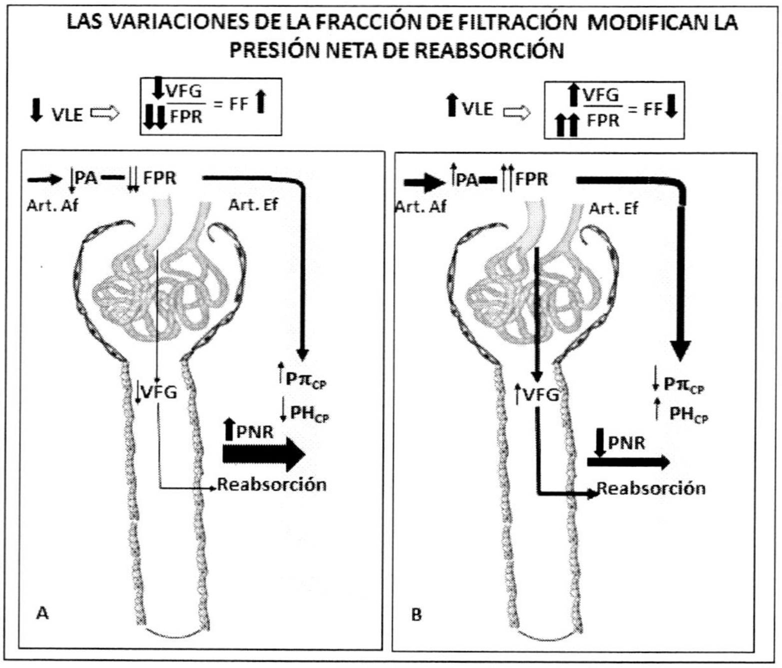

***Figura III-4**. A: La disminución del **VLE** aumenta la **FF** produciendo aumento de la $P\pi_{CP}$ y esto eleva la **PNR**. **B**: El aumento del **VLE** disminuye la **FF** produciendo disminución de la $P\pi_{CP}$ y esto provoca el descenso de la PNR. $P\pi_{CP}$: presión oncótica del capilar peritubular, **VLE**: volumen de líquido extracelular, **VFG**: velocidad de filtración glomerular, **FPR**: flujo plasmático renal, **PNR**: presión neta de reabsorción, **PA**: presión arterial.*

SECRECIÓN

La **secreción** es el proceso por el cual las sustancias que se encuentran en los capilares peritubulares son transportadas a través del epitelio tubular al líquido tubular (*figura III-1*).

CANTIDAD SECRETADA (CS)
Cantidad de sustancia que pasa de los capilares peritubulares a la luz tubular, se mide en mg/min. o mEq/min.

Se calcula mediante la siguiente formula:

$$CS = CE - CF$$

CS: cantidad secretada (mg/min. mg/min. o mEq/min.)
CF: carga filtrada (mg/min. mg/min. o mEq/min.)
CE: cantidad excretada (mg/min. mg/min. o mEq/min)

EXCRECIÓN

La cantidad excretada en orina de una sustancia determinada es la resultante de la relación entre la la filtración, reabsorción y secreción (*figura III-1*).

CANTIDAD EXCRETADA (CE)
Cantidad de sustancia excretada por la actividad renal, se mide en mg/minuto. o mEq/min.

Se calcula mediante la siguiente formula:

$$CE = [x]_o \times \dot{V}$$

V: volumen minuto urinario (ml/min.)
CE: cantidad excretada (mg/min. o mEq/min)
$[x]_o$: concentración de la sustancia en orina (mg/dl o mEq/min)

También se puede calcular mediante la siguiente formula:

$$CE = CF - CR + CS$$

CE: cantidad excretada (mg/min. mEq/min) **CF**: carga filtrada (mg/min. mEq/min)
CS: cantidad secretada (mg/min. mEq/min) **CR**: cantidad reabsorbida (mg/min. mEq/min)

MANEJO RENAL DE DIFERENTES SUSTANCIAS

Según los diferentes tipos de sustancias que llegan al glomérulo estas sufrirán diferentes procesos (filtración, reabsorción, secreción) (*figura III-5*).

1. Sustancias que no se filtran:
Su elevado peso molecular les impide atravesar la barrera de ultrafiltración. No se excretan en orina en condiciones normales. Por ejemplo: la albúmina y las globulinas plasmáticas.

2. Sustancias que se filtran libremente en el glomérulo y no son reabsorbidas ni secretadas a nivel tubular:
La cantidad excretada por orina de estas sustancias en una unidad de tiempo es igual a la filtrada en la misma unidad de tiempo. Por ejemplo: la inulina, sustancia exógena que se utiliza para cuantificar la **VFG**.

3. Sustancias que se filtran libremente en el glomérulo y son completamente reabsorbidas:
No se excretan por orina en condiciones normales. Por ejemplo: la glucosa.

4. Sustancias que se filtran libremente en el glomérulo y se reabsorben parcialmente desde los túbulos hacia los capilares peritubulares:
La cantidad excretada en la orina en una unidad de tiempo es menor que la filtrada en la misma unidad de tiempo. Por ejemplo: el Na^+.

5. Sustancias que se filtran libremente en el glomérulo y la cantidad restante que no fue filtrada se secretan totalmente desde los capilares peritubulares a la luz tubular:
La cantidad excretada por orina en una unidad de tiempo es mayor a la filtrada en la misma unidad de tiempo y es igual a la que ingresa a la arteriola aferente en ese tiempo. Por ejemplo: el paraaminohipurato (**PAH**), sustancia exógena utilizada para cuantificar el **FSR** y el **FPR**

6. Sustancias que se filtran libremente en el glomérulo, se reabsorben y secretan a nivel tubular en cantidad variable:
La cantidad excretada por orina será mayor o menor a la carga filtrada dependiendo que prepondere la secreción o la reabsorción. Por ejemplo: el K^+ y la urea.

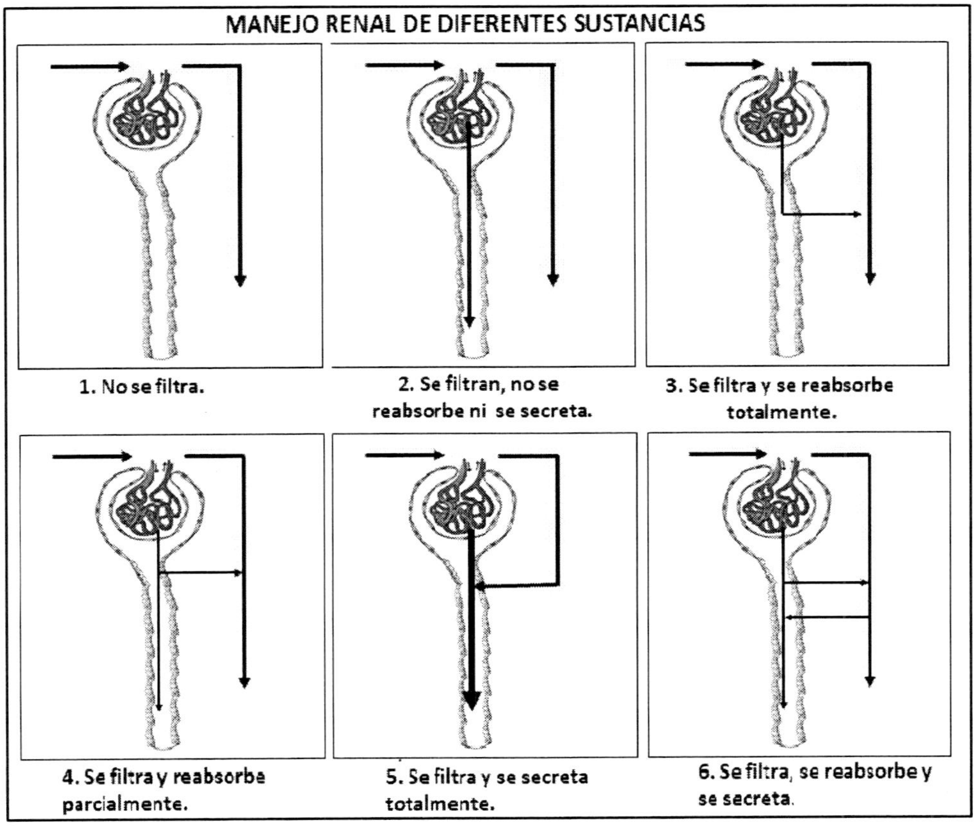

***Figura III-5**. Se esquematiza desde la figura 1 a la 6, los diferentes manejos que realiza el riñón (filtración, reabsorción y secreción) según el tipo de sustancia.*

VÍAS DE TRANSPORTE TUBULAR: PARACELULAR Y TRANSCELULAR

Los mecanismos analizados de reabsorción y secreción tubular entre la luz tubular y el capilar peritubular se realizan mediante dos vías: **paracelular** y **transcelular** *(figura III-6)*.

Vía paracelular

Esta vía de transporte se realiza entre las membranas laterales de las células de los túbulos renales. Es bidireccional, siguiendo impulsado por diferencia de gradientes eléctricos y/o químicos. Predomina en los epitelios abiertos, con uniones laxas, como por ejemplo en el **TCP.**

Vía transcelular

Las sustancias son transportadas desde los capilares peritubulares hacia la luz tubular y viceversa a través de las membranas apicales y basolaterales de las células epiteliales de los túbulos del nefrón. De esta forma se produce reabsorción o secreción. Este tipo de vías es predominante en los epitelios cerrados, como por ejemplo el túbulo distal.

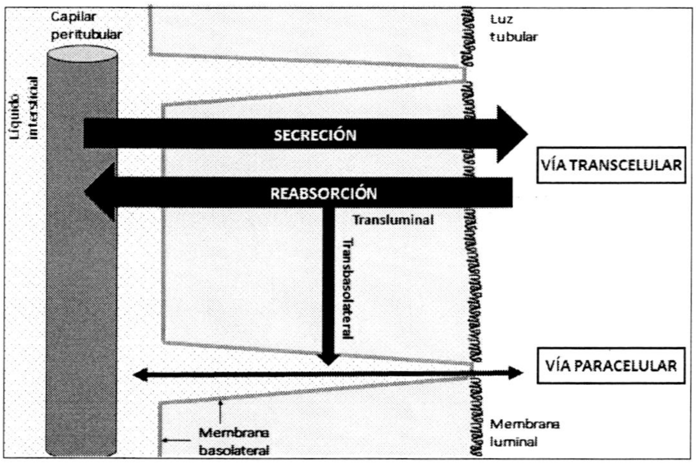

Figura III-6. *Reabsorción y secreción. Vías de transporte tubular (transcelular y paracelular).*

MECANISMO DE TRANSPORTE A TRAVÉS DE LAS MEMBRANAS

Los mecanismos de transporte básicos a través de las membranas son:

1. Transporte pasivo
2. Transporte activo.
3. Pinocitosis.

TRANSPORTE PASIVO

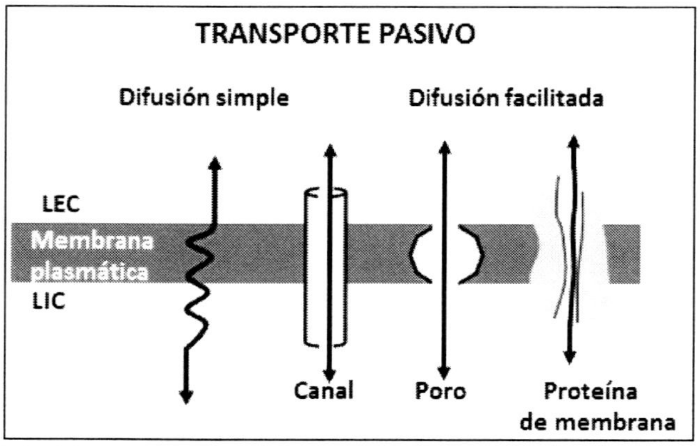

***Figura III-7**. esquema de la difusión simple y la facilitada con sus modalidades de canal, poro y proteína integral de membrana **LIC**: líquido intracelular, **LEC**: líquido extracelular.*

En el transporte pasivo el movimiento de los solutos se realiza a favor de su gradiente electroquímico a través de una membrana permeable,
sin consumo de energía. Las formas de transporte son: **difusión simple** y **difusión facilitada** *(figura III-7).*

Difusión simple

Los solutos atraviesan en forma simple la capa lipídica de la membrana. La velocidad de difusión es proporcional a la concentración de la sustancia que difunde *(figura III-7).*

Difusión facilitada

Se realiza a través de proteínas integrales de membrana. Se han identificado tres tipos de modalidades: a través de **poro**, **canales** o **proteínas transportadoras** que se encuentran en las membranas celulares. Los **poros** en las membranas siempre están abiertos. Por ejemplo, las porinas de las membranas externas de las mitocondrias. Los **canales** pueden estar abiertos o cerrados según la regulación fisiológica del momento, como ejemplos se puede mencionar los canales iónicos para el Na^+, Cl^-, K^+, H^+, aniones y Ca^{2+} *(figura III-7).* Los **transportadores** son proteínas que se encuentran en la membrana y tiene una afinidad específica para unirse a un determinado soluto y posibilitan su pasaje través de la membrana. La velocidad máxima de difusión es dependiente del número de los transportadores y por lo tanto es saturable. Esta es una diferencia importante con la difusión simple cuyo transporte es proporcional a la diferencia de concentración a uno y otro lado de la membrana, no siendo saturable porque no depende de moléculas transportadoras *(figura III-8).*

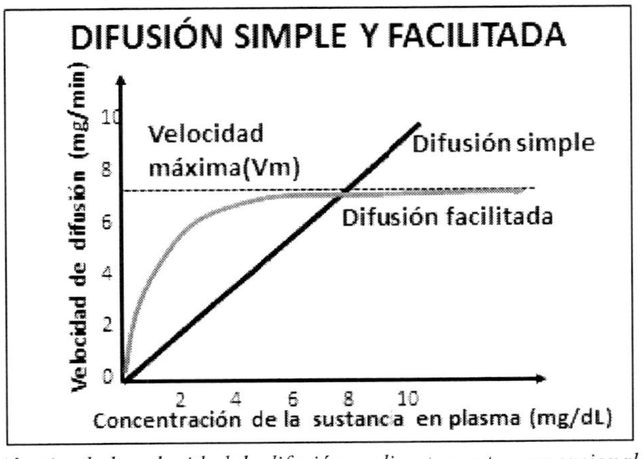

Figura III-8. *En la difusión simple la velocidad de difusión es directamente proporcional a la concentración de la sustancia y en la difusión facilitada es dependiente de los transportadores alcanzando una velocidad máxima (**Vm**).*

TRANSPORTE ACTIVO

El transporte activo se caracteriza porque el movimiento de los solutos se realiza en contra de su gradiente electroquímico a través de una membrana, con gasto de energía. Las formas de transporte activo son: **activo primario** y **activo secundario** *(figura III-9).*

Transporte activo primario

Actúa transfiriendo solutos en contra de gradiente electroquímico a través de una membrana. Consume energía habitualmente proveniente de la hidrólisis del ATP *(figura III-9, A).* Los transportadores activos primarios son denominados bombas. Por ejemplo, la bomba H^+/K^+, la de Ca^{2+}, Na^+/K^+ ATPasa. Cabe mencionar que la bomba Na^+/K^+ ATPasa (expulsa 3 Na^+ al líquido extracelular e introduce 2 K^+ al intracelular) es el principal transportador activo primario en las células. Es una bomba **electrogénica no electroneutra**. Es electrogénica porque crea un gradiente eléctrico (positivo en el exterior y negatividad en el interior de la célula), pero no es electroneutra porque transporta diferente cantidad de iones, $3Na^+$ y $2\ K^+$ *(figura III-9, B).*

Transporte activo secundario

Al igual que los transportadores activos primarios, los transportadores activos secundarios pueden desplazar un soluto en contra de su gradiente electroquímico. La fuerza que permite el movimiento contra gradiente del soluto a transportar procede del acoplamiento con uno o varios solutos que se movilizan a favor de su gradiente. Es decir, la energía procede secundariamente de la energía que se ha almacenado en forma de diferencias de concentración de sustancias moleculares o iónicas entre los dos lados de una membrana celular, generado originalmente mediante un transporte activo primario. Por ejemplo, el transporte activo primario de Na^+ (por la bomba Na^+/K^+ ATPasa) es lo que impulsa el transporte activo secundario de otro soluto *(figura III-9, B).*
En el transporte activo secundario actúan proteínas transportadoras de diferente tipo, ellas son: **cotransportadores** y **contratransportadores** *(figura III-10 y 11).*

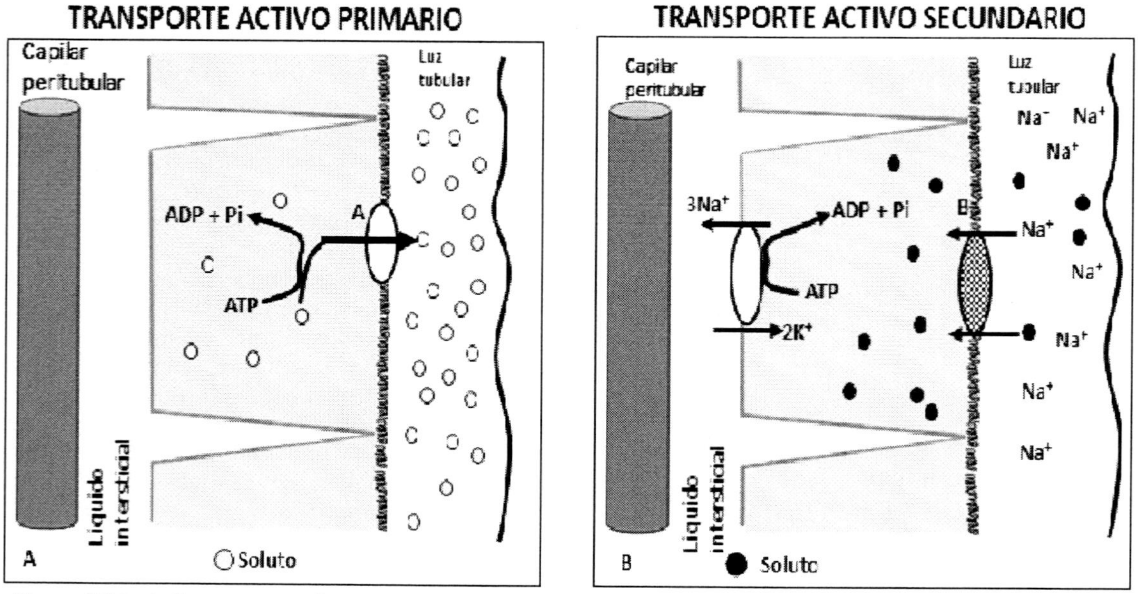

***Figura III-9**. A: Se representa el transporte activo primario (A), la energía la obtiene directamente de la hidrolisis del ATP y transporta un soluto contra gradiente de concentración. **B**: se representa el transporte activo secundario (**B**) donde la energía que lo motoriza procede secundariamente de la energía que se ha almacenado en forma de diferencias de concentración de Na^+ a ambos lados de una membrana celular, generado originalmente mediante el transporte activo primario de la bomba Na^+/K^+ ATPasa. El otro soluto es cotransportado con la energía que disipa el Na^+.*

Cotransportadores

Los **cotransportadores** son proteínas intrínsecas de membrana que desplazan en igual sentido al soluto transportado contra gradiente y el soluto cuyo gradiente proporciona la energía necesaria para dicho proceso. Se pueden mencionar: cotransportador de Na^+/glucosa, Na^+/AA, $Na^+/K^+/Cl^-$, Na^+/Cl^- (*figura III-10*).

Contratransportadores

Los **contratransportadores** transfieren al soluto transportado y al soluto transportante en sentido opuesto. Los principales contratransportadores son: Na^+/Ca^{2+}, Na^+/H^+, Cl^-/HCO^-_3, anión/PAH (*figura III-10*).

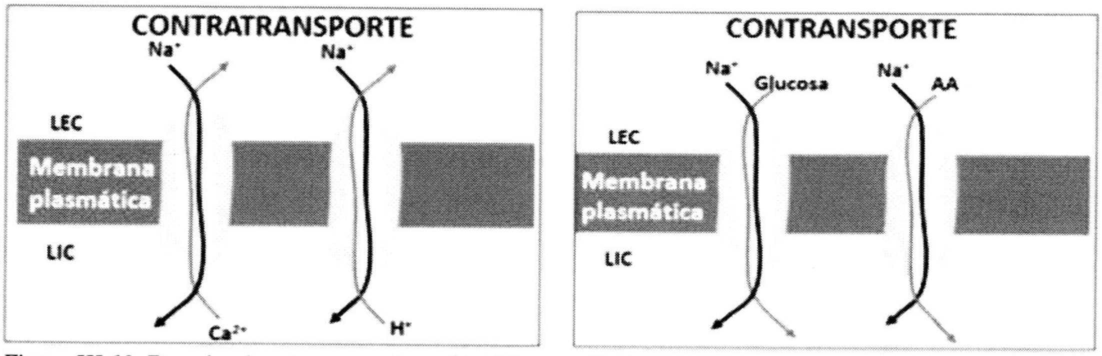

***Figura III-10**. Ejemplos de cotransportadores (Na^+/Glucosa, Na^+/AA)* **AA**: aminoácidos *y de contratransportadores (Na^+/Ca^{2+}, Na^+/H^+).*

PINOCITOSIS

Una ínfima cantidad de proteínas de muy bajo peso molecular son filtradas diariamente a nivel por el glomérulo. Estas son reabsorbidas prácticamente en su totalidad a nivel del **TCP** y en la orina solo aparece trazas de ellas. A pesar de ser muy pequeñas, su tamaño es demasiado grande para ser reabsorbidas por los canales existentes en la membrana o por los transportadores. Es por ello que deben entrar en las células epiteliales por pinocitosis, son digeridas por los lisosomas y de esta forma se liberan los aminoácidos (*figura III-11*).

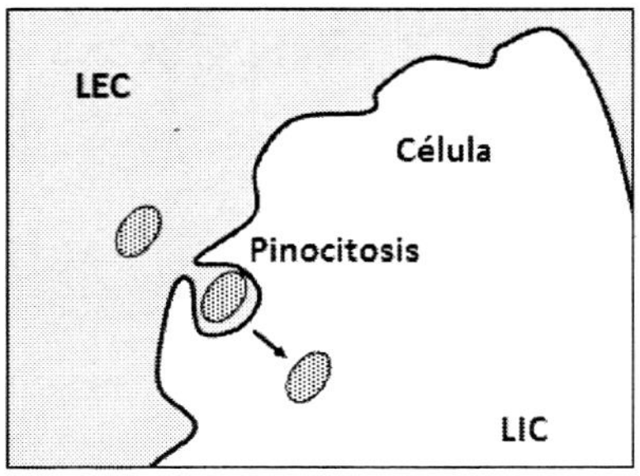

Figura III-11. *Mecanismo de pinocitosis por el cual son reabsorbidas en el túbulo contorneado proximal las proteínas de muy bajo peso molecular que han podido atravesar la barrera de ultrafiltración. LEC: líquido extracelular, LIC: líquido intracelular.*

TRANSPORTE RENAL LIMITADO POR Tm

La mayor parte de los transportes en los epitelios de los túbulos renales se produce a través de proteínas de membrana. Las características en este tipo de transporte son tres: **especificidad, competencia y saturación**. La saturacion se relaciona con la maxima velocidad de transporte cuando todos los transportadores disponibles estan ocupados (saturados). Cuando la concentración del sustrato es igual o superior al punto de saturación, el transporte se produce a su velocidad máxima, en ese momento se alcanza el transporte **máximo (Tm)** para ese sustrato. La concentración plasmática del sustrato en la cual se alcanza el Tm, se denomina **umbral renal (UR)** para dicha sustancia.

UMBRAL RENAL
Concentración plasmática de una sustancia que ocasiona que en el túbulo renal se alcance y sature el Tm para dicha sustancia.

Por ejemplo, la glucosa que se filtra a nivel glomerular y se reabsorbe totalmente en condiciones normales en el **TCP** posee Tm de reabsorción (**Tm**). El PAH que se filtra en el glomérulo y en el **TCP** se secreta, tiene **Tm** de secreción (**Tm**).

TRANSPORTE MÁXIMO (Tm)
El Tm de una sustancia es la máxima cantidad de esta que el túbulo puede transportar de un lado a otro de la membrana en un minuto.
De acuerdo a la dirección en que se realiza este transporte se denomina:
1. Tm de reabsorción.
2. Tm de secreción.

1. TRANSPORTE RENAL DE REABSORCIÓN LIMITADO POR Tm

Se toma como ejemplo de este tipo de transporte a la glucosa. Se trata de una sustancia que se filtra y reabsorbe totalmente en el **TCP**, cuando su concentración plasmática es normal (100 mg/dl) y por lo tanto el sistema de transporte máximo esta insaturado, en estas circunstancias la cantidad excretada de glucosa, es igual a cero:

$$CEg = 0 \longrightarrow CRg = CFg$$

CEg: cantidad excretada (mg/min.)
CFg: carga filtrada (mg/min.)
CRg: cantidad reabsorbida (mg/min.)

Por lo tanto:

$$CRg = CFg$$

La velocidad de reabsorción de glucosa a nivel del **TCP** es directamente proporcional a su concentración plasmática y a la **VFG**. En el adulto, el **Tm** de reabsorción de glucosa es de 375 mg/min. y se satura cuando la concentración plasmática de glucosa supera UR_G, cuyo valor es de 200 mg/dl, ocasionando glucosuria (*figura III- 12).* Se destaca que esta aparición de glucosa en la orina se produce al superar el **UR** y tiene lugar antes que se alcance el **Tm**. Esto se ve reflejado en la curva del **Tm** de la *figura III-14*, donde muestra que la curva de velocidad de reabsorción de la glucosa alcanza el **Tm** de manera sigmoidea. Una razón de esta diferencia entre el **UR** y el **Tm** es que no todas las nefronas tienen igual capacidad de reabsorber la glucosa.

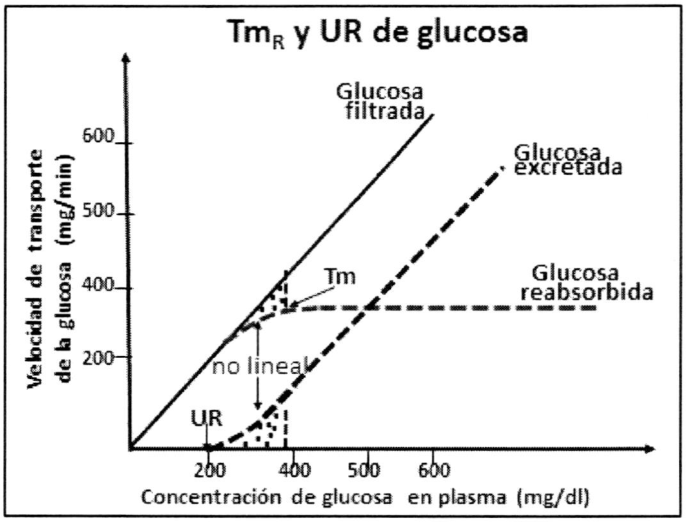

Figura III- 12. *Relación de la carga filtrada de glucosa, la reabsorción y excreción en relación con la concentración plasmática de glucosa.* ***Tm****: transporte máximo,* ***UR****: umbral renal.*

2. TRANSPORTE RENAL DE SECRECIÓN LIMITADO POR Tm

Las sustancias que se secretan (creatinina, PAH, entre otras), mediante proteínas transportadoras, al igual que las sustancias que se reabsorben, presentan **UR** y un límite en la intensidad con la que pueden ser transportadas, denominado **Tm** de secreción, *ver tabla IV-2.*

SUSTANCIA	TRANSPORTE MÁXIMO
Creatinina	16 mg/min.
Acido Paraaminohipúrico (PAH)	80 mg/min.

Tabla IV-2. *Valores de* ***Tm*** *de creatinina y PAH.*

Como ejemplo de **Tm** de secreción se analiza el manejo renal del PAH, este es un anión sintético que se infunde en el organismo. Esta sustancia se filtra y secreta en el **TCP**. La tasa de secreción de PAH aumenta en forma proporcional al aumento de su concentración plasmática. Sin embargo, a medida que la concentración plasmática se aproxima a 20 mg/dl, la secreción de PAH llega a su **Tm**, cuyo valor es entre 60 y 80 mg/min. A partir de este punto la secreción de PAH se mantiene constante, porque los transportadores se han saturado (*figura III-13).*

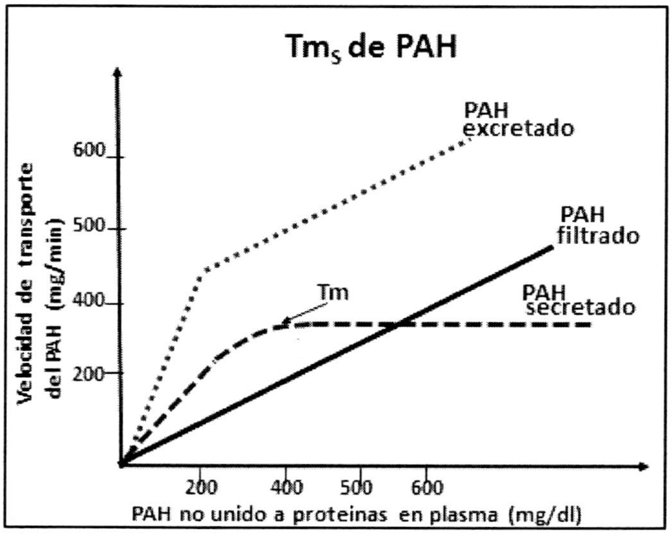

Figura III- 13. *Relación de la carga filtrada de PAH, la tasa de secreción y excreción en relación con la concentración plasmática de PAH no unido a proteínas.* ***Tm****: transporte máximo,* ***UR****: umbral renal.*

RESUMEN DE ECUACIONES

DENOMINACIÓN	ECUACIÓN	VALOR NORMAL
Carga filtrada (CF), mg/min. o mEq/min.	$CF_x = [x]_p \times VFG$	Depende del soluto
Cantidad excretada (CE), mg/min. o mEq/min.	$CE = [x]_o \times \dot{V}$ $CE = CF - CR + CS$	Depende del soluto
Cantidad secretada (CS), mg/min. o mEq/min.	$CS = CE - CF$	Depende del soluto
Cantidad reabsorbida (CR),mg/min. o mEq/min.	$CR = CF - CE$	Depende del soluto
Presión neta de reabsorción (PNR), mmHg	$PNR = (P\pi_{CP} - P\pi_I) - (PH_{CP} - PH_I)$ $PNR = (35\ mmHg - 6\ mmHg) - (20\ mmHg - 8\ mmHg)$	17

Bibliografía Recomendada

-Brenner, B. M., Ortega Marcos, O., & Rodríguez Villarreal, I. (2005). *Brenner y Rector, el riñón: tratado de nefrología* (No. 616.61). Elsevier.

-Chiolero, A., Maillard, M., Nussberger, J., Brunner, H. R., & Burnier, M. (2000). Proximal sodium reabsorption: an independent determinant of blood pressure response to salt. *Hypertension*, *36*(4), 631-637.

-Granger, J. P., Alexander, B. T., & Llinas, M. (2002). Mechanisms of pressure natriuresis. *Current hypertension reports*, *4*(2), 152-159.

-Gilmer, G.G., Deshpande, V.G., Chou, C.L. & Knepper, M. (2018). Resistance to flow along the rat renal tubule. *American Journal of Physiology-Renal Physiology*, *315* (5), F1398-F1405.

-Kellenberger, S., & Schild, L. (2002). Epithelial sodium channel/degenerin family of ion channels: a variety of functions for a shared structure. *Physiological reviews*, *82*(3), 735-767.

-Layton, A. T., & Layton, H. E. (2019). A computational model of epithelial solute and water transport along a human nephron. *PLoS computational biology*, *15*(2), e1006108. doi: 10.1371/journal.pcbi.1006108.

-Layton, A. T., Edwards, A., & Vallon, V. (2017). Adaptive changes in GFR, tubular morphology, and transport in subtotal nephrectomized kidneys: modeling and analysis. *American journal of physiology. Renal physiology*, *313*(2), F199–F209. doi:10.1152/ajprenal.00018.

-Layton, A.T., Vallon, V. *(2018)* Renal tubular solute transport and oxygen consumption: perspectives of computational models. *Curr Opin Nephrol Hypertens, 27 (5): 384-389.*

-Palmer, LG, y Schnermann, J. (2014). Control integrado del transporte de Na^+ a lo largo de la nefrona. *Revista clínica de la Sociedad Americana de Nefrología: CJASN* , *10* (4), 676–687. doi: 10.2215 / CJN.12391213.

-Reilly, R. F., & Ellison, D. H. (2000). Mammalian distal tubule: physiology, pathophysiology, and molecular anatomy. *Physiological reviews*, *80*(1), 277-313.

-Sekine, T., Miyazaki, H., y Endou, H. (2006). Fisiología molecular de los transportadores de aniones orgánicos renales. *Revista Americana de Fisiología-Fisiología Renal*, *290* (2), F251-F261.

-Thomson, S. C., & Blantz, R. C. (2008). Glomerulotubular balance, tubuloglomerular feedback, and salt homeostasis. *Journal of the American Society of Nephrology*, *19*(12), 2272-2275.

-Wright, E. M. (2001). Renal Na^+-glucose cotransporters. *American Journal of Physiology-Renal Physiology*, *280*(1), F10-F18.

-Zhuo, J.L. , Li ,X.C. (2013).Nefrona proximal. *Compr Physiol*, 3 (3): 1079-123. doi: 10.1002 / cphy.c110061.

Capítulo IV

Graciela Bortolazzo
Julio Berreta

MEDIDAS DE FILTRACIÓN, CIRCULACIÓN Y FUNCIÓN TUBULAR

Existen numerosas pruebas para valorar la función renal. En la valoración de los pacientes es frecuente el uso de: a) imágenes y b) medidas de depuración renal.

BIOIMÁGENES

Son exámenes complementarios fundamentales en la atención del paciente para el diagnóstico y seguimiento de patologías. Permiten tener una visión macroscópica de las estructuras renales y realizar estudios funcionales. Entre los principales se encuentra el centellograma (DMSA) de utilidad para el estudio de la corteza renal, radiorrenograma con DTPA para estudio de la filtración glomerular, radiorrenograma con MAG-3 para estudio de la función tubular, eco Doppler color que permite visualizar la perfusión renal, entre otros.

MEDIDAS DE EXPLORACIÓN DE LA FUNCION RENAL

Estas técnicas al igual que las imágenes son fundamentales para el diagnóstico clínico de los pacientes. Con este método se puede calcular la velocidad de extracción de una sustancia contenida en el plasma, los valores de filtración glomerular, los procesos tubulares realizados y la perfusión renal.

Concepto de depuración o clearence renal

La depuración o clearence de una sustancia proporciona el medio para evaluar la velocidad de eliminación de esta por los riñones. El volumen del plasma que es depurado de una sustancia por los riñones, se denomina depuración de esa sustancia y se mide en ml/min.

DEPURACIÓN O CLEARENCE DE UNA SUSTANCIA

Volumen del plasma que es depurado de esa sustancia en un minuto de funcionamiento renal. Se mide en ml/min.

Las sustancias que son filtradas en los glomérulos son en un principio depuradas del plasma. No obstante, la dimensión final de esta depuración y la cantidad excretada en orina depende de los procesos tubulares que sufran (reabsorción y/o secreción). Para discernir la forma de calcular la depuración de una sustancia, se puede utilizar una sustancia X hipotética que solo se filtre y que no se reabsorba ni secrete. En estos términos la cantidad de sustancia X excretada y por lo tanto su clearence (C), será idéntica a la cantidad filtrada:

Cantidad de sustancia X extraída del plasma /Tiempo = cantidad de sustancia X excretado por orina/ Tiempo

X: sustancia hipotética

Reemplazando términos, se obtiene:

$$P_x \times C_x = O_x \times \dot{V}$$

V: volumen minuto urinario (ml/min).
P_x: concentración plasmática de la sustancia X (mg/dl).
C_x: clearence de la sustancia X (ml/min).
O_x: concentración de la sustancia X en orina (mg/dl).

Despejando estos términos se obtiene la ecuación de clearence o depuración:

$$C_x = \frac{O_x \times \dot{V}}{P_x}$$

Esta ecuación de clearence, es aplicable a todas las sustancias que son filtradas por el glomérulo

1. CÁLCULO DE LA VELOCIDAD DE FILTRACIÓN GLOMERULAR (VFG)

Es el mejor índice global de función renal en salud y enfermedad, pero no puede ser medido directamente, sino que es estimado a través de la depuración (clearence) renal de algunas sustancias que cumplen determinadas características específicas para este fin.

1.1 Uso del clearence de inulina para medir el VFG

Para la medición de la **VFG** se utiliza el concepto de clearence analizado anteriormente. Las características que debe reunir la sustancia ideal para poder ser utilizada para medir el **VFG** son: a) filtrar libremente por el capilar glomerular, b) no sufrir ningún proceso tubular (ni reabsorción, ni secreción) y c) que no sea metabolizada. Una sustancia que cumple estos requisitos es un polisacárido de fructosa, la Inulina. Por lo tanto, la carga filtrada de esta sustancia será igual a la cantidad su excretada, de esta forma su clearence es igual al **VFG** (*figura IV-1*).

$$C_I = VFG$$

C_I: clearence de inulina (ml/min.).
VFG: velocidad de filtración glomerular.

En consecuencia:

$$CF = CE$$

CF_I: carga filtrada de inulina.
CE_I: cantidad excretada de inulina.

Reemplazando los términos:

$$P_I \times VFG = O_I \times \dot{V}$$

P_I: concentración plasmática inulina (mg/dl).
VFG: velocidad de filtración glomerular (ml/min).
O_I: concentración de inulina en orina (mg/dl).
V: volumen minuto urinario (ml/min).

Despejando términos se obtiene:

$$VFG = \frac{O_I \times \dot{V}}{P_I}$$

VFG=125 ml/min.
En un individuo de 1,73 m² de superficie corporal

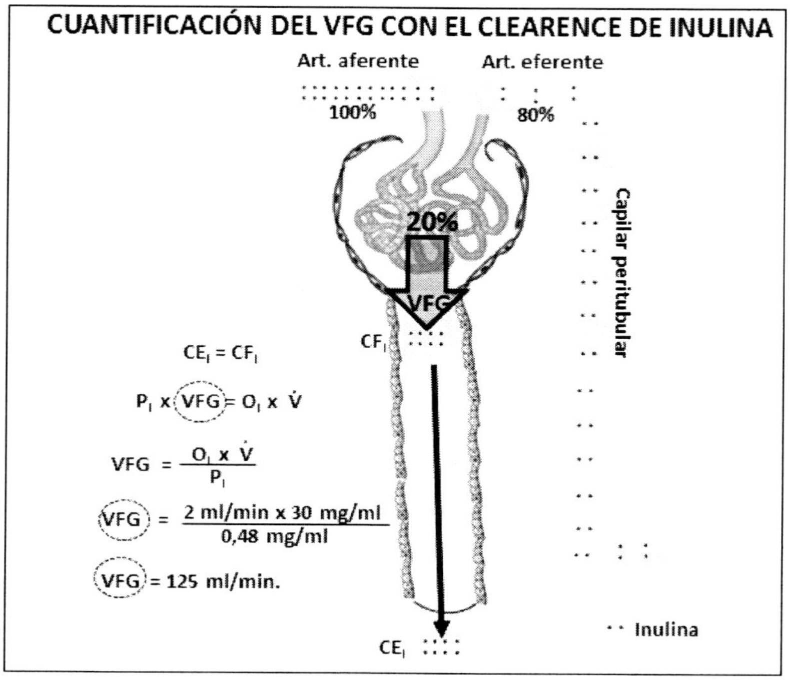

Figura IV-1. *Determinación de la **VFG** a través del clearence de inulina. Esta se filtra libremente, del 100% que llega al glomérulo el 20% de la misma que atraviesa la membrana de ultrafiltración acompañando al plasma que se filtra. El 80% restante retorna por la arteriola eferente hacia el capilar peritubular y desde allí, a la circulación general. Dentro del túbulo no se reabsorbe ni se secreta, por lo que la carga filtrada es igual a la cantidad excretada. **CF_I**: carga filtrada de inulina, **CE_I**: cantidad excretada de inulina (mg/dl), **P_I**: concentración plasmática inulina (mg/dl), **VFG**: velocidad de filtración glomerular (ml/min), **O_I**: concentración de inulina en orina (mg/dl), **V**: volumen minuto urinario (ml/min).*

La inulina es considerada la sustancia que mide con mayor exactitud la **VFG.** Pero presenta una desventaja, es una sustancia exógena, que debe ser infundida en forma intra venosa hasta lograr una concentración estable en plasma para realizar la determinación del **VFG**. Esto último representa un inconveniente para realizar esta determinación. Una práctica común en la clínica para la determinación del **VFG** es emplear una sustancia endógena, que no presenta este inconveniente, la creatinina.

1.2 Uso del clearence de creatinina para medir la VFG

La creatinina es una base orgánica formada durante el metabolismo de las proteínas musculares. Esta se filtra en el glomérulo y también se secreta en el **TCP** entre un 10 a 15% por sobre la cantidad filtrada. Esta pequeña secreción en el **TCP** hace que el clearence de creatinina (C_{cr}) sobre estime levemente la **VFG.**

$$C_{cr} = \frac{O_{cr} \times \dot{V}}{P_{cr}}$$

$$C_{cr} \cong VFG$$

En la práctica médica cuando se obtienen los datos para el cálculo del C_{cr} se determina la concentración plasmática de creatinina (**P_{Cr}**) en una única muestra de plasma. No obstante, se requiere la recolección de orina de 24 horas para una determinación exacta de la cantidad excretada de creatinina en un minuto. Para obtener el volumen minuto urinario se debe dividir el volumen total de orina recolectada en 24 horas por 1440.

Predicción del clearence de creatinina a partir de la concentración plasmática de creatinina

Dado que la obtención de muestras de orina dificulta la determinación del **C_{Cr}**, Cockcroft y Gault (Nephron 1976; 16: 31-41) realizaron un estudio para correlacionar los valores de creatinina plasmática con la **VFG** en 249 pacientes entre 18 y 92 años. Propusieron una formula teórica para obtener el **C_{Cr}** que contempla las variaciones producidas por la edad y el sexo de acuerdo a diferencias en la masa muscular.

Para los hombres la ecuación es:

$$C_{cr} = \frac{(140 - edad) \times P}{P_{cr} \times 72}$$

P_{Cr}: mg/dl.
P: peso en kg.
Edad: años.

Para las mujeres la ecuación es:

$$C_{cr} = C_{cr}\ \text{hombres} \times 0.85$$

2. CÁLCULO DE CARGA FILTRADA

Se calcula mediante la siguiente formula:

$$CF = [x]_p \times VFG$$

CF: carga filtrada (mg/min. o mEq/min.)
$[x]_p$: concentración de la sustancia en plasma (mg/dl o mEq/L)
VFG: velocidad de filtración glomerular (ml/min.)

3. CÁLCULO DE FSR Y FPR

El flujo sanguíneo renal (**FSR**) de 1200 ml/min se distribuye el 90% para perfundir la corteza renal y aproximadamente el 8% restante irriga la médula, mientras que sólo un 1 a 2% se encarga del tejido papilar. De estos 1200 ml/min. de **FSR**, corresponden al flujo plasmático renal (**FPR**) 650 ml/min.

3.1 CÁLCULO DEL FLUJO PLASMÁTICO RENAL EFECTIVO (FPRE)

Mediante el C_{PAH} es posible estimar el flujo plasmático renal.

Es posible estimar el **FPR** mediante una sustancia que en un solo pasaje por el riñón se depure totalmente del volumen de plasmático en que este contenido. Es decir, que el flujo que ingresa por la arteria renal con una determinada concentración de dicha sustancia salga por la vena renal con una concentración igual a cero. De esta forma el total de la sustancia que llego a los glomérulos renales se elimina por orina. Si una sustancia se depura por completo del plasma, su velocidad de depuración será igual al **FPR** (*figura IV-2).*

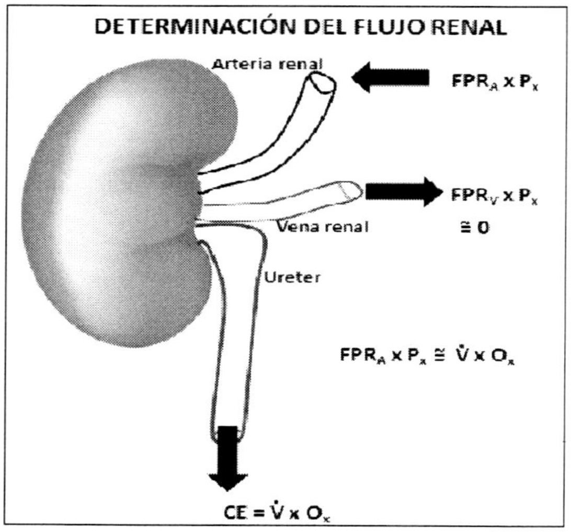

Figura IV-2. *Esquema de una sustancia que, en un solo pasaje por el riñón, el plasma se depura totalmente de esta.* ***FPR_A****: flujo plasmático renal en la arteria,* ***FPR_v****: flujo plasmático renal en la vena,* ***CE****: cantidad excretada de la sustancia en la orina, V: volumen urinario en un minuto.* ***O_X****: concentración de la sustancia X en orina,* ***P_x****: concentración de la sustancia X en plasma.*

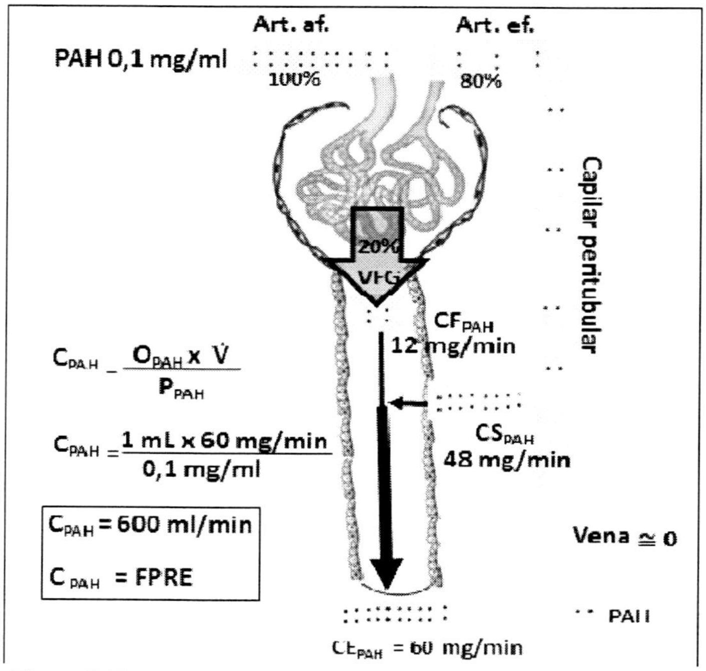

Figura IV-3*: Cuantificación del* ***FPRE*** *mediante el clearence de* ***PAHF.***
PRE*: flujo plasmático renal en la vena,* ***CE_{PAH}****: cantidad excretada,* ***CS_{PAH}****: cantidad secretada,* ***CF_{PAH}****: cantidad filtrada,* ***C_{PAH}****: clearence,* ***Art. af****: arteriola aferente,* ***Art. Ef****: arteriola eferente,* ***PAH****: para amino hipurato,* ***O_{PAH}*** *concentración de* ***PAH*** *en orina,* ***P_{PAH}*** *concentración de* ***PAH*** *en plasma, V: volumen urinario en un minuto.*

Debido a que el **VFG** es sólo alrededor de un 20% del **FPR**, una sustancia que se elimina completamente del plasma debe excretarse también mediante secreción tubular además de la filtración glomerular. No hay actualmente ninguna sustancia que se depure totalmente a través de los riñones. El PAH, es una sustancia que, se filtra, se secreta y no se reabsorbe. Sin embargo, hay algunas zonas donde no se produce secreción tubular de PAH y, por lo tanto, la extracción renal del PAH no es del 100%, alcanza una depuración del 90% de su concentración del plasma. De esta forma su clearence puede ser utilizado para estimar el **FPR**, denominándose al valor así obtenido flujo plasmático renal efectivo (**FPRE**). Para el cálculo del clearence de **PAH** se infunde el mismo por vía venosa hasta lograr una concentración plasmática de 0,1mg/ml de **PAH**. Se mide la concentración urinaria de **PAH**, 60 mg/ml y el volumen minuto urinario de 1 ml/min., se puede calcular que la depuración de **PAH** es igual a 600 ml/min. (*figura IV-3)*.

3.2 CÁLCULO DEL FLUJO PLASMÁTICO RENAL TOTAL (FPRT)

Para mayor exactitud, se puede calcular el flujo plasmático renal total (**FPRT**) haciendo correcciones respecto al porcentaje de PAH que está todavía en la sangre cuando esta deja los riñones, mediante el índice de extracción de PAH (**E_{PAH}**).

Índice de extracción de PAH (E_{PAH})

El **E_{PAH}** se calcula como la diferencia entre las concentraciones del PAH en la arterial renal (**A_{PAH}**) y en la vena renal (**V_{PAH}**), dividida por la concentración de **A_{PAH}**.

De esta forma:

$$E_{PAH} = \frac{A_{PAH} - V_{PAH}}{A_{PAH}}$$

$$E_{PAH} = 0{,}90$$

El **FPRT** es de 670 ml/min. se calcula:

$$FPRT = \frac{C_{PAH}}{E_{PAH}}$$

$$FPRT = 670 \text{ ml/min.}$$

3.3 CÁLCULO DEL FLUJO SANGUÍNEO RENAL EFECTIVO (FSRE)

Se puede calcular el flujo sanguíneo renal efectivo (**FSRE**) a través de los riñones a partir del **FPRE** y el hematocrito (**Hto** considerando un valor de 45% o 0,45), el valor normal del **FSRE** es igual a 1090 ml/min.

$$FSRE = \frac{FPRE}{1 - Hto}$$

FPRE: flujo plasmático renal efectivo.

$$FSRE = 1090 \text{ ml/min.}$$

3.4 CÁLCULO DEL FLUJO SANGUÍNEO RENAL TOTAL (FSRT)

Se puede calcular el flujo sanguíneo renal total (**FSRT**) a través de los riñones a partir del **FPRT** y el **Hto** (considerando un valor de 45% o 0,45), el valor normal del **FSRT** es igual a 1218 ml/min.

$$FSRT = \frac{FPRT}{1 - Hto}$$

FPRT: flujo plasmático renal total.

$$1228 \text{ ml/min.}$$

4. CÁLCULO DE FRACCIÓN DE FILTRACIÓN

La relación entre el plasma que entra en el riñón y el que es filtrado se denomina fracción de filtración (**FF**). Su valor normal es entre 0,16 a 0,20 o 16% a 20%.
La fórmula que se utiliza para realizar su cálculo es:

$$FF = \frac{VFG}{FPR}$$

También se calcula como relación porcentual:

$$FF = \frac{VFG}{FPR} \times 100$$

5. CÁLCULO DE LOS TRASPORTES TUBULARES

5.1 CÁLCULO DE REABSORCIÓN ABSOLUTA

La reabsorción de una determinada sustancia que se realiza en los túbulos renales es igual a la diferencia entre la carga filtrada y la cantidad excretada en orina (*figura IV-4).* Se puede calcular mediante la siguiente ecuación:

$$CR = CF - CE$$

CR:cantidad reabsorbida (mg/min o mEq/minuto si es un electrolito).
CF: carga filtrada (mg/min. o mEq/minuto si es un electrolito).
CE: cantidad excretada (mg/min. o mEq/minuto si es un electrolito).

Ejemplo de cálculo de reabsorción:

La cantidad reabsorbida de Na^+ en un individuo que presenta una **VFG** de 180 L/día y una concentración plasmática de Na^+ de 140 mEq/L y un volumen minuto urinario (**V**) de 1L/día, será:

1. Cálculo de la **CF** diaria de Na^+:

$$CF_{Na+} = [Na^+]_p \times VFG$$

VFG: velocidad de filtración glomerular.
CF_{Na+}: carga filtrada de sodio.
$[Na^+]_p$: concentración plasmática de Na^+.

$CF_{Na+} = 140 \text{ mEq/L} \times 180 \text{ L/día}$

$CF_{Na+} = 25.200 \text{ mEq/día}$

2. Cálculo de la **CE** diaria de Na^+:

$$CE_{Na+} = [Na^+]_o \times \dot{V}$$

$[Na^+]_o$: concentración urinaria de Na^+.
V: volumen minuto urinario.
CE_{Na+}: cantidad excretada de sodio.

$CE_{Na+} = 100 \text{ mEq/L} \times 1 \text{ L/día}$

$CE_{Na+} = 100 \text{ mEq/día}$

3. Cálculo de la **CR** diaria de Na^+:

$$CR_{Na+} = CF_{Na+} - CE_{Na+}$$

CF_{Na+}: carga filtrada.
CE_{Na+}: cantidad excretada.
CR_{Na+}: cantidad reabsorbida.

$CR_{Na+} = 25.200 \text{ mEq/L} - 100 \text{ mEq/L}$

$CR_{Na+} = 25.100 \text{ mEq/día}$

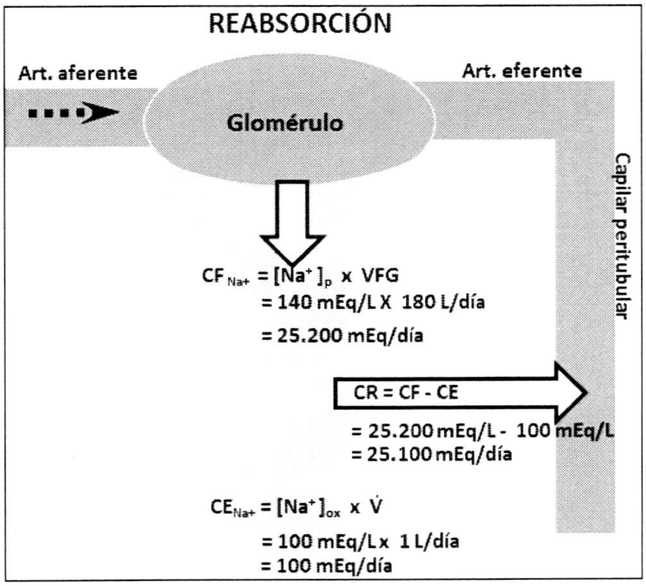

***Figura IV-4**. Se toma como ejemplo al sodio para el cálculo de la cantidad reabsorbida de un soluto. CR_{Na^+}: cantidad reabsorbida (mEq/min.), CF_{Na^+}: carga filtrada (mEq/día), CE_{Na^+}: cantidad excretada (mEq/día), **VFG**: velocidad de filtración glomerular L/día, **V**: volumen urinario (L/día).*

5.2 CÁLCULO DE SECRECIÓN ABSOLUTA

La secreción de una determinada sustancia que se realiza en los túbulos renales se determina restando a la cantidad excretada, la carga filtrada de la misma (*figura IV-4*). Se puede calcular mediante la siguiente ecuación:

$$CS = CE - CF$$

CF: carga filtrada.
CE: cantidad excretada.
CS: cantidad secretada.

Ejemplo de cálculo de secreción:

La cantidad secretada de PAH en un individuo que presenta una **VFG** de 180 L/día, una concentración plasmática de PAH 0,1g /L y un volumen minuto urinario (**V**) 1L/día, será:

1. Cálculo de la **CF** diaria de PAH:

$$CF_{PAH} = [PAH]_p \times VFG$$

VFG: velocidad de filtración glomerular.
CF_{PAH}: carga filtrada diaria de PAH.
$[PAH]_p$: concentración plasmática de PAH.

$$CF_{PAH} = 0,1\ g/L \times 180\ L/día$$

$$CF_{PAH} = 18 g/día$$

2. Cálculo de la **CE** diaria de PAH:

$$CE_{PAH} = [PAH]_o \times \dot{V}$$

$[PAH]_o$: concentración urinaria de PAH.
V: volumen minuto urinario.
CE: cantidad excretada diaria de PAH.

$$CE_{PAH} = 100\ g/L \times 1\ L/día$$

$$CE_{PAH} = 54\ g/día$$

3. Cálculo de la **CS** diaria de PAH:

$$CS_{PAH} = CE_{PAH} - CF_{PAH}$$

CF: carga filtrada de PAH.
CE: cantidad excretada diaria de PAH.
CS: cantidad secretada de PAH.

$$CS_{PAH} = 54 g/día - 18\ g/día$$

$$CS_{PAH} = 36\ g/día$$

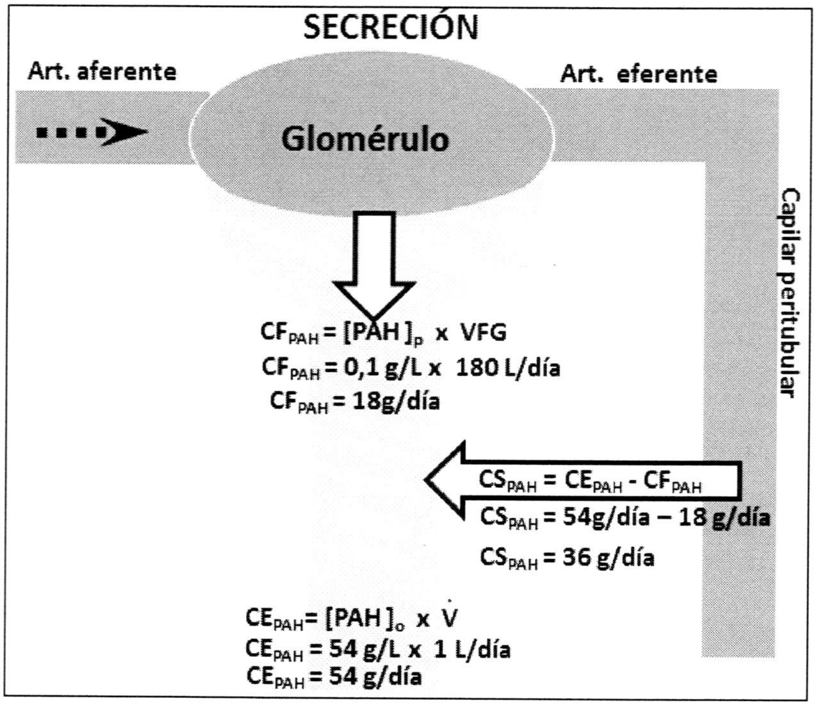

***Figura IV-5**. Se toma como ejemplo al PAH para el cálculo de la cantidad secretada de un soluto. **CS_{PAH}**: cantidad secretada (g/día), **CF_{PAH}**: carga filtrada (g/día), **CE_{PAH}**: cantidad excretada (g/día), **VFG**: velocidad de filtración glomerular L/día, **V**: volumen urinario (L/día).*

Cálculo de la reabsorción o secreción tubular a partir del clearence de inulina

El clearence de inulina (C_I), que representa, como fue analizado anteriormente, el valor de la **VFG**, puede ser utilizado para determinar el manejo renal de diversas sustancias. Obteniendo el cociente entre el clearence de una sustancia X (C_x) y el CI, (C_x/C_I), *figura IV- 4 y 5*.

-Cuando el valor del C_x es menor que el valor del CI, el cociente es menor a 1.
Esto significa que la sustancia se reabsorbe, como por ejemplo el Na^+.

-Cuando una sustancia se filtra, pero el valor de su C_x es igual a 0, el cociente también es 0.
Esto significa que la sustancia se reabsorbe totalmente, como por ejemplo la glucosa.

-Cuando el valor del C_x es mayor que el valor del C_I, el cociente es mayor de 1.
Esto significa que la sustancia se secreta, como por ejemplo el PAH.

-Cuando el valor del C_x es igual al valor del C_I, el cociente es igual a 1.
Esto significa que la sustancia no se secreta ni se reabsorbe.

6. CÁLCULO DE EXCRECIÓN FRACCIONAL (EF)

La excreción fraccional (**EF**) de una sustancia es un parámetros de utilidad clínica porque permiten conocer el manejo que el túbulo renal realiza sobre esas sustancia proveniente del filtrado glomerular (*tablaIV-1*).

EXCRECIÓN FRACCIONAL (EF)
Es una relación porcentual entre la CE y la CF de una sustancia x.

La ecuación para su cálculo es:

$$EF_x = \frac{CE_x}{CF_x} \times 100$$

CF_x: carga filtrada de una sustancia x.
EF_x: excreción fraccional de una sustancia x.
CE_x: cantidad excretada de una sustancia x.

EF	%
$EF_{inulina}$	100
EF_{Na+}	< 1
EF_{Cl-}	0.5
EF_{K+}	10- 120
EF_{HCO3^-}	0,01 – 0,05
EF_{urea}	40
$EF_{fosfato}$	15

***Tabla IV-1**. Excreción fraccional (**EF**) de electrolitos y sustancias.*

Ejemplo de cálculo de excreción fraccional:

La excreción fraccional de Na^+ en un individuo que presenta una **VFG** de 180 L/día, una concentración plasmática de Na^+ 140 mEq/L y un volumen minuto urinario (**V**) 1L/día, será:

$$EF_{Na+} = \frac{CE_{Na+}}{CF_{Na+}} \times 100$$

EF_{Na+}: excreción fraccional Na^+.
CE_{Na+}: cantidad excretada de Na^+.
CF_{Na+}: carga filtrada de Na^+.

$$EF_{Na+} = \frac{100 \text{ mEq/L/día} \times 1 \text{ L}}{140 \text{ mEq/L} \times 180 \text{ L/día}} \times 100$$

$$EF_{Na+} = \frac{100 \text{ mEq/día}}{25.200 \text{ mEq/día}} = 0,4\%$$

7. REABSORCIÓN FRACCIONAL (RF)

La reabsorción fraccional (**RF**) de una sustancia es un parámetros de utilidad clínica porque permiten conocer el manejo que el túbulo renal realiza sobre esta sustancias proveniente del filtrado glomerular.

REABSORCIÓN FRACCIONAL (RF)
Es una relación porcentual entre la CR y la CF de una sustancia x.

La ecuación para su cálculo es:

$$RF_x = \frac{CR_x}{CF_x} \times 100$$

CF_x: carga filtrada de una sustancia x.
RF_x: reabsorción fraccional de una sustancia x.
CR_x: cantidad reabsorbida de una sustancia x.

Los datos de **CF, CR, CE, EF** y **RF** de sustancias tales como HCO3- son de utilidad diagnóstica en los disturbio del estado ácido-base. Cada sustancia difiere en sus valores en la *tabla IV-2* se exponen los principales solutos manejados por el riñón.

	Carga filtrada $CF = [X]_p \times VFG$	Cantidad reabsorbida $CR = CF - CE$	Cantidad excretada $CE_x = [X]_o \times \dot{V}$	EF (%) $EF_x = \frac{CE_x}{CF_x} \times 100$	RF (%) $RF_x = \frac{CR_x}{CF_x} \times 100$
Glucosa (g/día)	180	180	0	0	100
HCO_3^- (mEq/día)	4.320	4.318	2	0,05	99,95
Na^+(mEq/día)	25.560	25.410	150	<1	99
Cl^-(mEq/día)	19.440	19.260	180	0,5	95
K^+(mEq/día)	756	664	92	10-120	Según secreción
Urea (g/día)	46,8	23,4	23,4	40	60
Creatinina (g/día)	1,8	0	1,8	100	0

***Tabla IV-2.**: Diferentes sustancias en las que se describe la carga filtrada, la cantidad reabsorción y excretada, excreción fraccional (**EF**) y reabsorción fraccional (**RF**).*

CARACTERÍSTICAS DE LA ORINA NORMAL

La formación de orina se produce como se ha mencionado en dos etapas: a) glomerular, donde se filtrado el plasma que llega al glomérulo y b) tubular, el fluido entregado por el glomérulo a los túbulos, se modifica mediante los procesos de reabsorción y secreción. Finalmente, la orina es la resultante de la suma algebraica de la conjunción de todos estos procesos, que pueden ser cuantificados en forma específicas como se analizó anteriormente. Una medida global de todos estos procesos, de uso habitual en la práctica médica es valorar los parámetros bioquímicos y citológicos de la orina. Teniendo en cuenta que la desviación de estos valores sugiere procesos patológicos *(cuadro IV-1)*.

ORINA NORMAL

EXAMEN FÍSICO		EXAMEN QUÍMICO		MICROSCOPÍA DEL SEDIMENTO	
Color	Amarillo	Glucosa	No contiene	Cel. epiteliales	No contiene
Aspecto	Transparente	Cetonas	No contiene	Leucocitos	10 por campo
Densidad	1010-1030	Proteínas	No contiene	Piocitos	No contiene
pH	5,5-7,5	Hemoglobina	No contiene	Hematíes	5 por campo
Espuma	No contiene	Bilirrubina	No contiene	Cristales	No contiene
		Urobilinógeno	0,5 mg/día	Mucus	No contiene
		Sangre	No contiene	Cilindros	No contiene
		Nitratos	No contiene	Gérmenes	No contiene

***Cuadro IV-1**. Valores normales del examen físico, químico y citológico de la orina.*

RESUMEN DE ECUACIONES

DENOMINACIÓN	ECUACIÓN	VALOR NORMAL
Clearence de una sustancia x (ml/min.)	$C_x = \frac{O_x \times \dot{V}}{P_x}$	**Depende la sustancia**
Filtración glomerular medida con el clearence de inulina (ml/min).	$VFG = \frac{O_I \times \dot{V}}{P_I}$	125
Clearence de creatinina (Cockcroft) **HOMBRES**	$C_{cr} = \frac{(140 - edad) \times P}{P_{cr} \times 72}$	
Clearence de creatinina (Cockcroft) **MUJERES**	$C_{cr} = C_{cr}$ hombres $\times 0.85$	
Clearence de creatinina corregido por superficie corporal (SC)	$C_{cr} - \frac{C_{cr} \times SC}{1.73\ m^2}$	
Carga Filtrada (mg/min. o mEq/min.)	$CF_x = [x]_p \times VFG$	**Depende del soluto**
Cantidad Excretada (mg/min.)	$CE_x = [X]_o \times \dot{V}$ $CE = CF - CR + CS$	**Depende del soluto**
Cantidad Secretada (mg/min. o mEq/min.)	$CS = CE - CF$	**Depende del soluto**
Cantidad Reabsorbida (mg/min. o mEq/min.)	$CR = CF - CE$	**Depende del soluto**
Cociente clearence de sustancia x con clearence de inulina	C_x/C_I	**Depende del soluto**
Excreción Fraccional (%)	$EF_x = \frac{CE_x}{CF_x} \times 100$	**Depende del soluto**
Reabsorción Fraccional (%)	$RF_x = \frac{CR_x}{CF_x} \times 100$	**Depende del soluto**
Flujo Plasmático Renal Efectivo (ml/min.)	$FPRE = C_{PAH}$	**600**

Índice de Extracción del PAH	$E_{PAH} = \frac{A_{PAH} - V_{PAH}}{A_{PAH}}$	**0,90**
Flujo Plasmático Renal Total (ml/min.)	$FPRT = \frac{C_{PAH}}{E_{PAH}}$	**670**
Flujo Sanguíneo Renal Efectivo (ml/min.)	$FSRE = \frac{FPRE}{1 - Hto}$	**1063**
Flujo Sanguíneo Renal Total (ml/min.)	$FSRT = \frac{FPRT}{1 - Hto}$	**1218**

Bibliografía Recomendada

-Alcázar Arroyo, R., & Albalate, M. (2010). Nuevas fórmulas para estimar el filtrado glomerular: Hacia una mayor precisión en el diagnóstico de la enfermedad renal crónica. *Nefrología (Madrid)*, *30*(2), 143-146.

-Brenner, B. M., Ortega Marcos, O., & Rodríguez Villarreal, I. (2005). *Brenner y Rector, el riñón: tratado de nefrología* (No. 616.61). Elsevier.

-Castaño Bilbao, I., Slon Roblero, M., & García-Fernández, N. (2009). Estudios de función renal: función glomerular y tubular. Análisis de la orina. *Nefrología*, *2*(1), 17-30.

-Loredo, J. P., Lavorato, C. A., Negri, A. L., Der, M., Lercari, J., & Casaliba, A. (2011). Comparación gráfica de ecuaciones de estimación del filtrado glomerular. *Revista de Nefrología, Diálisis y Trasplante*, *31*(1), 34-43.

-Rose, B. D., & Post, T. W. (2005). Introducción a los trastornos simples y mixtos del equilibrio ácido-base. *Trastornos de los electrólitos y del equilibrio ácido-base. Madrid: Marbán.*

Capítulo V

Julio Berreta
Graciela Bortolazzo

COMPARTIMIENTOS ORGÁNICOS ACUOSO VOLUMEN Y OSMOLARIDAD

Alteraciones en el volumen de los compartimientos intra y extracelular, generan graves disturbios del estado ácido-base. Tal es el caso de la alcalosis por contracción entre otros trastornos. Se deben conocer los mecanismos básicos involucrados en la regulación de estos volúmenes para una adecuada interpretación.

Para comprender la distribución de agua y solutos en el cuerpo humano, se debe analizar el volumen de líquido corporal total con sus solutos, el volumen de cada compartimiento y su osmolaridad. El agua corporal total (**ACT**), en un adulto joven representa un 60% de su peso corporal, dividiéndose en el compartimiento de líquido intracelular (**LIC**) que representa el 40% del peso corporal y el compartimiento de líquido extracelular (**LEC**) que representa el 20% del peso corporl. (*figura V-1*).

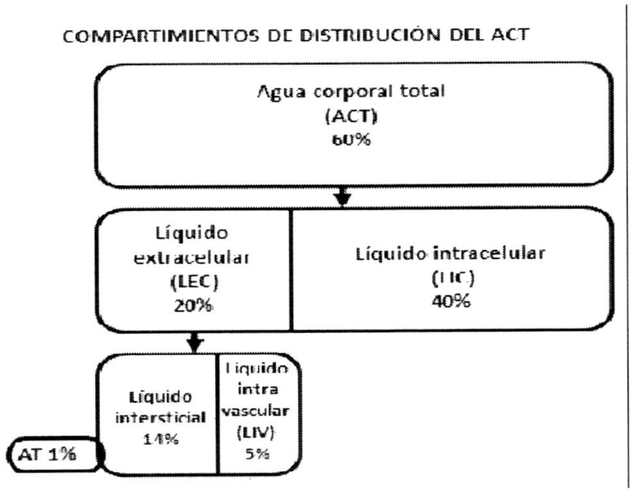

FiguraV-1: *Agua corporal total (**ACT**) 60%, Liquido extracelular (**LEC**) 20%, Liquido intracelular (**LIC**) 40%, Agua intersticial 14%, Liquido intravascular (**LIV**) 5% y **AT**: Agua transcelular 1%.*

COMPARTIMIENTOS ACUOSOS

Los compartimientos líquidos intra y extracelular mantienen su volumen en límites estrictos a pesar de amplias variaciones en la ingesta de agua y sodio. Cuando el volumen de **ACT** es normal, los volúmenes de ambos compartimientos (intra y extracelular) se regulan a través de la osmolaridad efectiva (tonicidad) del líquido extracelular (**LEC**).

VOLUMEN DEL LÍQUIDO INTRACELULAR (LIC)

Representa el 40% del peso corporal, depende del contenido de proteínas y compuestos orgánicos intracelulares que no atraviesan la membrana plasmática como también de la osmolaridad efectiva (tonicidad) del **LEC**.

VOLUMEN DE LÍQUIDO EXTRACELULAR (LEC)

Este compartimiento representa el 20% del **peso corporal** y se divide en tres compartimientos: líquido intersticial (**LI**) 14%, líquido intravascular (**LIV**) 5% y agua transcelular (**AT**) 1%.
Está condicionado por las cantidades absolutas de agua y solutos presentes en el compartimiento. De estos el más importante es el Na^+, por ser el de mayor concentración y aquel sobre el cual actúan los mecanismos reguladores que incrementan o disminuyen su excreción renal.

El **LI** forma parte del compartimiento extracelular y esta ubicado entre las células y el compartimiento vascular y representa el 14% del **LEC**. El **LIV** represente el 5% del **LEC** distribuido en diferentes porcentajes. Ocupa las cavidades cardiacas, arterias, arteriolas, capilares, venas y reservorios venosos *(gráficoV-1 y tabla V-1)*.

VOLUMEN DE LÍQUIDO INTRAVASCULAR (LIV)

Vasos	%
Corazón	7%
Vasos pulmonares	9%
Grandes arterias	9%
Arteriolas	2%
Capilares	5%
Pequeños vasos, vénulas y senos venosos	25%
Grandes venas y reserva venosa	39%

VEC = 32%

Tabla V- 1: *Distribución del líquido intravascular (**LIV**)(plasma) en el aparato circulatorio. **VEC**: Volumen efectivo circulante.*

VOLUMEN EFECTIVO CIRCULANTE (VEC)

El líquido intravascular contenido en las arteriolas, capilares, pequeños vasos y senos venosos es el responsable de una eficaz perfusión de los tejidos dado que está en intimo contacto con ellos. Representa el 32% del total del volumen de líquido intravascular (**LIV**). El 5% del **VEC** está contenido en los capilares y es el más importante por ser el que realiza el mayor intercambio con las células (*tabla V-1)*.

OSMOLARIDAD DE LOS COMPARTIMIENTO ORGÁNICOS

Osmolaridad es un termino utilizado para referirse a la concentración de partículas de solutos en una solución. De esta forma soluciones de diferente composición química pueden tener igual osmolaridad, dado que la osmolaridad está determinada por el número de partículas. Este es el caso del líquido intersticial e intracelular, que tiene diferente composición química pero igual osmolaridad.

La unidad de osmolaridad es el osmol por litro (Osm). Siendo definido como una sustancia no disociable (por ejemplo, la glucosa) que contiene 6,02 x 10^{23} partículas. Para los líquidos del organismo la unidad más adecuada es el miliosmol por litro (mOsm). La osmolaridad de los compartimientos intersticial e intracelular son prácticamente iguales. La osmolaridad del plasma es 1 a 2 mOsm más elevada, porque este compartimiento tiene mayor concentración de proteínas.

La osmolaridad del **LEC** puede determinarse en forma sencilla al analizar el líquido de este compartimiento mediante una extracción de sangre.

La determinación de la osmolaridad se realiza con un osmómetro, pero puede efectuarse un cálculo aproximado de dicha osmolaridad conociendo la concentración de Na^+, glucosa y urea en el compartimiento del **LEC**. La concentración de Na^+, a este fin, representa dos partículas osmóticamente activas, considerando que en solución la sal qué forma se disocia de su par aniónico.

- ✓ La Osmolaridad esta determinada por la concentración de partículas de solutos en una solución.
- ✓ La unidad de osmolaridad es el osmol por litro (Osm): sustancia no disociable que contiene 6,02 x 10^{23} partículas.
- ✓ Para los líquidos del organismo la unidad más adecuada es el miliosmol por litro (mOsm).

CALCULO DE LA OSMOLARIDAD DEL COMPARTIMIENTO EXTRACELULAR

$$Osm_e = ([Na^+]\ mEq/L \times 2) + [glucosa]\ mg/dl/18 + [urea]\ mg/dl\ /6$$

Osm$_e$: Osmolaridad extracelular.

La osmolaridad en los líquidos de los distintos compartimientos es cercana a los 283 mOm/L con DS de aproximadamente 2 mOm/L. La forma práctica de determinar la osmolaridad plasmática es multiplicando por 2 al valor determinado del Na^+ al cual se le suma 10. Puede ser calculada de esta forma la osmolaridad solo cuando los valores de glucosa y urea en plasma son normales.

FORMULA PRÁCTICA PARA EL CÁLCULO DE LA OSMOLARIDAD

$$Na^+_p \times 2 + 10$$

OSMOLARIDAD EFECTIVA O TONICIDAD DEL LEC

La presión osmótica de una solución depende únicamente de su osmolaridad. No obstante, el flujo osmótico que ocurre cuando la solución es separada por una membrana depende de dos variables: 1) la diferencia de osmolaridad entre los dos compartimientos y 2) las características de la membrana.

De esta forma se denomina **osmolaridad efectiva o tonicidad** a la concentración de los solutos que tiene capacidad de ejercer una fuerza osmótica a través de las membranas y por lo tanto iniciar el paso de agua hacia el interior o exterior de la célula según el gradiente osmótico.

Uno de los solutos, determinantes de la osmolaridad, la urea, atraviesa libremente por difusión la membrana plasmática, por ello un incremento en su concentración, resulta del mismo valor en los compartimientos intra y extracelular. De esta forma, si bien es una partícula osmóticamente activa no tiene posibilidad de efectuar un movimiento neto de agua de uno a otro compartimiento. Por esta razón no se considera su concentración plasmática en el cálculo de la osmolaridad efectiva (tonicidad) del líquido extracelular. Los otros dos componentes, glucosa y Na^+ no atraviesan libremente las membranas, por lo cual ejercen actividad osmótica posibilitando el movimiento neto de agua de uno a otro lado de la membrana. Por esta razón se los utilizan para calcular la osmolaridad efectiva (tonicidad) del líquido ubicado en el compartimiento extracelular.

La glucemia es de menor importancia como determinante de la tonicidad porque mantiene su valor plasmático en condiciones normales con escasa variación. Debido a que esta estrictamente regulada por diversas hormonas, la insulina (hormona hipoglucemiante) y el glucagón, cortisol y catecolaminas (hormonas hiperglucemiantes).

De esta forma el Na^+ es el principal determinante de la osmolaridad efectiva (tonicidad) del **LEC** teniendo en cuenta que está sometido a oscilaciones diarias según la ingesta, si bien se encuentra sujeto a estrictos mecanismos fisiológicos de regulación.

OSMOLARIDAD EFECTIVA O TONICIDAD

Concentración de solutos que tiene capacidad de ejercer una fuerza osmótica a través de las membranas y por lo tanto iniciar el paso de agua hacia el interior o exterior de la célula según el gradiente osmótico.

CALCULO DE LA TONICIDAD DEL LEC

Tonicidad = ([Na^+] mEq/L x 2) + [glucosa] mg/dl/18

En una persona con volumen normal de **ACT**, un aumento de la tonicidad del **LEC** condiciona un descenso del volumen del compartimiento intracelular dado que el agua se moviliza hacia el compartimiento con mayor osmolaridad efectiva (tonicidad). Por el contrario, un descenso en la osmolaridad efectiva (tonicidad) del **LEC** condiciona un aumento del volumen en el compartimiento intracelular. Se ejemplifica a continuación tres situaciones en las que manteniéndose normal el volumen de **ACT** y modificando la osmolaridad efectiva (tonicidad) del **LEC**, se evidencia como se modifica o no el volumen de la célula (*figura V-2)*.

Ejemplo1

En un individuo con una concentración de Na^+ en el **LEC** de 140 mEq/L y glucemia de 90 mg/dl, la tonicidad del **LEC** es:

Osmolaridad efectiva (tonicidad) = (140 x 2) + (90/18) = 285mOsm/L

Si el volumen del **ACT** es normal será también normal el volumen del **LEC** y el volumen celular.

Ejemplo 2

En un individuo con una concentración de Na^+ en el **LEC** de 120 mEq/L y glucemia de 90 mg/dl, la tonicidad del **LEC** es:

Osmolaridad efectiva(tonicidad) = (120 x 2) + (90/18) = 240 mOsm/L

Si el volumen del **ACT** es normal, disminuirá el volumen del **LEC** y aumentará el volumen celular.

Ejemplo 3

En un individuo con una concentración de Na^+ en el **LEC** de 160 mEq/L y glucemia de 90 mg/dl, la tonicidad del **LEC** es:

Osmolaridad efectiva (tonicidad) = (160 x 2) + (90/18) = 320 mOsm/L

Si el volumen del **ACT** es normal, aumentará el volumen del **LEC** y disminuirá el volumen celular.

El principal objetivo que cumple la regulación de la osmolaridad del líquido extracelular para el normal funcionamiento del organismo es preservar el volumen celular. Variaciones en este volumen comprometen seriamente las funciones orgánicas.

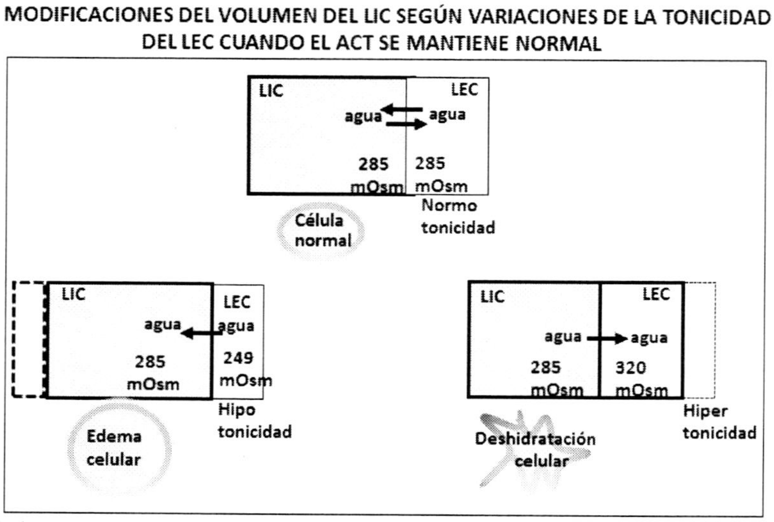

***Figura V-2**: **LIC**: líquido intracelular, **LEC**: líquido extracelular. La tonicidad normal determina volumen del **LIC** normal, la disminución de la tonicidad del **LEC** produce aumento del volumen celular y viceversa.*

INTEGRACIÓN DEL BALANCE DE AGUA Y SAL EN LA REGULACIÓN DEL VOLUMEN Y OSMOLARIDAD DE LOS COMPARTIMIENTOS

Sistemas y órganos que tiene a su cargo la regulación de la osmolaridad y el volumen de los compartimiento

A pesar de las modificaciones en la ingesta y pérdidas de agua y Na^+ el volumen de los compartimientos extracelular e intracelular en condiciones fisiológicas se mantiene sin variación en límites estrictos.

El Na^+ es el principal responsable de la osmolaridad total, de la osmolaridad efectiva y del volumen del compartimiento extracelular.

Variaciones en la concentración plasmática de Na^+ y/o en el volumen de la capacitancia vascular, por razones fisiológicas o patológicas dan origen a modificaciones en la excreción de Na^+ y agua que tienden a mantener celosamente el volumen y la osmolaridad de los compartimientos.

En el compartimiento intracelular estos parámetros (volumen y osmolaridad) está condicionado por la osmolaridad efectiva (tonicidad) del compartimiento extracelular.

El objetivo de esta regulación es principalmente:

- ✓ Preservar la integridad y rendimiento cardiocirculatorio.
- ✓ Mantener la presión arterial media (**PAM**) en niveles normales.
- ✓ Mantener el volumen intracelular estable.

En la regulación de la osmolaridad y volumen del compartimiento extracelular intervienen:

1. Sensores que detectan cambios en estos parámetros y envían aferencias neuro humorales
2. Efector que ejecutan la acción final *(figura V- 3)*.

Entre los órganos y sistemas que integran estos mecanismos reguladores se destaca el sistema nervioso, aparato cardiovascular, riñón, glándulas endocrinas, hígado y microcirculación.

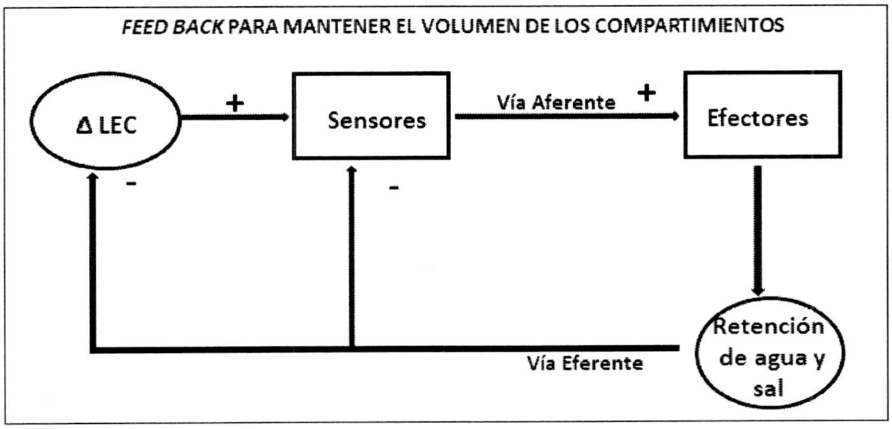

Figura V-3: *Mecanismo de inter relación entre las variaciones del* ***LEC****, los sensores y los efectores para mantener su volumen.* ***LEC****: líquido extracelular.*

1. SENSORES

Las modificaciones producidas a nivel de los compartimientos son registradas por un sistema especifico de sensores o receptores. Los sensores actúan generando la respuesta de los órganos efectores, que adecuan la excreción de agua y sal para restaurar la homeostasis de los compartimientos. Estos pueden ser sensores de presión, osmolaridad y volumen:

Sensores de presión: se ubican en aurícula, ventrículos, vasculatura pulmonar, cayado aórtico, sistema nervioso central, aparato yuxtaglomerular e hígado.

Sensores de osmolaridad: se encuentran en el hipotálamo.

Sensores de volumen: localizados en el sistema nervioso central, grandes vasos y cavidades cardiacas.

1. RECEPTORES DE INFORMACIÓN Y EFECTORES DE LA ADAPTACIÓN FINAL

Aparato cardiovascular

La disminución del volumen del **LIV** o de la presión arterial genera aumento del tono simpático que repercute en el sistema cardiovascular produciendo aumento de la resistencia periférica e incremento de las propiedades del miocardio. De esta forma logra una elevación del volumen minuto cardiaco (**VMC**) y la presión arterial media (**PAM**) o presión efectiva del flujo que perfunde a los órganos que median la regulación del volumen y osmolaridad de los compartimientos. El aumento del volumen de **LIV** genera mecanismos de respuesta compensadores opuestos a los anteriores.

Sistema nervioso

En respuesta al descenso del volumen en el compartimiento vascular (**LIV**) produce aumento del tono simpático y activación humoral adrenérgica. Ejerce el efecto opuesto cuando aumenta el volumen **LIV**. El sistema nervioso además media la respuesta conductual. Respecto a esta última (sed) regula la incorporación de agua a través del tubo digestivo. En el cuadro *V-2* se enumeran los factores que modifican la misma.

CONTROL DE LA SED

AUMENTO DE LA SED	DISMINUCIÓN DE LA SED
↑ Osmolaridad	**↓ Osmolaridad**
↓ Volumen sanguíneo	**↑ Volumen sanguíneo**
↓ Presión sanguínea	**↑ Presión sanguínea**
↑ Angiotensina II	**↓ Angiotensina II**
Sequedad de la mucosa bucal	**Distensión gástrica**

Cuadro V- 2: *Factores que aumentan y disminuyen la sed.*

Riñón

De respuesta más lenta pero sostenida, tiende a la normalización final del Na^+ y agua. La acción del riñón se centra en modificaciones del flujo plasmático renal (**FPR**), del filtrado glomerular (**VFG**) y de los transportes tubulares. Los principales mecanismos que interviene a nivel renal para mantener la homeostasis de Na^+ y agua son:

- Autorregulación renal

El mecanismo de autorregulación mantiene estable el **FPR** y el **VFG**, dentro de un amplio rango de variación de la **PAM**. Contribuyendo mediante estos efectos a mantener la constancia en la concentración de Na^+.

-Balance glomérulo tubular

Permite modificar la reabsorción tubular de Na^+ ante las variaciones de la carga filtrada de Na^+ (**CF_{Na+}**).

Este último proceso es independiente de toda regulación nerviosa y humoral, y tiende a evitar que grandes modificaciones en la carga filtrada de agua y Na^+ supere la capacidad reabsortiva del nefrón distal.

-Balance túbulo-tubular.

Ante la llegada de mayor cantidad de Na^+ y agua el sector tubular contiguo condiciona un aumento en la reabsorción de ellos en este segmento tubular. Produciendo el efecto contrario la disminución de la llegada de Na^+.

-Factores físicos peritubulares

Otros elementos que intervienen son los factores peritubulares que condicionan la presión neta de reabsorción (**PNR**). Las modificaciones secundarias a cambios en la presión hidrostática de los capilares peritubulares (**PH_{CP}**) se desarrollan en el *capítulo III.* Se señala que todo incremento en la **PH_{CP}** reduce la **PNR**, aumentando la cantidad excretada de agua y solutos. Se produce el efecto opuesto cuando disminuye **PH_{CP}** (*capítulo III, figura III-4*).

- Factores Antinatriuréticos

El **sistema simpático** actúa a través de efectos hemodinámicos y por aumento de la liberación de renina, logrando aumentar la reabsorción de agua y Na^+.

La **aldosterona**, integrante del sistema renina angiotensina, es una hormona que actúa reabsorbiendo Na^+ y favoreciendo la reabsorción de agua. También secreta K^+ y H^+. La secreción de H^+ por la aldosterona da cuenta en parte de la llamada alcalosis por contracción del compartimiento extracelular. También la **AII** en forma directa y por efectos hemodinámicos interviene disminuyendo la excreción de Na^+ y agua.

La **HAD** actúa principalmente reteniendo agua en la nefrona distal, si bien también actúa sobre la reabsorción de Na^+ y de urea.

- Factores Natriuréticos

Son sustancias vasodilatadoras, se destacan el **PNA** mediante mecanismos hemodinámicos y tubulares directos aumenta la excreción de Na^+ y agua. También el **ON** y la prostaglandina E_2 son importantes natriuréticos.

- Regulación de la excreción de agua

El aumento de la osmolaridad plasmática mayor al 1% y la disminución de la volemia o presión arterial por encima del 5 al 10% del valor normal produce el aumento de la liberación **HAD**. Actúa permeabilizando el túbulo colector para aumentar la reabsorción de agua libre de electrolitos. La orina así producida presenta un volumen urinario reducido y alta osmolaridad, con parámetros de TC_{H2O}. Esto produce el aumento del agua plasmática tendiente a normalizar la osmolaridad del plasma (*figura V- 4*).

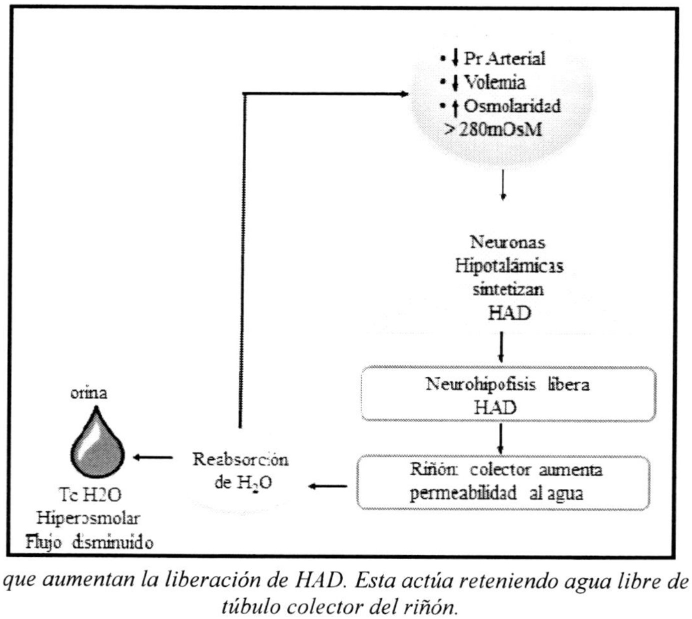

***Figura V- 4**: Estímulos que aumentan la liberación de HAD. Esta actúa reteniendo agua libre de electrolitos a nivel del túbulo colector del riñón.*

La disminución de la osmolaridad mayor al 1% y aumento de la volemia o de la presión arterial que supere entre el 5 y 10% el valor normal genera el efecto opuesto. Excretando una orina con un volumen urinario aumentado, baja osmolaridad y con parámetros de C_{H2OL} Esto produce la disminución del agua plasmática tendiente a normalizar la osmolaridad plasmática.

RESPUESTA RENAL INTEGRAL ANTE VARIACIONES DEL VOLUMEN PLASMÁTICO

Frente a un aumento o disminución del volumen plasmático la respuesta renal esperada es la modificación en la excreción de Na^+ y agua.

AUMENTO DEL VOLUMEN PLASMÁTICO

Para dar respuesta a esta situación la secuencia de eventos que se producen es *(figura V-5)*:

-Aumento de los niveles del **PAN** que ocasiona, aumento de la presión hidrostática del glomérulo (**PHG**,), de la **VFG**, de la carga filtrada (**CF_{Na+}**), del **FSR** y disminución de la carga reabsorbida de Na^+ (**CR_{Na+}**).

-Disminución de los niveles de **HAD**, produciendo orinas con parámetros de dilución urinaria, clearence de agua libre (C_{H2OL}) por la falta de reabsorción de agua en el túbulo colector.

-Disminución de la actividad simpática, que produce vasodilatación arteriolar, incremento del **FSR**, de la **VFG** y disminución de la secreción de renina.

-Disminución de la actividad del sistema renina-angiotensina-aldosterona.

-Aumento de sustancias vasodilatadoras, óxido nítrico (**ON**), prostaglandinas, dopamina, que produce aumento de la **VFG** y del **FSR**.

Todos estos efectos logran aumentar la excreción de agua y Na^+ para restablecer el volumen de LEC.

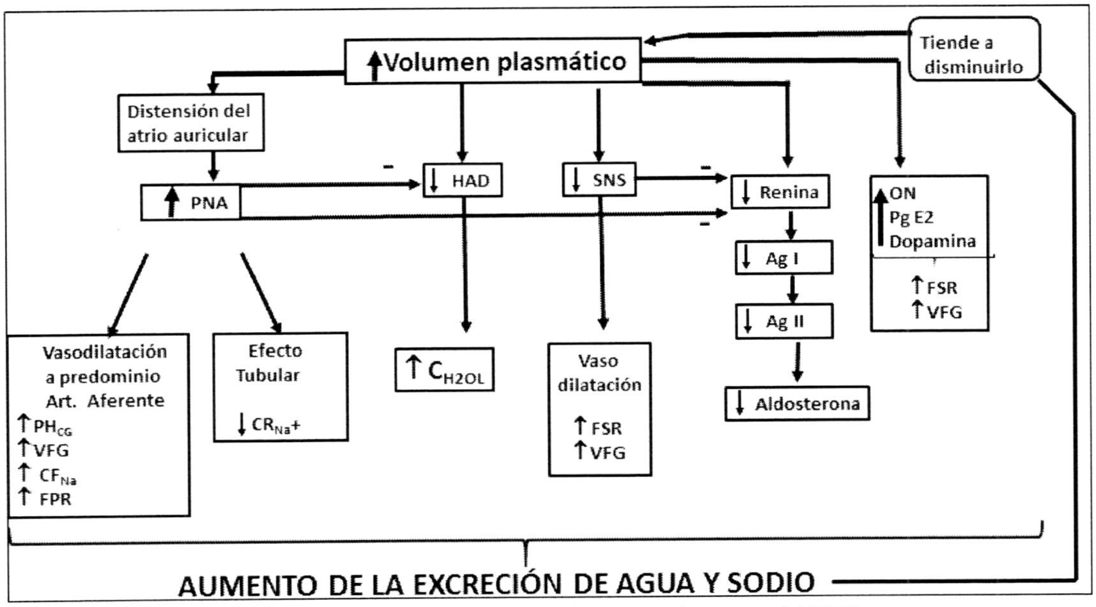

***Figura V- 5**: Mecanismos homeostático ante el aumento del **VLE**.*

***VLE:** Volumen e líquido extracelular, **SNS**: sistema nervioso simpático, **FSR**: Flujo sanguíneo renal, **FPR**: Flujo plasmático renal, **VFG**: Velocidad de filtración glomerular, **CF_{Na+}**: Carga filtrada de sodio, **CR_{Na+}**: Carga reabsorbida de sodio, **PHcg**: Presión hidrostática del capilar glomerular, **C_{H2OL}**: Clearence de agua libre, **Ag**: Angiotensina, **ON**: Óxido nítrico, **PAN**: Péptido atrial natriurético, **PgE_2**: Prostaglandina E_2.*

DISMINUCIÓN DEL VOLUMEN PLASMÁTICO

Ante esta situación la secuencia de eventos que se producen son *(figura V- 6)*:

-Disminución del nivel de **PAN**, que ocasiona aumento de la **CR_{Na+}**.

-Aumento del nivel de **HAD**, que produce orinas con parámetros de concentración urinaria, Tc agua (**T_{CH2O}**), por la reabsorción de agua libre de electrolitos a nivel del túbulo colector.

-Aumento de la actividad simpática, que produce vasoconstricción arteriolar, disminución de la **VFG**, del **FSR** y aumento de la secreción de renina.

-Aumento de la actividad del sistema renina-angiotensina-aldosterona.

-Aumento de sustancias vasoconstrictoras, serotonina, adrenalina, noradrenalina, leucotrienos, tromboxano A_2 que disminuyen el **FSR** y la **VFG**.

Todos estos efectos logran disminuir la excreción de agua y Na^+, tendiente a normalizar el LEC.

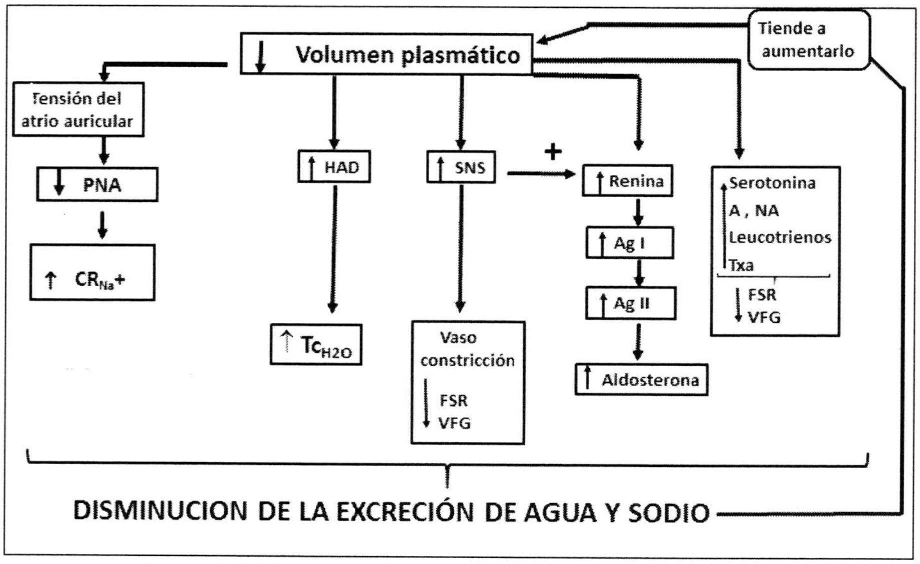

***Figura V- 6**: Mecanismos homeostático ante la disminución del **VLE**.*
***VLE:** Volumen e líquido extracelular, **SNS**: sistema nervioso simpático, **FSR**: Flujo sanguíneo renal, **VFG**: Velocidad de filtración glomerular, CF_{Na+}: Carga filtrada de sodio, CR_{Na+}: Carga reabsorbida de sodio, Cc_{H2O}: Tc de agua, **Ag**: Angiotensina, **PAN**: Péptido atrial natriurético, **A:** adrenalina, **NA:** Noradrenalina, **TxA:** Tromboxano A.*

Integración cardiovascular, renal y conductual

Ante variaciones del volumen y/o osmolaridad plasmática se requiere para una corrección fisiológica las respuestas integradas principalmente del aparato cardiovascular, renal y conductual *(figura V- 7)*.

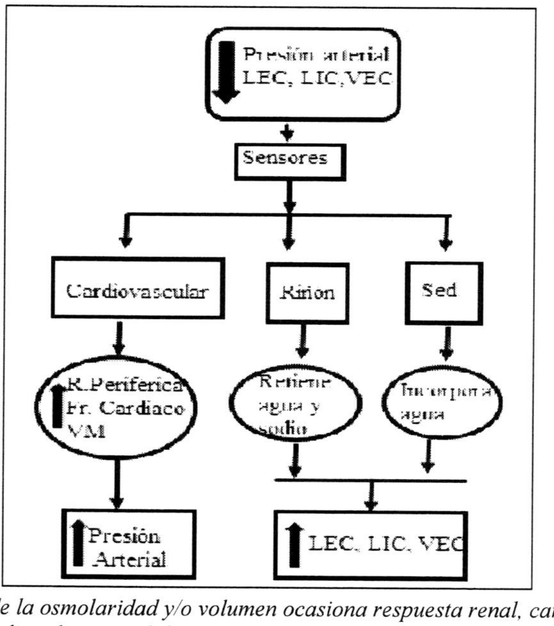

***Figura V- 7**. Variaciones de la osmolaridad y/o volumen ocasiona respuesta renal, cardiovascular y conductual*
***LEC**: liquido extracelular, **LIC**: liquido intracelular, **VEC**: volumen efectivo circulante, **VM**: volumen minuto cardiaco.*

RESUMEN DE ECUACIONES

DENOMINACIÓN	ECUACIÓN	VALOR NORMAL
Osmolaridad LEC mOsm/L	$([Na^{+}]\ mEq/L \times 2) + [glucosa]\ mg/dL/18 + [urea]\ mg/dL\ /6$	283
Tonicidad del LEC mosm/L	$([Na^{+}]\ mEq/L \times 2) + [glucosa]\ mg/dL/18$	275
C_{osm} (ml/min.)	$C_{osm} = \frac{Osm_o \times \dot{V}}{Osm_p}$	2 ml/min.

TC_{H2O} (ml)	$Tc_{H2O} = C_{osm} - \dot{V}$	**Según estado de hidratación**
C_{H2O} (ml)	$C_{H2O} = \dot{V} - C_{osm}$	**Según estado de hidratación**

Bibliografía recomendada

-Godoy, D. A., Álvarez, E., Campi, V., Soler, C., Masotti, L., & Di Napoli, M. (2013). Enfoque práctico para el diagnóstico y tratamiento de los estados poliúricos en pacientes con injuria cerebral aguda. *Revista médica de Chile*, *141*(5), 616-625.

-Guzmán, F., Carrizosa, E., Vergara, A., & Jiménez, C. (2004). Líquidos y electrolitos en Cirugía. *Fisiopatología celular y bioquímica. Editorial Médica Panamericana.*

-Halperin, ML, Goldstein, MB, y Stark, J. (1994). Fisiología de fluidos, electrolitos y ácido-base: un enfoque basado en problemas. *Cuidados de Cuidados Críticos Trimestral*, *17* (3), 88-89

-Kee, J. L., Paulanka, B. J., & Polek, C. (2008). *Fluids and electrolytes with clinical applications*. Cengage Learning.

-Reilly, R. F., & Perazella, M. A. (2007). *Acid-base, fluids, and electrolytes*. McGraw-Hill Professional.

-Roumelioti, M.E., Glew, R.H., Khitan, Z.J., Rondon-Berrios, H., Argyropoulos, C.P., Malhotra, D.,Tzamaloukas, A.H. (2018). Conceptos de balance de fluidos en medicina: principios y práctica. *Revista mundial de nefrología*, *7* (1), 1–28. doi: 10.5527/ wjn.v7.i1.1.

Capítulo VI

Laura Linares
Graciela Bortolazzo
Julio Berreta

CONCEPTOS QUÍMICOS DE ÁCIDO, BASE Y AMORTIGUADORES

La quím.ca de las reacciones ácido base tienen que ver con la interacción entre las moléculas en el que está implicado el intercambio de iones de hidrógenos (H^+). La complejidad de los mecanismos químicos que actúan en el equilibrio ácido-base hace necesario aclarar algunos conceptos sobre las reacciones química que intervienen en estos procesos desde una óptica de aplicación en la clínica médica.

ÁCIDOS Y BASE

Definición de ácido y base

A lo largo de los años se fueron proponiendo diferentes definiciones de ácidos y bases. Es así como en 1923 **Brönsted** y Lowry propuso definir ácido como especie molecular capaz de ceder H^+ y base como especie molecular capaz de captar H^+ (*figura VI-1*).

ÁCIDO
Especie molecular capaz de ceder iones hidrógenos

BASE
Especie molecular capaz de aceptar iones hidrógenos

Ácido — Base

$$HA \rightleftharpoons A^- + H^+$$

Figura VI-1: *El ácido sede protones y la base capta protones.*

Con estas definiciones Brönsted y Lowry introdujo el concepto de **par conjugado ácido-base.** Para que un ácido pueda ceder un H^+ y transformarse en una base conjugada tiene que existir una base que los acepte y que se convierta en el ácido conjugado de ese sistema ácido-base. De esta manera todo ácido está en equilibrio con su base conjugada y viceversa toda base lo está con su ácido conjugado *(cuadro VI-1).*

Pares conjugados ácido-base

Ácido carbónico	H_2CO_3	$\rightleftharpoons$	HCO_3^-	$+ H^+$
Ácido clorhídrico	HCl	$\rightleftharpoons$	Cl^-	$+ H^+$
Amonio	NH_4^+	$\rightleftharpoons$	NH_3	$+ H^+$
Ácido láctico	$CH_3COOH^- + H^+$	$\rightleftharpoons$	CH3COO$^-$	$+ H^+$
	Ácido	$\rightleftharpoons$	**Base conjugada**	**+ H^+**

Cuadro VI-1. *Pares conjugados ácido-base (cloro, bicarbonato, amoníaco, láctico).*

MEDICIÓN DE LA CONCENTRACIÓN DE PROTONES

Concepto y definición de pH

En 1909 Sörensen creó una forma sencilla para medir la concentración H^+ de una solución, desarrollo el concepto de pH. Desde entonces se ha utilizado para describir las alteraciones ácido-base en la clínica médica.

$$pH = \log \frac{1}{[H^+]} = -\log [H^+]$$

pH

Es el logaritmo de la inversa de la concentración H^+.

En base a la concentración de H^+ o pH se puede clasificar una solución en neutra, alcalina o ácida.
-Una solución es neutra cuando la concentración de H^+ es igual a la del agua, 10^{-7} moles / litro, esto implica que el pH de esta solución es igual a 7
-Una solución es alcalina cuando la concentración de H^+ es menor a 10^{-7} moles / litro, esto implica que el pH es mayor de 7.
-Una solución es ácida cuando la concentración de H^+ es mayor a 10^{-7} moles / litro, esto implica que el pH es menor de 7 *(figura VI-2)*.

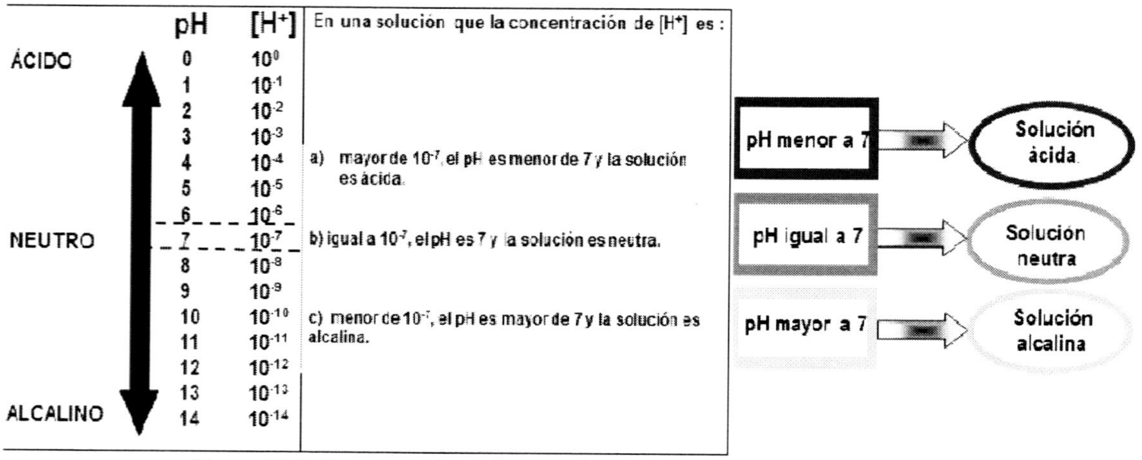

Figura VI-2. *Concentración de H^+ y pH de soluciones ácidas, neutras y básicas.*

Por ejemplo, en la ecuación de pH:

$$pH = \log \frac{1}{[H^+]} = -\log [H^+]$$

Si se reemplaza el valor de la concentración de H^+ por el correspondiente al valor normal en sangre arterial de concentración de H^+ igual a 40 nEq/L o lo que es igual 0,00000004 Eq/L, se puede determinar que el pH es igual a 7,4.

$$pH = -\log [0{,}00000004]$$
$$pH = 7{,}4$$

Se debe tener en cuenta que el pH no presenta una relación lineal con la concentración H^+, sino que es igual el logaritmo negativo de la concentración de H^+ *(figura VI-3)*.

Relación entre $[H^+]$ a pH

$[H^+]$ nEq/L	pH
20	7,699
30	7,52
36	7,444
40	7,398
44	7,357
50	7,301
60	7,222
70	7,155
80	7,097
100	7,00

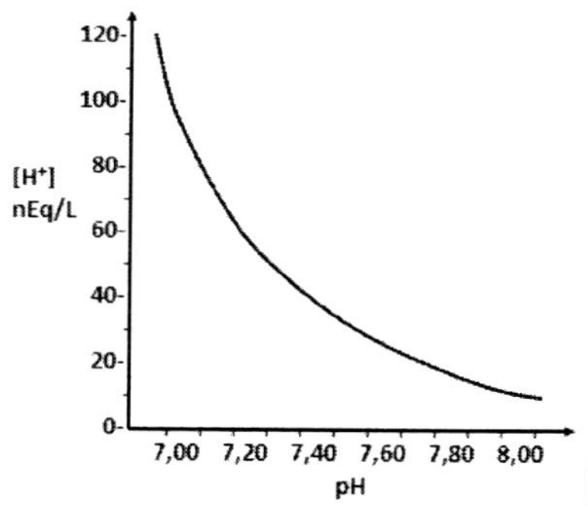

Figura VI-3. *Se grafica la relación entre los valores de la concentración de H^+ en nEq/L y el pH. La concentración de H^+ no presentan una relación linear con el pH, sino que es el logaritmo negativo de éste.*

LEY DE ACCIÓN DE LAS MASAS: EQUILIBRIO DE LA REACCIÓN

La mayoría de las sustancias ácido-básicas en los sistemas biológicos se comportan con el perfil de la cinética de las reacciones reversibles. Por ejemplo, un ácido tiene la posibilidad de disociarse y recombinarse:

$$[HA] \underset{V_2}{\overset{V_1}{\rightleftharpoons}} [A^-] + [H^+]$$

La velocidad de disociación del ácido (V_1) será igual a:

$$V_1 = k_1 \times [HA]$$

La velocidad de formación del ácido (V_2) será igual a:

$$V_2 = k_2 \times [H^+] \times [A^-]$$

Cuando la velocidad de disociación del ácido (V_1) es igual a la velocidad de formación de dicho ácido (V_2):

$$V_1 = V_2$$

En esta circunstancia la reacción se encuentra en un equilibrio químico. Se puede establecer que:

$$k_1 \times [HA] = k_2 \times [H^+] \times [A^-]$$

El análisis de la cinética de esta reacción enuncia la ecuación de la Ley de Acción de las Masas, que determina que la velocidad de una reacción es proporcional al producto de la velocidad de sus reactantes. Cuando las velocidades de las reacciones se igualan se llega al equilibrio de la reacción, pudiéndose determinar la constante de disociación (**K**) para el ácido. *ecuación 1.*

$$K = \frac{[H^+] \times [A^-]}{[HA]}$$

K: constante de disociación para el ácido
Ecuación 1

Constante de disociación de un ácido (K)
Es una medida que expresa la facilidad con que los H^+ son liberados de sus sitios en cada par ácido-base.

Si bien la constante de disociación **K** expresa la facilidad con que los H^+ son liberados por cada ácido del par conjugado, se debe tener en cuenta que el punto en que se establece el equilibrio de la reacción varia en los diferentes pares conjugados ácido-base. Esta variación se puede apreciar cambiando la disposición de la ecuación para determinar el contenido de H^+ en la solución. Esta ecuación fue desarrollada por Henderson en 1907 y se denomina habitualmente **ecuación de Henderson directa**. Indica que la concentración de H^+ está determinada por la constante de disociación **K** del ácido multiplicada por la relación entre la concentración del ácido no disociado (**HA**) y la concentración del ácido disociado (**A^-**), *ecuación 2.*

$$[H^+] = K \frac{[HA]}{[A^-]}$$

Ecuación 2

Como se ha mencionado anteriormente, se expresa habitualmente en la práctica médica la concentración de H^+ en unidades de pH en lugar de en concentraciones reales.

$$pH = -\log H^+$$

Este concepto se aplicó en forma conjunta a la constante de disociación **K** del par conjugado ácido-base. Siendo:

$$pK = -\log K$$

Finalmente, **Hasselbach** a la ecuación propuesta por Henderson para el cálculo de la concentración de H^+, le aplica el concepto de logaritmo de la inversa tanto para la concentración de H^+, como para la constante de disociación **K** (concepto que se mención recientemente), *ecuación 3.*

$$-\log H^+ = -\log K - \log \frac{[HA]}{[A^-]}$$ *Ecuación 3*

De esta forma:

$$pH = pK - \log \frac{[HA]}{[A^-]}$$ *Ecuación 4*

En lugar de trabajar con un logaritmo negativo, se puede utilizar la ley de los logaritmos para cambiar el signo del logaritmo e invertir el numerador y el denominador del último término de la ecuación, se obtiene de esta forma la ecuación de **Henderson-Hasselbach**, *ecuación 5.*

$$pH = pK + \log \frac{[A^-]}{[HA]} \Longrightarrow pH = pK + \log \frac{base}{ácido}$$

Ecuación 5

Ecuación de Henderson-Hasselbach

Esta ecuación permite enunciar que en una solución, el pH depende de la constante de disociación (K) y de la relación existente entre moléculas disociadas y no disociadas.

ÁCIDOS

Habitualmente se clasificar a los ácidos de acuerdo a su pK, en ácidos **fuertes** y ácidos **débiles**. También según las posibles vías del organismo se los identifica como ácidos **fijos** los que deben ser eliminados por el riñón y en **volátiles** ,aquellos que los elimina el pulmón.

1.ÁCIDOS FUERTES Y DÉBILES

Los ácidos pueden ser clasificados según su constante disociación en: a) **fuertes** y b) **débiles** *(figura VI-4)*.

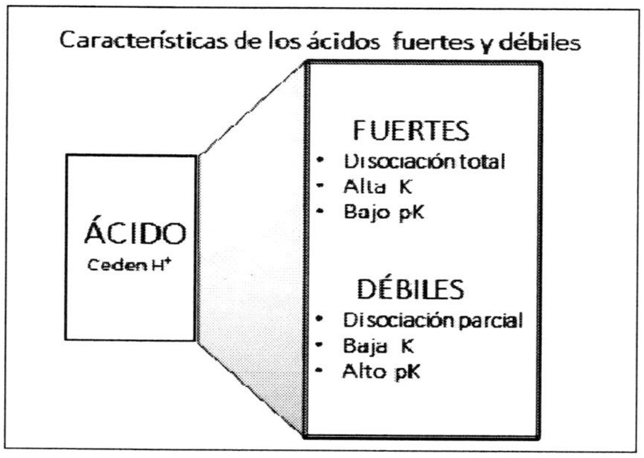

Figura VI-4. *Características de los ácidos fuertes y débiles.*
K*: constante de disociación,* ***pK****: -log K.*

Ácidos fuertes

Estas especies moleculares presentan un alta constante de disociación (**K**) y un bajo **pK**, cuando se disuelven en agua se encuentra totalmente disociados. Se puede mencionar como ejemplos de ácidos fuertes al clorhídrico y sulfúrico entre otros.

$$HCl \rightleftharpoons Cl^- + H^+$$

$$H_2SO_4 \rightleftharpoons SO_4^{2-} + 2\,H^+$$

Ácidos débiles

Estas especies moleculares presentan una baja constante de disociación (**K**) y un alto **pK**, cuando se disuelven en agua se encuentra muy poco disociados. Se puede mencionar como ejemplos de ácidos débiles al acético y el carbónico.

$$HCH_3COO \rightleftarrows CH_3COO^- + H^+$$

$$H_2CO_3 \rightleftarrows HCO_3^- + H^+$$

2. ÁCIDO VOLÁTIL Y ÁCIDOS FIJOS

Los ácidos como se vio pueden ser clasificar desde el punto de vista de su reacción química de disociación en débiles y fuertes. Otra clasificación de utilidad para el análisis de los procesos fisiológicos es la de ácidos volátiles y fijos *(figura VI-5).*

Ácido volátil

El metabolismo de los hidratos de carbono y los lípidos genera 15.000 mEq/L diarios de CO_2. La hidratación del CO_2 produce el ácido carbónico. (H_2CO_3). Este ácido es eliminado por el pulmón como CO_2, por eso se lo denomina volátil.

Ácidos fijos

Son todos los ácidos no carbónicos (sulfúrico, fosfórico, pirúvico, láctico, acetoacético, betahidroxibutirico, entre otros) que derivan de la oxidación de aminoácidos sulfurados, de la oxidación incompleta de precursores dietéticos, oxidación de cationes orgánicos y de la hidrolisis de fosfoproteínas y fosfolípidos. Se produce diariamente entre 50 y 100 mEq y son eliminados por el riñón como acidez titulable (**AT**) y secreción de ion amonio (**NH^+_4**).

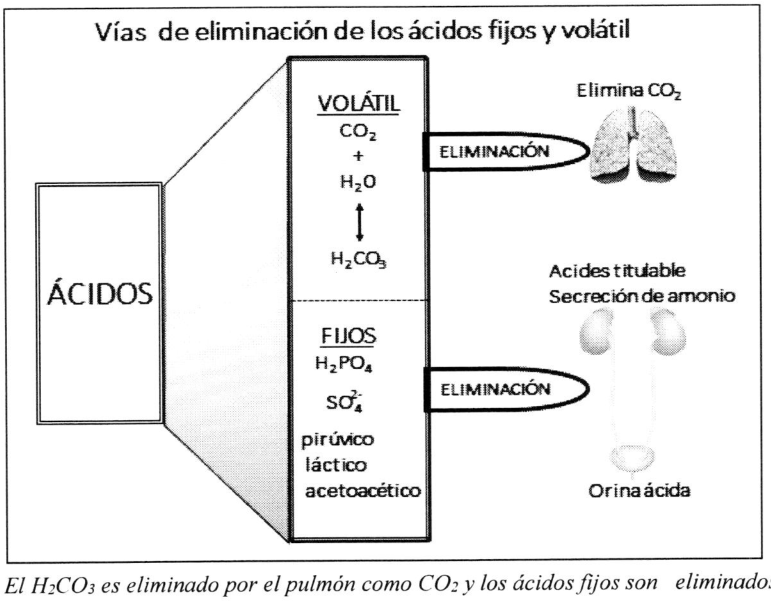

Figura VI- 5*. El H_2CO_3 es eliminado por el pulmón como CO_2 y los ácidos fijos son eliminados por el riñón.*

BASES FUERTES Y DÉBILES

Las bases pueden ser clasificados según su constante disociación en: a) **fuertes** y b) **débiles.**

Las bases fuertes tienen un alta constante de disociación y en solución acuosa están totalmente disociadas, como ejemplo de base fuerte se puede mencionar al hidróxido de sodio, hidróxido de potasio, ion bicarbonato entre otros. Las bases débiles tienen una baja constante de disociación y en soluciones acuosas están parcialmente disociadas, como ejemplo de base débil se puede mencionar al hidróxido de amonio.

SISTEMAS AMORTIGUADORES

Los sistemas amortiguadores están compuestos por pares conjugados ácido-base disueltos en una solución. En el hombre estos sistemas están compuestos por ácidos débiles y su base conjugada (*figura VI-6*).

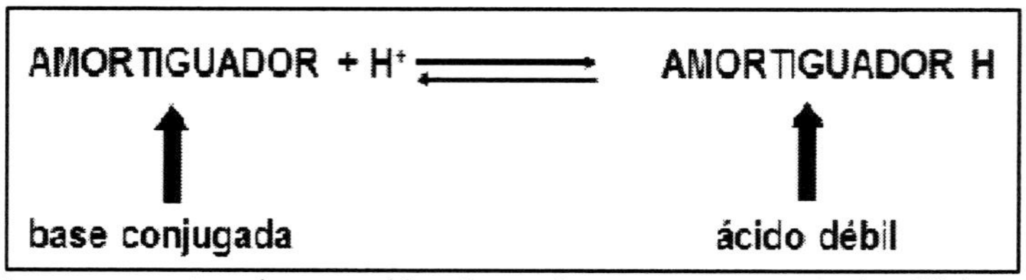

Figura VI-6: *Los sistemas amortiguadores en el hombre están compuestos por ácidos débiles y su base conjugada.*

Mecanismo de acción de un sistema amortiguador

La reacción ácido-base se produce cuando en la solución donde se encuentra el buffer (par conjugados ácido-base) se agregado por ejemplo un ácido fuerte que libera H^+, estos son captados por la base conjugada, formando un ácido débil (*figura II-7*).

Como ejemplo se puede analizar la reacción ácido-base del par conjugado bicarbonato/acido carbónico:

-Se agrega ClH a la solución en donde se encuentra este *buffer*.

-El ClH se disocia fuertemente en Cl^- y H^+.

-El H^+ liberado es captado por el ion HCO_3^- que se transforma en CO_3H_2.

-El CO_3H_2 (ácido débil) se disocia muy poco, liberando menor cantidad de H^+ a dicha solución en comparación con los H^+ que libera el ClH (ácido fuerte).

-Por consiguiente el descenso del pH es menor debido a la presencia del buffer en la solución.

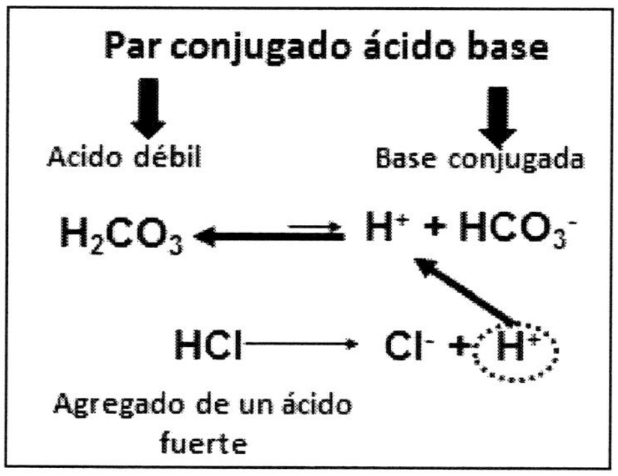

Figura VI-7. Reacción ácido-base del par conjugado bicarbonato/ácido carbónico. Ante el agrega de HCl, los H^+ son captado por el ion HCO_3^- que se transforma en CO_3H_2. **HCl:** ácido clorhídrico, **H^+**: ion hidrógeno, **HCO_3^-** : ion bicarbonato, **CO_3H_2**: ácido carbónico, **Cl**: cloro.

Estas soluciones amortiguadoras tienen la propiedad de resistir a la variación de pH ante el agregado de bases o ácidos, esta acción se denomina tamponado. La sustancia amortiguadora no altera la cantidad real de H^+ liberados por el agregado de un ácido fuerte o eliminados por el agregado de una base fuerte. La acción que realizan es solo de limitar la cantidad de H^+ libres en la solución al captarlos o cederlos. Por eso a este tipo de reacción se la denomina amortiguación.

Amortiguador

- ✓ **Formado por un par conjugado ácido- base (base conjugada/acido débil).**
- ✓ **Sustancia capaz de amortiguar mejor que el agua las variaciones del pH luego del agregado de un ácido o una base fuerte.**
- ✓ **Sustancia que consume o libera H^+ en forma reversible.**

Los principales amortiguadores del organismo son: el par conjugado ácido-base bicarbonato /ácido carbónico, hemoglobina reducida / hemoglobina ácida, fosfato /ácido fosfórico, proteína básica / proteína ácida y amoniaco/amonio (*cuadro VI- 2).*

SISTEMAS AMORTIGUADORES

BASE CONJUGADA	ACIDO DÉBIL	NOMBRE DEL PAR CONJUGADO ÁCIDO- BASE
$HCO_3^- + H^+$	H_2CO_3	Bicarbonato Ac carbónico
$HPO_4^{2-} + H^+$	$H_2PO_4^-$	Fosfato dibásico Fosfato monobásico
$NH_3 + H^+$	NH_4^+	Amoníaco Amonio
$Pr^- + H^+$	HPr	Proteína básica Proteína ácida
$Hb^- + H^+$	HHb	Hemoglobina Hemoglobina ácida

***Cuadro VI-2**. Base fuerte y ácido débil de los diferentes pares conjugados acido-base.*

VALOR AMORTIGUADOR

Es la cantidad de H^+ que pueden añadirse o extraerse de una solución para producir una variación de pH de una unidad

La capacidad de un amortiguador para resistir los cambios de pH se denomina **valor amortiguador(β)**, que es la cantidad de mEq de base fuerte (por ejemplo, NaOH) que se deben añadir a 1 litro de solución para aumentar su pH en 1. Este valor es equivalente a la cantidad de ácido fuerte (por ejemplo, HCl) que se debe añadir para reducir el pH en 1 unidad.

El **valor amortiguador** se puede calcular:

$$\beta = \frac{\Delta \text{ Base fuerte (mEq/L)}}{\Delta \text{ pH}} = \frac{\Delta \text{ Ácido fuerte (mEq/L)}}{\Delta \text{ pH}}$$

Este valor amortiguador está en función de:

- concentración del sistema amortiguador.
- constante de disociación (**K**) del par conjugado ácido-base.
- concentración de H^+ en la solución.

La amortiguación más eficaz se produce entre menos 1 y más 1 unidad de pH de la solución a cada lado del pK del buffer. Cuando el pH del sistema en el que se halla el amortiguador coincide con el pK de este, cada uno del componente del par conjugado ácido-base constituyen el 50% del total del sistema (relación 1:1). Es en ese punto (A) de la curva de tamponado donde se logra la mayor capacidad de amortiguación. Por lo contrario, cuando un amortiguador tiene el pK alejado del pH de la solución, actúan en un punto de la curva de tamponado que no es el de mayor capacidad de amortiguación. Tomando como ejemplo el par conjugado ácido carbónico/bicarbonato que tiene un pK de 6,1, se ve que si actúa en la sangre, donde pH normal es de 7,42, actúa en el punto (B) de la curva de tamponado. No siendo este el sitio (B) el de mayor capacidad de amortiguación (*figura VI-8*). No obstante esa desventaja, el par conjugado ácido carbónico/bicarbonato es el principal *buffer* del **LEC** por ser el que se encuentra en mayor concentración respecto al resto de los *buffers* y con la capacidad adicional que puede ser manejado tanto por el pulmón como por el riñón.

CURVA DE OPERACIÓN DE UN AMORTIGUADOR

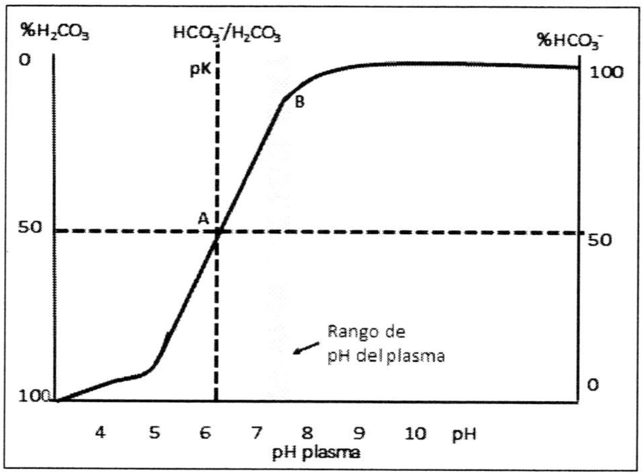

Figura VI-8. *Muestra la mejor zona de operación del amortiguador bicarbonato según su pK y el pH de la sangre. (ver texto).*

Se considera que un sistema buffer para ser optimo en su función de amortiguación las dos principales características son, tener un pK cercano al pH de la solución (sangre, orina, LIC) y estar presente en alta concentración.

PRINCÍPIO ISOHÍDRICO

Relación entre los diferentes Amortiguadores

Ante un cambio de pH en el líquido extracelular se produce el cambio en el equilibrio ácido-base de todos los sistemas de amortiguadores de la solución *(figura VI-9).*

$$pH = pk_1 + \frac{\log [HCO_3^-]}{pCO_2 \times 0{,}03} = pk_2 + \frac{\log [Pr^-]}{H\,Pr} = pK_3 + \frac{\log [HbO_2^-]}{[HHb]} = pk_4 + \frac{\log [HPO_4^-]}{[H_2PO_4]}$$

Figura VI-9. *Principio isohídrico que muestra la interrelación de todos los amortiguadores de la solución, y una sola concentración de H^+.*

Este ajuste automático entre los cocientes de las bases conjugada y ácidos débiles de cada uno de los amortiguadores de diferentes pK, se conoce como **principio isohídrico**. La sangre a los fines prácticos es una mezcla de amortiguadores, esto le proporciona la ventaja de un margen de operación amortiguadora mayor que si actuaran cada uno en forma individual. Mediante este principio isohídrico basta medir la concentración de H^+ de un par conjugado para que se pueda conocer el pH de la solución. Por esta razón en la práctica clínica el estado ácido-base de un paciente se determina con el análisis del amortiguador bicarbonato que es el más importante del líquido extracelular. Se puede usar para simplificar los cálculos la **ecuación de Henderson directa** (*ver capítulo VII, figura VII-3*).

RESUMEN DE ECUACIONES

DENOMINACIÓN	ECUACIÓN	VALOR NORMAL
pH	$pH = \log \frac{1}{[H^+]} = -\log [H^+]$	--------------
Ecuación de Henderson-Hasselbach	$pH = pK_a + \log \frac{base}{ácido}$	---------------
Henderson-Hasselbach. Aplicada al amortiguador bicarbonato.	$pH = 6{,}1 + \log \frac{[HCO_3^-]}{0{,}03 \times pCO_2}$	-----------
Ecuación de Henderson directa. Aplicada al amortiguador bicarbonato	$H^+ = 24 \times \frac{pCO_2}{HCO_3^-}$	----------

Henderson-Hasselbach. Aplicada al amortiguador hemoglobina	$pH = pk + \log \frac{HbO_2^-}{HHbO_2}$	----------
Henderson-Hasselbach. Aplicada al amortiguador fosfato	$pH = pk + \log \frac{H_2PO_4^-}{HPO_4^{2-}}$	-----------
Henderson-Hasselbach. Aplicada al amortiguador Proteinato	$pH = pk + \log \frac{Pr^-}{H\,Pr}$	-----------
Principio isohídrico	$pH = pk_1 + \log \frac{[HCO_3^-]}{pCO_2 \times 0.03} = pk_2 + \log \frac{[Pr^-]}{H\,Pr} = pK_3 + \log \frac{[HbO_2^-]}{[HHb]} = pk_4 + \log \frac{\log [HPO_4^-]}{[H_2PO_4]}$	

Bibliografía Recomendada

-Brenner. B. M., Ortega Marcos, O., & Rodríguez Villarreal, I. (2005). *Brenner y Rector, el riñón: tratado de nefrología* (No. 616.61). Elsevier,

-Cohen, J. J., Kassirer, J. P., & Gennari, F. J. (1985). *El equilibrio ácido-básico y sus trastornos.* Salvat.

-Davenport, H. W. (1966). El ABC de la química ácido-base Elementos fisiológicos y químicos de los gases de la sangre.

-Rose, B. D., & Post, T. W. (2005). Introducción a los trastornos simples y mixtos del equilibrio ácido-base. *Trastornos de los electrólitos y del equilibrio ácido-base. Madrid: Marbán.*

-Seldin, D. W., & Giebisch, G. H. (Eds.). (1989). *The regulation of acid-base balance*. Raven Press (ID).

Capítulo VII

Graciela Bortolazzo
Laura Linares

PAPEL DE LOS AMORTIGUADORES EN LA REGULACIÓN ÁCIDO-BASE DEL ORGANISMO

La función de los amortiguadores es minimizar la intensidad de los cambios del pH ante un incremento o un descenso de la concentración de H^+. Son la primera línea de defensa combinándose de forma inmediata y reversible con un ácido o con una base para evitar variaciones excesivas en la concentración de H^+. Los sistemas amortiguadores no eliminan ni añaden iones H^+ al organismo, sino que se limitan a combinarse con ellos hasta que se normalice el pH. Los *buffers* están ampliamente distribuidos en el organismo, los principales son el par conjugado ácido-base bicarbonato /ácido carbónico, hemoglobina reducida / hemoglobina ácida, fosfato /ácido fosfórico, proteína básica / proteína ácida.

La función de los amortiguadores es reducir los cambios de pH que produce la adición de un ácido o un álcali a una solución

CLASIFICACIÓN DE LOS AMORTIGUADORES

Los amortiguadores se clasifican en extracelulares e intracelulares y óseos (*cuadroVII-1)*. La totalidad de ellos se encuentran distribuidos el 50% en el **líquido extracelular** (**LEC**) y el otro 50% en el líquido **intracelular** (**LIC**).

AMORTIGUADORES: PAR CONJUGADO ÁCIDO-BASE		
EXTRACELULARES		INTRACELULARES Y ÓSEOS
PLASMÁTICOS	GLOBULARES	
✓ Ácido carbónico/ bicarbonato. ✓ Proteína/Proteinato. ✓ Fosfato monobásico /fosfato bibásico.	✓ Oxihemoglobina / hemoglobina reducida. ✓ Fosfato monobásico/ fosfato bibásico.	✓ Proteína/Proteinato. ✓ Fosfato monobásico/ fosfato bibásico. ✓ Ácido carbónico/ bicarbonato. ✓ <u>Óseo</u> $CaCO_3/CaHPO_4$

***Cuadro VII-1**. Los diferentes amortiguadores según su ubicación.*

AMORTIGUADORES EXTRACELULARES

Los amortiguadores extracelulares se encuentran comprendidos por los amortiguadores del plasma y los localizados dentro de los glóbulos rojos, denominados globulares. En el plasma están distribuidos los *buffers* bicarbonato, proteínas y fosfatos. Por otra parte los que se encuentran dentro de los glóbulos rojos son la hemoglobina y también los fosfatos.

Por la importante concentración plasmática y la capacidad amortiguadora del *buffer* bicarbonato es de uso frecuente clasificar a los amortiguadores en: ***buffer* bicarbonato y no bicarbonatos.**

El **bicarbonato** en condiciones normales representa el 53% de la capacidad amortiguadora total del líquido extracelular (**LEC**).

Los *buffers* **no bicarbonatos** representan el 47% de la capacidad amortiguadora del **LEC**. En este grupo están comprendidos la **hemoglobina, las proteínas y los fosfatos.**

Los amortiguadores extracelulares ante la adición de ácidos o bases actúan en forma inmediata (segundos a minutos). Por ejemplo, ante el agregado de ácido sulfúrico, producto del metabolismo de los aminoácidos, el *buffers* bicarbonato amortiguará el exceso de protones mediante la siguiente reacción:

$$H_2SO_4 + 2NaHCO_3 \longrightarrow Na_2SO_4 + 2\,H_2CO_3 \longrightarrow 2CO_2 + 2H_2O$$

1 AMORTIGUADOR BICARBONATO (HCO_3^-) /ÁCIDO CARBÓNICO (H_2CO_3)

Está formado por el par bicarbonato (HCO_3^-) /ácido carbónico (H_2CO_3). Entre todos los *buffers* es el que se encuentra en mayor concentración en el plasma. Debido a que su pK en el plasma es 6,1 se aleja 1,30 unidades del pH sanguíneo normal (7,40). Por esta razón, opera en una zona de la curva de amortiguación que no es la correspondiente al sitio de máxima capacidad de tamponado (ver capítulo VI, *figura VI-8*). No obstante, a pesar de esta característica química es el amortiguador plasmático más importante por varios motivos *(figura VII-1)*:

- La relación HCO_3^-/ H_2CO_3 es 20:1 lo que le proporciona una alta capacidad de amortiguación frente a los ácidos.
- Es un sistema abierto, con lo que el CO_2 puede ser eliminado por variaciones de la ventilación pulmonar en forma rápida.
- El HCO_3^- puede ser regulado por los riñones mediante un sistema de intercambio.
-Es el amortiguador con mayor concentración en el **LEC**.

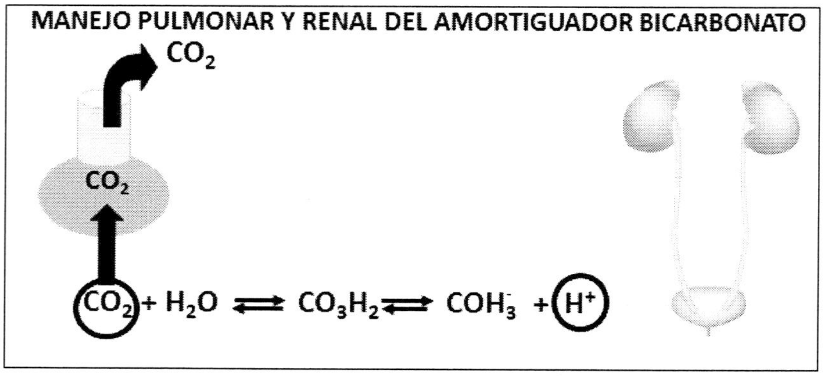

***Figura VII-1**: Importancia del amortiguador bicarbonato por su capacidad de ser eliminado por el pulmón y el riñón.*

La posibilidad de interacción con el pulmón le permite comportarse como un sistema abierto, donde la cantidad total de ácido carbónico/bicarbonato puede eliminarse libremente debido a la naturaleza gaseosa de su componente ácido, el CO_2 diferenciándose de los amortiguadores que actúan como componentes de un sistema cerrado en el que el ácido del par conjugado ácido-base no es volátil y por consiguiente no puede ser eliminado por el pulmón. En la *figura VII-2* se ve la diferencia ocasionada en la variación de los valores de pCO_2, COH_3^-, H^+ y pH en un sistema amortiguador cerrado con respecto a uno abierto ante la adición de 10 mEq/L de un ácido fuerte (ClH) que se disocia totalmente, liberando 10 mEq/L de H^+ al medio.

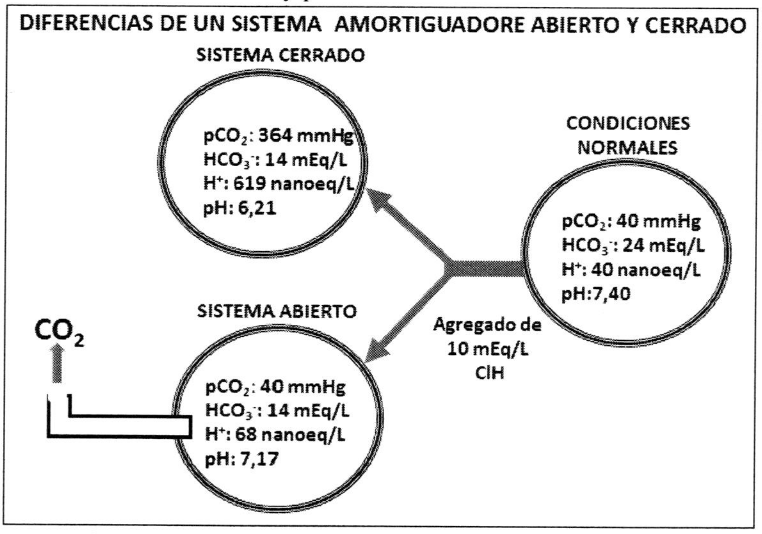

***FiguraVII-2**. Diferencia en la variación de los valores de pCO_2, HCO_3^-, H^+ y pH ante el agregado de 10 mEq/ClH, en un sistema cerrado y en uno abierto. **HCO_3^-**: bicarbonato, **H^+**: iones hidrógenos, **ClH**: ácido clorhídrico.*

Este amortiguador es de importancia fundamental para el tamponado de los ácidos no carbónicos, pero hay que remarcar que no es efectivo para tamponar el H_2CO_3 generado por el aumento de la concentración de pCO_2 por patologías respiratoria. Esto se debe precisamente a que en este caso es el pulmón el que genera el aumento de pCO_2 y por su patología carece de la posibilidad de eliminarlo. En la circunstancia descripta la amortiguación del aumento de la pCO_2 se realiza fundamentalmente por amortiguadores intracelulares (*ver capitulo XI*).

Uso de la Ecuación de Henderson - Hasselbach para el cálculo de pH mediante el par conjugado ácido-base: HCO_3^-/ H_2CO_3, *ecuación 1.*

$$pH = pK_a + \log \frac{base}{ácido}$$

Ecuación 1

El CO_3H_2 es generado por la hidratación del CO_2 producido en los tejidos y a su vez se disocia para formar HCO_3^- y H^+, *ecuación 2.*

$$CO_2 + H_2O \rightleftharpoons H_2CO_3 \rightleftharpoons HCO_3^- + H^+$$

Ecuación 2

Por su parte se debe recordar que el CO_2 producido por los tejidos es soluble en agua y según la Ley de Henry la concentración de CO_2 disuelto en la solución es proporcional a la presión parcial de CO_2 (**pCO_2**) y al coeficiente de solubilidad α del CO_2 en el plasma, *ecuación 3*

$$CO_2 \text{ disuelto en el plasma } = \alpha \; pCO_2$$

Ecuación 3

El coeficiente de solubilidad α para la pCO_2 en el plasma arterial a temperatura corporal normal es de 0,03mmol/L/mmHg. Si se reemplazan los términos de la *ecuación 1* por los términos de los componentes del amortiguador HCO_3^-/CO_3H_2, se obtiene la *ecuación 4.*

$$pH = pk + \log \frac{[HCO_3^-]}{[H_2CO_3]}$$

Ecuación 4

El ácido carbónico (CO_3H_2) es de difícil medición en el laboratorio, por lo que se utiliza la pCO_2 multiplicado por la constante de solubilidad α, se obtiene la *ecuación 5.*

$$pH = pK + \log \frac{[HCO_3^-]}{\alpha \times pCO_2}$$

Ecuación 5

Si se reemplaza el valor de pK y de α, se obtiene la *ecuación 6:*

$$pH = 6{,}1 + \log \frac{[HCO_3^-]}{0{,}03 \times pCO_2}$$

Ecuación 6

Como se vio en el *capítulo VI* la **ecuación de Henderson directa** también es de utilidad en la práctica clínica para el cálculo de la concentración de H^+ que permite valoración del estado ácido-base de un individuo. El pK del sistema ácido carbónico-bicarbonato a temperatura de 36°C y un pH de 7,40 como ya se mencionó, tiene un valor de 6,10. Esto determina que el valor de K es igual a 794 nanomol/L (794×10^{-9} mol/L). Multiplicado este valor (794 nanomol/L) por la constante de disolución del dióxido de carbono (0,03) se obtiene un valor de 23,9. En la ecuación para mayor practicidad este valor de 23,9 se lo redondea a 24, *ecuación 7.*

$$H^+ = 24 \times \frac{pCO_2}{[HCO_3^-]}$$

Ecuación 7.

Uso de formula de Henderson directa

$$[H^+] = 24 \frac{pCO_2}{[HCO_3^-]} \Longrightarrow pH = 6{,}1 + \log \frac{[HCO_3^-]}{0{,}03\,pCO_2}$$

Figura VII-3. *Se muestra a la izquierda la fórmula para calcular la concentración de H^+ y a la derecha la que se utiliza para calcular el pH.*

2 PROTEÍNAS AMORTIGUADORAS

Las proteínas son sustancias amortiguadoras debido a que poseen grupos carboxilo y amino capaces de ceder o fijar H^+. Actuan amortiguando tanto en el **LEC** como en el **LIC**.

Entre las proteínas plasmáticas la albumina tiene mayor capacidad de amortiguación que las globulinas. La hemoglobina (Hb) que es un buffer intra globular comprendida dentro de los *buffers* del **LEC** es muy importante debido a que se encuentra en alta concentración en el plasma (Hb 15 g/100 ml contra la concentración plasmática de la albumina de 4 g /100 ml). Por esto la capacidad amortiguadora de la Hb es cercana a los 30 mEq/L de ácidos fuertes mientras que las proteínas plasmáticas tienen un capacidad amortiguadora de solo 5 mEq/L.

Proteína Básica (Pr^-)/ Proteínas Acida (HPr^-)

Los aminoácidos y proteínas son electrolitos anfóteros, pueden ceder H^+ como captarlos. La carga eléctrica depende del pH del medio, si es alcalino las proteínas tienen carga electrostática negativa y si el medio es ácido la carga electrostática es positiva. El pK de este grupo de amortiguadores varía entre 6,1 - 7,2 según la composición de sus moléculas. La mayor parte de la capacidad tampón de las proteínas reside en el grupo imidazol de la histidina. Del grupo de proteínas plasmáticas, la albúmina posee mayor capacidad amortiguadora que las globulinas. Debido, sobre todo, a que contiene 16 residuos de histamina por molécula. También por ser la que se encuentra en mayor concentración en el plasma.

Uso de la Ecuación de Henderson - Hasselbach para el cálculo del pH mediante el par conjugado ácido-base: Proteína Básica (Pr^-)/ Proteínas Ácida (HPr).

$$Pr^- + H^- \rightleftharpoons HPr$$

$$pH = pk + \log \frac{Pr^-}{HPr}$$

Hemoglobina Básica (HBO_2^-) / Hemoglobina Ácida ($HHBO_2$)

La capacidad tampón de la Hb dentro del pH fisiológico, puede atribuirse casi en forma exclusiva a los 9 residuos de histidina de cada una de sus cadenas polipeptídicas. La oxihemoglobina (pK 7,16) es un ácido más fuerte que la desoxihemoglobina (pK 7,71). Cuando la Hb sede el oxígeno tiene mayor capacidad amortiguadora, cada gramo de Hb desoxigenada puede aceptar 0,043 mmol de H^+ *(figura VII-4)*.

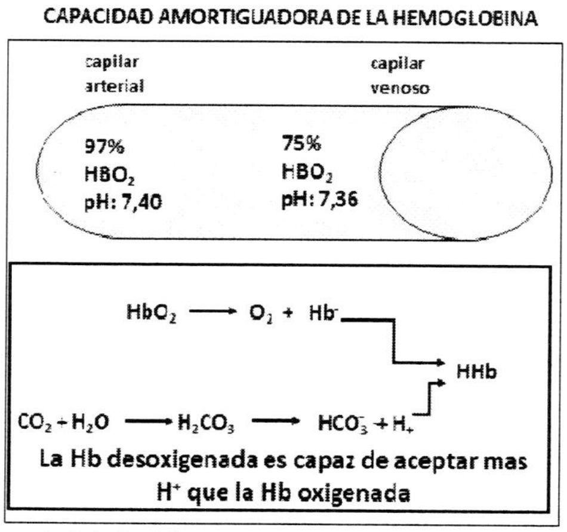

Figura VII-4. *Diferente capacidad de la Hb oxigenada y reducida para aceptar H^+,* ***Hb****: hemoglobina.*

Uso de la Ecuación de Henderson - Hasselbach para el cálculo del pH mediante el par conjugado ácido-base: Hemoglobina Básica (HBO_2^-) / Hemoglobina Acida ($HHBO_2$).

$$HbO_2^- + H^+ \rightleftharpoons HHbO_2$$

$$pH = pk + \log \frac{HbO_2^-}{HHbO_2}$$

3.AMORTIGUADOR FOSFATO

Los fosfatos se encuentran principalmente en la matriz ósea (85%) y el resto se distribuyen entre el **LIC** (15%) y el **LEC** (menos de 0,5 %). En los líquidos corporales actúan como amortiguadores, tanto compuestos fosfáticos inorgánico como orgánicos. Los fosfatos inorgánicos intervienen como amortiguadores tanto del **LEC** como de tampones urinarios.

Fosfato Bibásico (HPO_4^{2-}) /Fosfato Monobásico ($H_2PO_4^-$, ácido del par)

Los compuestos de fosfato inorgánicos están presentes en el **LEC** y tienen tres iones de hidrógeno disociables que son liberados de forma secuencial durante la titulación con bases. Cada una de estas disociaciones es reversible de acuerdo con las ecuaciones siguientes:

$$H_3PO_4 \rightleftharpoons H_2PO_4^- + H^+ \quad pK{:}2{,}0$$

$$H_2PO_4^- \rightleftharpoons H_2PO_4^{2-} + H^+ \quad pK{:}6{,}8$$

$$HPO_4^{2-} \rightleftharpoons PO_4^{3-} + H^+ \quad pK{:}12{,}4$$

De estas 3 especies de fosfato, el HPO^{2-}_4 /$H_2PO^-_4$ que tiene un pK de 6,8 poseen excelente capacidad de amortiguación a pH fisiológico (7,42). Calculado con la Ecuación de Henderson Hasselbach la relación HPO^{2-}_4 /$H_2PO_4^-$ es de 4:1 o sea que el 80% del fosfato presente en plasma está en forma dibásica a pH fisiológico. El sistema de los fosfatos posee poca importancia amortiguadora en el plasma debido a que la concentración de este *buffer* es reducida (1,5-2,5 mEq/L).

Uso de la Ecuación de Henderson - Hasselbach para el cálculo del pH mediante el par conjugado ácido-base: Fosfato Bibásico (HPO_4^{2-}) /Fosfato Monobásico (H_2PO^-).

$$HPO_4^{2-} + H^+ \rightleftharpoons H_2PO_4^-$$

$$pH = pk + \log \frac{H_2PO_4^-}{HPO_4^{2-}}$$

SISTEMAS AMORTIGUADORES INTRACELULARES Y ÓSEOS

Es de destacar que las células per se tienen numerosos mecanismos de transportes de ácidos para regular su pH intracelular entre ellos: un cotransportador de Na^+/HCO_3^- electroneutro, un intercambiador de Na^+-H^+, un intercambiador de Cl^--HCO_3^- o de aniones y una bomba H^+/TPasa, *figura VII-5.* Estos mecanismos actúan modulados por el pH intracelular.

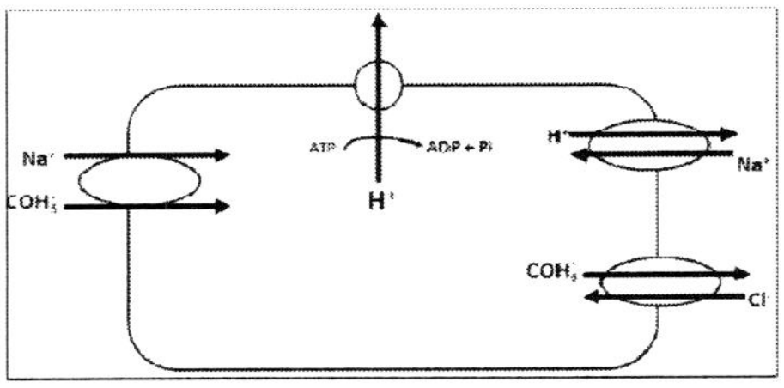

***Figura** VII-5 Mecanismos de transporte de ácidos para regular el pH intracelular.*
Cotransportador de Na^+/HCO_3^- electroneutro, intercambiador de Na^+-H^+, intercambiador de Cl^--HCO_3^- o de aniones y bomba H^+/TPasa.

Tambien ante variaciones del pH plasmático la célula puede recibir una carga ácida o alcalina para ser amortiguadas por los *buffers* intracelulares

En el interior de la célula los amortiguadores más importantes por su concentración son las proteínas (anillo imidazolico del aminoacido histidina) seguidas en importancia por su concentración por los fosfatos orgánicos ($H_2PO_4^-$/ $H_2PO_4^{2-}$) y el par bicarbonato (HCO_3^-/CO_2).

El tiempo de comienzo de acción de este grupo de amortiguadores ante la incorporación de ácidos o bases es más lento que la acción de los amortiguadores extracelulares.

Esto tiempo de retraso se debe a que el transporte a través de la membrana lipoproteica al compartimiento intracelular para ser tamponados requiere de mayor tiempo. El ingreso de ácidos a las células para ser amortiguados se produce por uno de los tres mecanismos siguientes, *figura VII-6*:

1) El CO_2, que se produce en exceso en las acidosis respiratorias entra con rapidez en las células y el H^+ generado es neutralizado por los tampones intracelulares.

2) En las acidosis metabólicas que cursan con un exceso de ácido fijo, el H^+ puede entrar a las células con un anión orgánico, como por ejemplo, el lactato.

3) En otros casos de exceso de ácidos fijo en los que no existe un anión orgánico acompañante, el H^+ se intercambia con cationes para conservarla electroneutralidad celular.

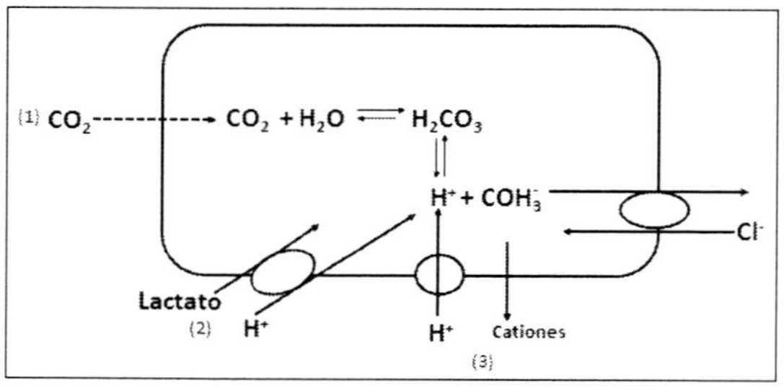

Figura VII-6*. Mecanismos de ingreso de ácidos a la célula para ser amortiguados.*
El CO_2 difunde a través de la membrana (1), ácidos fijos con un anión orgánico, p.ej. el lactato (2), el H^+ se intercambia con cationes (3).

1. FOSFATOS ORGÁNICOS AMORTIGUADORES

Los fosfatos orgánicos del **LIC** son un grupo heterogéneo que incluyen principalmente trifosfato de adenosina (ATP), difosfato de adenosina (ADP), monofosfato de adenosina (AM P), glucosa-l-fosfato y 2,3-difosfoglicerato (2,3-DPG). El H^+ es neutralizado por estas moléculas orgánicas. El pK de esos fosfatos orgánicos oscila entre 6,0 y 7,5, estas son cifras ideales para la amortiguación fisiológica efectiva.

2. PROTEÍNAS AMORTIGUADORES

Las proteínas intracelulares actúan como tampones, puesto que contienen un gran número de grupos ácidos o básicos. Entre todos los grupos disociables de las proteínas, los que tienen un pK en el intervalo fisiológico son el grupo imidazol de la histidina (pK 6,4 a 7,0) y los grupos a amino (pK 7,4-7,9), siendo estos grupos en los que reside la mayor parte de la capacidad tampón de las proteínas.

3. AMORTIGUADORES ÓSEOS

Otro mecanismo de amortiguación intracelular es el producido por el carbonato de calcio (CO_3Ca) presente en la matriz ósea que representa un importante amortiguador intraóseo. El CO_3Ca cuando se produce sobrecarga de H^+ en el organismo puede captarlos liberando simultáneamente calcio (Ca^{2+}) y posteriormente este será excretado por el riñón. Esta es la causa por la cual la acidemia crónica produce expoliación del calcio óseo, osteoporosis, nefrocalcinosis, nefritis intersticial y en ocasiones calciuria.

RESUMEN DE ECUACIONES

DENOMINACIÓN	ECUACIÓN	VALOR NORMAL
pH	$pH = \log \frac{1}{[H^+]} = -\log [H^+]$	--------------
Ecuación Henderson-Hasselbach	$pH - pK + \log \frac{base}{acido}$	---------------
Henderson-Hasselbach. Aplicada al bicarbonato	$pH = 6,1 + \log \frac{[HCO_3^-]}{0,03 \times pCO_2}$	---------------

Ecuación de Henderson directa. Aplicada al bicarbonato	$H^+ = 24 \times \frac{pCO_2}{HCO_3^-}$	-----------------
Henderson-Hasselbach. Aplicada a la hemoglobina	$pH = pk + \log \frac{HbO_2^-}{HHbO_2}$	-----------------
Henderson-Hasselbach. Aplicada al fosfato	$pH = pk + \log \frac{H_2PO_4^-}{HPO_4^{2-}}$	-----------
Henderson-Hasselbach. Aplicada a las proteínas	$pH = pk + \log \frac{Pr^-}{H\,Pr}$	-----------

Bibliografía Recomendada

-Brenner. B. M., Ortega Marcos, O., & Rodríguez Villarreal, I. (2005). *Brenner y Rector, el riñón: tratado de nefrología* (No. 616.61). Elsevier,

-Cohen, J. J., Kassirer, J. P., & Gennari, F. J. (1985). *El equilibrio ácido-básico y sus trastornos*. Salvat.

-Davenport, H. W. (1966). El ABC de la química ácido-base Elementos fisiológicos y químicos de los gases de la sangre.

-Rose, B. D., & Post, T. W. (2005). Introducción a los trastornos simples y mixtos del equilibrio ácido-base. *Trastornos de los electrólitos y del equilibrio ácido-base. Madrid: Marbán.*

-Seldin, D. W., & Giebisch, G. H. (Eds.). (1989). *The regulation of acid-base balance*. Raven Press (ID).

Capítulo VIII

Graciela Bortolazzo

VARIACIONES DE LOS AMORTIGUADORES Y ELECTROLITOS EXTRACELULARES POR MODIFICACIONES EN EL pH

Para el diagnóstico y manejo clínico del paciente con alteraciones del estado ácido-base es de utilidad enunciar los valores normales y las variaciones producidas por modificaciones en el pH:

1) los amortiguadores extracelulares.
2) los electrolitos involucrados en alteraciones que ocasiona graves repercusiones clínicas, el K^+ y el Ca^{2+}.

CUANTIFICACIÓN DE LAS VARIACIONES DE LOS AMORTIGUADORES EXTRACELULARES PRODUCIDAS POR MODIFICACIONES EN EL pH

Utilidad práctica en clínica médica

Las modificaciones en la concentración plasmática de H^+ del **LEC** produce variación en:
1) Base amortiguadora (**BA**), en el plasma (**BA_p**) y en la sangre (**BA_s**).
2) Exceso o déficit de base (**EB**).
3) Concentración de bicarbonato standard en plasma.
Si bien los datos fundamentales para el diagnóstico de los trastornos del equilibrio ácido-base son: pH, pCO_2 y HCO_3^- , las variaciones de la **BA** y el **EB** permiten tipificar con mayor presión estas alteraciones.

El uso de la **BA** en la práctica médica es limita porque no es determinada en forma directa por el laboratorio, si no que deben ser calculadas. Por otra parte, es posible qué en una muestra de sangre con igual pH, pCO_2 y concentración plasmática de HCO_3^- el valor de la **BA** sea diferente, si la concentración de proteínas plasmáticas o la hemoglobina varían. En lugar de **BA** se utiliza en la práctica médica el concepto de **EB**, este último es de utilidad para establecer el diagnóstico y para el cálculo de la corrección adecuada para el tratamiento del disturbio ácido-base.

1. BASE AMORTIGUADORA

La base amortiguadora es la sumatoria del amortiguador bicarbonato y de los amortiguadores no bicarbonato (**A^-**). Según se evalúe en el plasma o en la sangre la composición de **A^-** es diferente.

$$BA = [HCO_3^-] + A^-$$

a) Base amortiguadora en el plasma (BA_p)

Representa la suma de los aniones bicarbonatos y proteinatos presentes en el plasma. No se considera para el cálculo de esta variable al amortiguador fosfato por estar presente en bajas concentraciones en el plasma.

$$BA_p = [HCO_3^-] + [Pr^-]$$
$$BA_p = 41{,}7 \text{ mEq/ L}$$

b) Base amortiguadora en la sangre (BA_s)

Para el cálculo de esta variable, al valor de la base amortiguadora en el plasma, se le adiciona el valor correspondiente a la concentración de Hb cuando está totalmente oxigenada.

$$BA_s = [HCO_3^-] + [Pr^-] + [Hb^-]$$
$$BA_s = 41{,}7 \text{ mEq/L} + 0{,}42 \text{mEq/L (por cada gramo de Hb \%)}$$
$$BA_s = 48 \text{ mEq/L}$$

2. EXCESO DE BASE (EB)

Es el exceso o déficit de ácidos no volátiles presentes en una muestra de sangre. Es la relación entre la base amortiguadora que presenta el individuo (**BB real**) y la base amortiguadora normal (**BB normal**).

$$EB = BB_{real} - BB_{normal}$$
$$EB = 0 \pm 2{,}3 \text{ mEq/L}$$

Se calcula a través de la cantidad de mEq de ácido fijo o base que debe agregarse a un litro de sangre para alcanzar un pH igual a 7,40 cuando la pCO_2 es de 40 mmHg y la temperatura de 37 °C.

Para propósitos clínicos el **EB** es una medida indirecta del aumento o disminución del bicarbonato e indica variaciones del estado ácido-base.

Por definición una muestra de sangre con un pH de 7,40 y pCO_2 de 40 mmHg tiene un EB igual a 0. A medida que aumenta la concentración de ácidos no volátiles, el EB se hace negativo. Por otro lado, a medida que disminuyen los ácidos no volátiles, el EB adquiere valores positivos. Valores mayores a +2,3 mEq/L son indicativos de un proceso de alcalemia y valores menores de -2,3 mEq/L, son indicativos de acidemia.

Análisis de la variación de la BA y el EB

Acidosis respiratoria aguda descompensada

Cuando la pCO_2 aumenta en forma aguda, en un organismo intacto, en un primer momento se produce, difusión de parte del CO_2 al líquido intracelular para ser amortiguado y el resto del CO_2 que se encuentra en el LEC genera desplazamiento a la derecha de la ecuación de hidratación del CO_2:

$$\uparrow CO_2 + H_2O \rightleftharpoons H_2CO_3 \rightleftharpoons \uparrow H^+ + \uparrow HCO_3^-$$

Por consiguiente, se produce una mayor cantidad de H^+ y HCO_3^- porque una cantidad mayor de CO_2 es hidratada.

La cantidad de H^+ y HCO_3^- generada depende de una segunda reacción en la que la mayoría de los H^+ son atrapados por las bases conjugadas de los amortiguadores no bicarbonatos (**A**$^-$), proteínas y hemoglobina.

$$\uparrow CO_2 + H_2O \rightleftharpoons H_2CO_3 \rightleftharpoons \uparrow HCO_3^- + \uparrow H^+$$

$$HCO_3^- + H^+ + A^- \rightleftharpoons HA + \uparrow HCO_3^-$$

A$^-$: amortiguadores no bicarbonato.

De esta forma se genera aumento de **AH** y disminución de **A**$^-$ y el HCO_3^- producido permanece libre haciendo aumentar el HCO_3^- plasmático. Es decir, la disminución de la **A**$^-$ es compensada por una cantidad casi igual de aumento de HCO_3^-, por lo tanto, la suma A^- y HCO_3^- permanece constante.

$$BA = [HCO_3^-] + A^-$$

$$\leftrightarrow BA = \uparrow [HCO_3^-] + \downarrow A^-$$

BA: Base amortiguadora.

En resumen, a medida que aumenta la pCO_2 en un individuo en un corto período, se produce disminución del pH, aumento de la concentración de HCO_3^- plasmático, disminución de los **A**$^-$, por lo cual la **BA** permanece constante y de esta forma el **EB** es igual a 0.

Cuando comienza el riñón la compensación de este disturbio ácido-base, la **BA** aumenta y el **EB** se torna positivo.

Alcalosis respiratoria aguda descompensada

El descenso de la pCO_2 en un individuo en un corto período, produce aumento del pH, disminución de la concentración de HCO_3^- plasmático, los **A**$^-$ aumentan, la **BA** permanece constante y por lo tanto el **EB** es igual a 0. Cuando comienza el riñón, la compensación del disturbio, la **BA** disminuye y el **EB** se torna negativo.

Acidosis metabólica no compensada

Cuando se agrega, por ejemplo,10 mEq de ácido fijo (H^+) por litro de **LEC** en un organismo intacto permaneciendo la pCO_2 constante, en un primer momento se produce:

$$H^+ + HCO_3^- + A^- \rightleftharpoons HA + H_2CO_3$$

La cantidad de H^+ agregados se combinan con los amortiguadores del **LEC,** HCO_3^- y **A**$^-$. De esta forma disminuye la concentración de HCO_3^- y de **A**$^-$. Como el sistema es abierto, la pCO_2 se mantiene constante porque el exceso de H_2CO_3 formado es eliminado por el pulmón en forma de pCO_2. De esta forma, disminuye los A^- y el HCO_3^- por lo tanto, la **BA** disminuye.

$$BA = [HCO_3^-] + A^-$$

$$\downarrow BA = \downarrow [HCO_3^-] + \downarrow A^-$$

En resumen, el agregado de 10 mEq de ácido fijo (H^+) por litro de **LEC** genera disminución del pH, disminución de la concentración plasmática de HCO_3^- y de los **A**$^-$, la **BA** disminuye y por lo tanto el **EB** es igual a -10 mEq/L.

Alcalosis metabólica no compensada

Cuando se agrega 10 mEq/L de base por litro de **LEC** en un organismo intacto en un primer momento se produce aumento del pH, aumento del HCO_3^- y de los **A**$^-$, la **BA** aumenta y por lo tanto el **EB** es igual a + 10 mEq/L.

3. CONCENTRACIÓN DE BICARBONATO ESTÁNDAR

Para determina la concentración de bicarbonato estándar, se somete la sangre a condiciones estándar: oxigenación completa de la hemoglobina, pCO_2 de 40 mmHg y temperatura de 37ºC. El valor normal en estas condiciones es de es 24 ± 2 mEq/L.

CUANTIFICACIÓN DE LA VARIACIONES ELECTROLÍTICAS PRODUCIDAS POR MODIFICACIONES DEL pH

Utilidad práctica en clínica médica

Las modificaciones en la concentración plasmática de H^+ del **LEC** producen variaciones en la concentración de electrolitos en este, generando repercusiones clínicas de importancia en el funcionamiento del organismo. Los principales electrolitos involucrados en estas alteraciones son el K^+ y el Ca^{2+}

VARIACIONES DE LA CONCENTRACIÓN EXTRACELULAR DE K⁺ POR MODIFICACIÓN DEL pH

Cuando se produce aumento de la concentración de H^+ (**acidemia**) en el **LEC**, estos difunden al **LIC**. La penetración de H^+ con carga positiva es compensada con el intercambio con otros cationes principalmente K^+ y Na^+, para mantener la electroneutralidad de ambos compartimientos.
Por lo contrario, ante una disminución de la concentración de H^+ (**alcalemia**) en el **LEC** se producen el efecto opuesto (*figura VIII-1).*

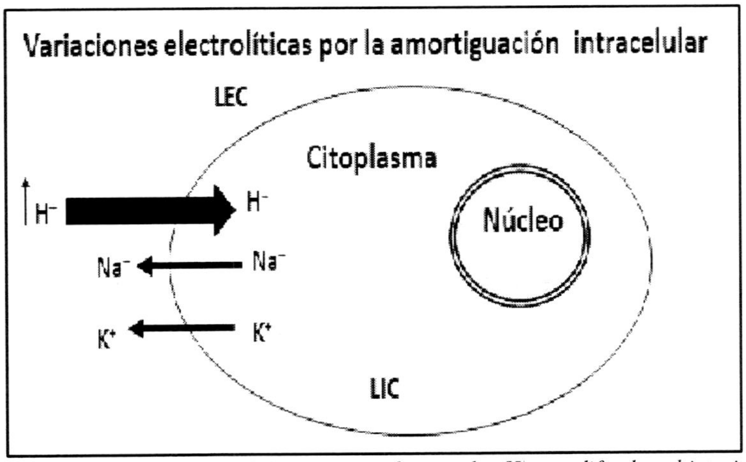

***Figura VIII-1**. Salida de la célula de K^+ y Na^+ en intercambio con los H^+ que difunden al interior celular para ser tamponados.*

EN LA ACIDEMIA LA CONCENTRACIÓN DE K⁺ PLASMÁTICO AUMENTA Y EN LA ALCALEMIA DISMINUYE

El K^+ plasmático puede variar en un rango de 0,2 mEq/L a 1,7 mEq/L por cada unidad de 0,1 de variación de pH, con una respuesta media de 0,5 mEq/L por cada 0,1 unidad de variación de pH. Según el trastorno ácido-base que se trate se pueden calcular variaciones específicas del K^+ plasmático.

ACIDOSIS METABÓLICA
$\Delta K^+_{plasmático}$: 0,7 mEq/L por cada Δ pH de 0,1 unidad.

ALCALOSIS METABÓLICA
$\Delta K^+_{plasmática}$: 0,4 meq/L por cada Δ pH de 0,1 unidad.

ACIDOSIS RESPIRATORIA
$\Delta K^+_{plasmática}$: 0,1 meq/L por cada Δ pH de 0,1 unidad.

ALCALOSIS RESPIRATORIA
$\Delta K^+_{plasmática}$: 0,2 meq/l por cada Δ pH de 0,1 unidad.

En clínica médica, habitualmente ante pacientes con acidosis, se calcula el K^+ real del paciente de acuerdo a la respuesta media de variación de K^+ (0,5 mEq/L por cada 0,1 unidad de variación de pH). La variación del K^+ por este mecanismo puede ocasionar graves trastornos principalmente en el aparato cardiovascular.

Por cada disminución del pH en 0,1 unidad, la concentración plasmática de K^+ aumenta 0,5 mEq/L

En forma práctica se puede calcular de acuerdo a la siguiente ecuación:

$$K^+ \text{ real} = K^+ \text{ cuantificado} - \frac{(\text{pH deseado} - \text{pH cuantificado}) \times 0{,}5}{0{,}1}$$

VARIACIONES DE LA CONCENTRACIÓN EXTRACELULAR DE Ca^{2+} POR MODIFICACIONES DEL pH

Los disturbios ácido-base alteran la concentración de Ca^{2+} iónico plasmático al modificar la fracción de Ca^{2+} unido a la albúmina plasmática. La albúmina tiene sitios con carga negativa, a los que pueden unirse iones H^+ o iones Ca^{2+}*(figura VIII-2)*.

EN LA ACIDEMIA EL Ca^{2+} IÓNICO PLASMÁTICO AUMENTA Y EN LA ALCALEMIA DISMINUYE

En la **acidemia** hay un exceso de H^+ en la sangre. Los H^+ se une a la albúmina, y desplazan al Ca^{2+}. Se produce aumento del Ca^{2+} iónico libre porque hay menos Ca^{2+} unido a la albúmina. Una disminución de pH de 0,1 aumenta la concentración del Ca^{2+} iónico aproximadamente en 0,1 mEq/L, de graves repercusiones clínicas.

Por cada disminución del pH de 0,1 el Ca^{2+} iónico aumenta 0,1 mEq/L.

En forma práctica se puede calcular de acuerdo a la siguiente ecuación:

$$Ca^{2+} \text{ iónico} = Ca^{2+} \text{ medido} \times [1 - 0{,}53 \times (7{,}40 - \text{pH medido})]$$

En la **alcalemia** hay una deficiencia de H^+ en sangre, por lo que un número menor de H^+ se unirán a la albúmina, dejando más sitios para que se fije el Ca^{2+}. Así, en la alcalemia disminuye la concentración de Ca^{2+} iónico. Los síntomas de hipocalcemia ocurren frecuentemente en la alcalosis respiratoria y comprenden hormigueo, entumecimiento y tetania.

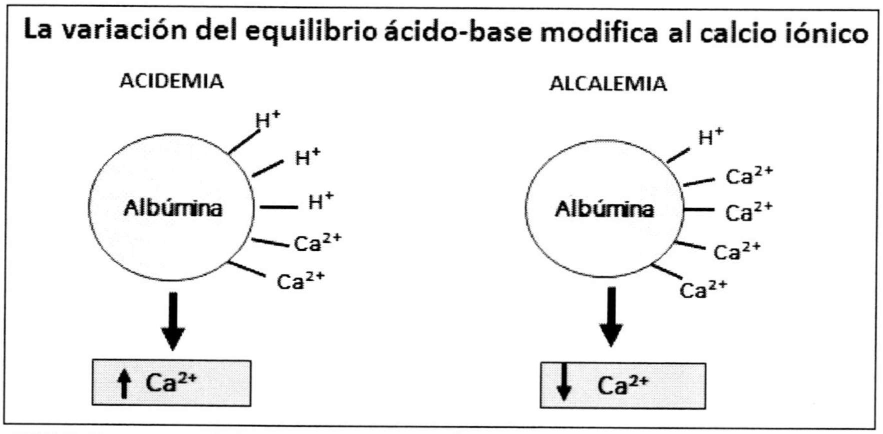

***Figura VIII-2**. Variaciones de la concentración de Ca^{2+} ante modificaciones del pH. La acidemia produce hipercalcemia y la alcalemia hipocalcemia.*

RESUMEN DE ECUACIONES

DENOMINACIÓN	ECUACIÓN	VALOR NORMAL
Base Amortiguadora en el plasma mEq/L	$BA_p = [HCO^-_3] + [Pr^-]$	41,7
Base Amortiguadora en la sangre mEq/L	$BA_s = [HCO^-_3] + [Pr^-] + [Hb^-]$	41,7 mEq/L + 0,42mEq/L (por/g Hb %)= = 48 mEq/L

Exceso de Base mEq/L	$EB = BB_{real} - BB_{normal}$ $EB = 0 \pm 2{,}3$ mEq/L	**± 2,3**
Bicarbonato estándar	**HbO_2 completa** **pCO_2 de 40 mmHg** **T: 37°C**	**24 mEq/L ± 2**
Variaciones del K^+	**Por cada disminución del pH en 0,1** $K^+ real = K^+ cuantificado - \frac{(pH\ deseado - pH\ cuantificado) \times 0{,}5}{0{,}1}$	**[K^+] aumenta 0,5 mEq/L**
Variaciones del Ca^{2+}	**Por cada disminución del pH en 0,1** Ca^{2+} iónico = Ca^{2+} medido X [1-0,53 X(7,40 - pH medido)]	**[Ca^{2+}] aumenta 0,1 mEq/L**

Bibliografía Recomendada

-Brenner, B. M., Ortega Marcos, O., & Rodríguez Villarreal, I. (2005). *Brenner y Rector, el riñón: tratado de nefrología* (No. 616.61). Elsevier,
-Cohen, J. J., Kassirer, J. P., & Gennari, F. J. (1985). *El equilibrio ácido-básico y sus trastornos.* Salvat.
-Davenport, H. W. (1966). El ABC de la química ácido-base Elementos fisiológicos y químicos de los gases de la sangre.
-Rose, B. D., & Post, T. W. (2005). Introducción a los trastornos simples y mixtos del equilibrio ácido-base. *Trastornos de los electrólitos y del equilibrio ácido-base. Madrid: Marbán.*
-Seldin, D. W., & Giebisch, G. H. (Eds.). (1989). *The regulation of acid-base balance.* Raven Press (ID).

Capítulo IX

Graciela Bortolazzo
Julio Berreta
Jaime Cornejo

PAPEL DEL RIÑON EN LA REGULACIÓN ÁCIDO-BASE DEL ORGANISMO

Los riñones contribuyen a la homeostasis ácido-base ajustando a las necesidades del organismo la filtración y reabsorción de HCO_3^- como así también el ritmo de excreción de ácidos fijos y génesis de nuevo HCO_3^- para mantener el pH del **LEC** dentro de parámetros normales.

Para mantener el equilibrio ácido-base los riñones deben reabsorber casi la totalidad del HCO_3^- filtrado como también secretar los ácidos fijos producidos y generar nuevo HCO_3^-

Mediante estos procesos el fluido con un pH de 7,42 entregado por el filtrado glomerular a los túbulos, disminuye en su recorrido por estos hasta lograr el pH urinario adecuado, para mantener el equilibrio ácido-base del individuo, según su situación fisiológica o fisiopatológica *(figura IX-1).*

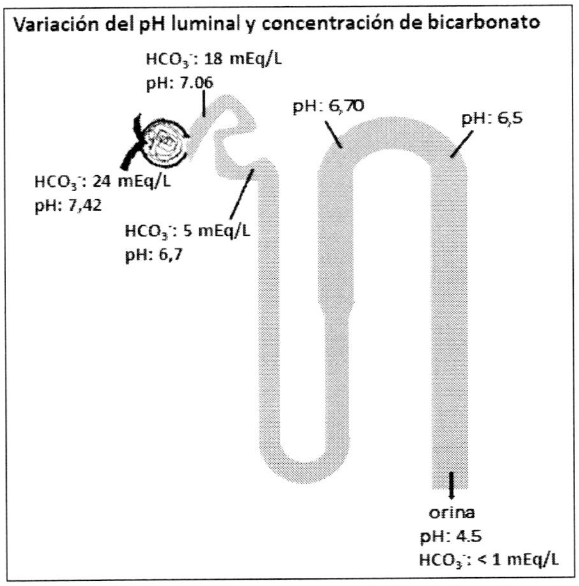

***Figura IX-1**. Diferentes pH y concentraciones de HCO_3^- en la luz tubular de la nefrona. De 7,42 al comienzo del **TCP** a 4,5 en la excreción urinaria. **TCP**: túbulo contorneado proximal.*

Cuando se produce sobrecarga de ácidos fijos, el riñón aumenta la secreción de H^+. Por lo contrario, ante un exceso de bases o perdida de ácidos el riñón disminuye la reabsorción y activa los mecanismos de secreción de HCO_3^-, como así también disminuyen la excreción de ácidos fijos. Estos procesos generan orinas ácidas (pH entre 4,5 y 6,2) o alcalinas (pH mayor de 6,2) respectivamente (*figura IX-2).*

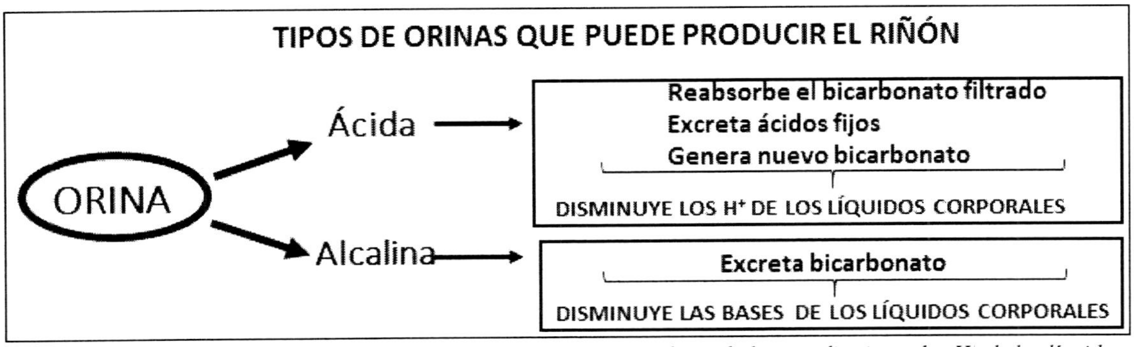

***Figura IX-2**: La orina ácida excreta los ácidos fijos producidos por el metabolismo y disminuye los H^+ de los líquidos corporales por lo contrario la orina alcalina elimina bases.*

Tanto la reabsorción de HCO_3^- como la excreción de ácidos fijos dependen de la secreción tubular de H^+. Se secretan 4320 mEq de H^+ para la reabsorción de HCO_3^- y entre 40 a 100 mEq de H^+ para la excreción de los ácidos fijos producidos diariamente. Estos últimos se excretan en forma de acidez titulable (**AT**), combinados con los tampones filtrados (HPO_4^{3-} y en menor proporción creatinina, ácidos úrico, láctico, pirúvico y cítrico entre otros) o en forma de ion amonio (NH^+_4) sintetizado en las células tubulares. La excreción de H^+ unidos a los buffers urinarios (**AT y NH^+_4**) produce ganancia de nuevo HCO_3^- para el organismo.

SECRECION RENAL DE H^+

Los H^+ secretados a nivel de la membrana luminal son utilizados para: a) reabsorción del HCO_3^- filtrado, b) excreción de ácidos fijos y generación de nuevo HCO_3^- (*cuadro IX-1*):

DESTINO DE LOS H^+ SECRETADOS

Reabsorción del bicarbonato filtrado
Excreción de ácidos fijos
Generación de nuevo bicarbonato

***Cuadro IX-1**. Función de los H^+ secretados.*

Los H^+ surgen de la reacción reversible que se produce en el citoplasma de las células tubulares:

$$CO_2 + H_2O \longleftrightarrow H_2CO_3 \longleftrightarrow HCO_3^- + H^+$$

El CO_2 reacciona con el H_2O en el citoplasma celular y se forma H_2CO_3 que se disocia en HCO_3^- y H^+ que será secretado a través de la membrana luminal por diferentes mecanismos. Esta reacción sin la presencia de un catalizador sería demasiado lenta, la acción de la enzima anhidrasa carbónica (**AC**) presente en numerosos segmentos tubulares acelera esta reacción facilitando una adecuada secreción tubular de H^+.

Anhidrasa carbónica

Las anhidrasas carbónicas (**AC**) según el tipo que se trate pueden actuar en la zona extracelular de la membrana de la célula tubular y en el citoplasma. Para la función de acidificación en el riñón, dos isoformas de **AC** son las más importantes, la **AC** tipo II (**AC II**) y la **AC** tipo IV (**AC IV**).

La **AC II** se encuentra ampliamente distribuida en el citoplasma de todas las células tubulares.

La **AC IV** se encuentra en menor cantidad y está presente en el exterior de la membrana de las células tubulares. En la membrana luminal y basolateral del **TCP** (S1 y S2) y en la **RAGH**. Algunas células del **TCD** y **TC** tienen **AC IV** solo en la membrana luminal. Carecen de **AC IV** el segmento S3 del **TCP** y algunos segmentos del colector.

La enzima anhidrasa carbónica cataliza la reacción entre el COH_3^-,CO_2 y H_2O acelerando la disociación y formación de estas moléculas

SECRECIÓN DE H^+ EN LA MEMBRANA LUMINAL

Los mecanismos de secreción de los H^+ desde la célula a la luz tubular, a través de la membrana luminal son mediante: a) **contratransporte Na^+/H^+**, b) **bomba electrogénica de H^+** y c) **bomba de intercambio K^+/H^+** (*figura IX-3)*.

Los mecanismos de secreción de los H^+ desde la célula a la luz tubular son: a) contratrasporte Na^+/H^+, b) bomba electrogénica de H^+ y c) bomba de intercambio K^+/H^+

Contratransporte Na^+/H^+

El **contratransportador NHE3** localizado en la membrana luminal de las células tubulares secreta H^+ intercambiándolos por Na^+ (*figura IX-3,A)*.Es cuantitativamente el mecanismo más importante para la secreción de H^+ en el riñón si bien no genera grandes diferencias de gradiente de concentración transepitelial de H^+. Es un transporte activo secundario, que utiliza el gradiente de concentración favorable para la entrada de Na^+ en la célula (generado por la bomba ATPasa Na^+/K^+ basolateral) para secretar H^+ hacia la luz tubular en contra de gradiente de concentración. Está presente principalmente en todo el **TCP** y también se encuentra en la **RAGH** y en el **TCD.**

Bomba electrogénica de H^+

Esta bomba **electrogénica impulsada por ATP** (H^+/ATPasa) transporta los H^+ hacia la luz tubular. Puede establecer grandes gradientes de concentración transepiteliales de H^+, logrando reducir el pH de la orina a valores entre 5 y 4,5. Estas bombas se localizan en la membrana luminal a lo largo de todos los túbulos de la nefrona, especialmente en el **TCD** y **TC** en las células intercalares de tipo α (*figura IX-3, A y B)*. Además, también existe este tipo de bombas en las membranas basolaterales de las células intercaladas de tipo β, pero estas secretan H^+ hacia el torrente sanguíneo. Estas bombas son estimuladas por la aldosterona (*figura IX-8)*.

Bomba de intercambio de H^+/K^+

La bomba de intercambio H^+/K^+/ATPasa electroneutra, utiliza la energía del ATP para secretar los H^+ desde la célula tubular hacia la luz tubular y reabsorber el K^+ desde la luz tubular al interior celular. Está presente principalmente en el **TC** (*figura IX-3,B)*.

Mecanismos de secreción de H^+ en la membrana luminal de las células tubulares

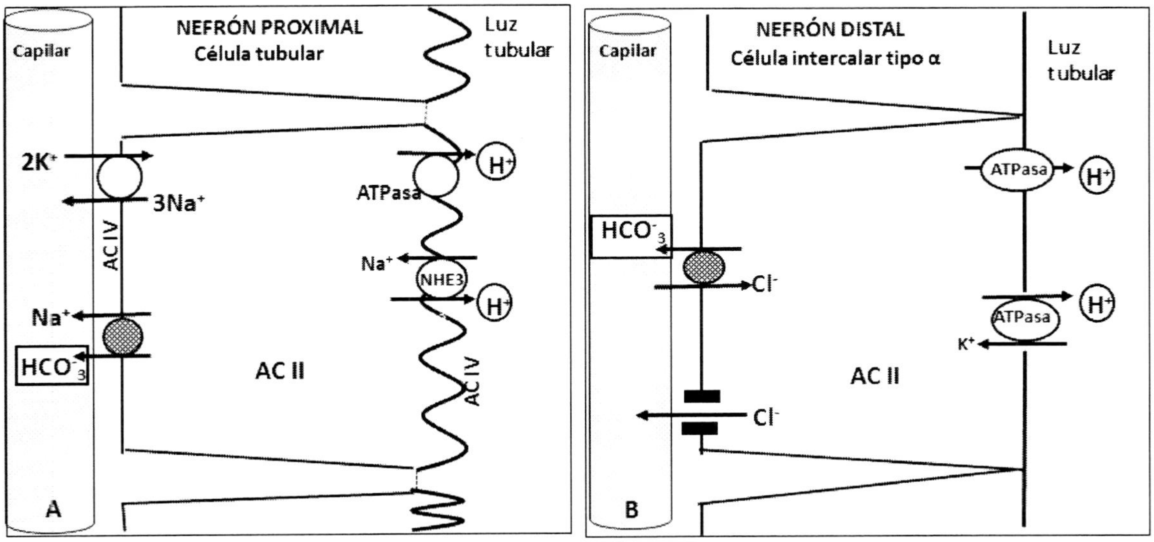

*Figura IX-3. A: Secreción de H^+ por el contratransportador NHE3 Na^+/H^+ en el **TCP**, **RAGH**, **TCD**. **B:** secreción de H^+ en las células intercalares α del **TC** por un contra transporte, H^+/K^+ ATPasa. **A y B**: secreción de H^+ en todos los segmentos de la nefrona por una traslocasa de H^+ ATPasa. **TCP**: túbulo contorneado proximal, **RAGH**: rama ascendente gruesa de Henle, **TCD**: túbulo contorneado distal, **TC**: túbulo colector.*

Mecanismos reguladores de la secreción de H^+

La secreción de H^+ requiere una fina regulación para mantener la homeostasis del equilibrio ácido-base. Los estímulos para la secreción de H^+ son:

-Acidosis metabólica, la disminución del pH extracelular es el principal estímulo para la secreción de H^+. La acidosis aumenta el reclutamiento y transporte de moléculas de la bomba H^+/ATPasa hacia las membranas apicales de las células intercalares α y la alcalosis produce el efecto opuesto.

-Acidosis respiratoria, el aumento de la pCO_2 plasmática estimula en forma directa la secreción de H^+ actuando sobre las células tubulares

-Disminución del volumen efectivo circulante (VEC), ante esta situación los mecanismos homeostáticos de compensación, aumenta la liberación de angiotensina II y aldosterona. Si bien el principal objetivo de este mecanismo es restaurar el volumen perdido mediante la reabsorción de Na^+ y agua, también estimulan la secreción de H^+ (ver capítulo V). La aldosterona y la angiotensina II estimulan la bomba electrogénica de H^+ por un mecanismo directo. Como por un mecanismo indirecto, al estimular la captación de Na^+ desde la luz tubular generan un aumento del potencial eléctrico negativo de la luz tubular que favorece la secreción de H^+.

-Disminución de la concentración plasmática del K^+, estimula la secreción de H^+ porque aumenta el intercambio luminal de K^+/H^+ en las células intercaladas α, independiente del pH extracelular.

-Glucocorticoides, favorecen la actividad del intercambio de Na^+/H^+ por el contratransporte NHE3 en el **TCP** y de este modo estimulan la secreción de H^+.

MANEJO RENAL DEL BICARBONATO (HCO_3^-)

El bicarbonato en el riñón se filtra y se reabsorbe. Cuando se produce exceso de bases en los líquidos orgánicos también puede ser secretado.

En el riñón el HCO_3^- se **filtra** y se **reabsorbe** casi totalmente, de modo que la orina prácticamente no contiene HCO_3^-. La carga filtrada (**CF**) de HCO_3^- es de 4320 mEq/día. Los riñones recuperan prácticamente la totalidad del HCO_3^- filtrado, reabsorbiendo el 99,99% del total que el glomérulo le oferta al túbulo (*figura IX-4*).

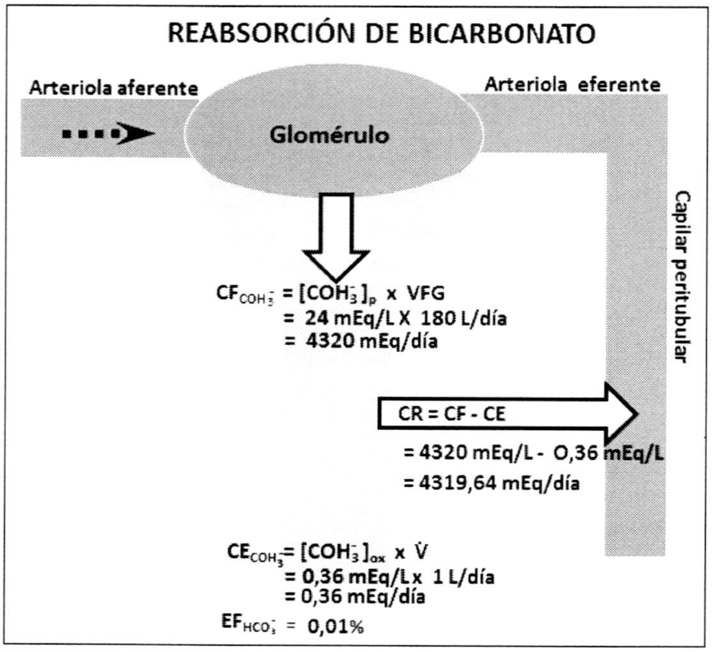

Figura IX-4. *La **CF** de HCO_3^- es de 4320 mEq/día, la **CR** de 4319,64 mEq/día y la **CE**:0,36 mEq/día. **CF**: carga filtrada, **CR**: carga reabsorbida, **CE**: carga excretada.*

Se reabsorbe el 80% del HCO_3^- filtrado en el **TCP**, 10% en la **RAGH** y finalmente, casi todo el 10% restante en el **TCD** y **TC** (*figura IX-5*).

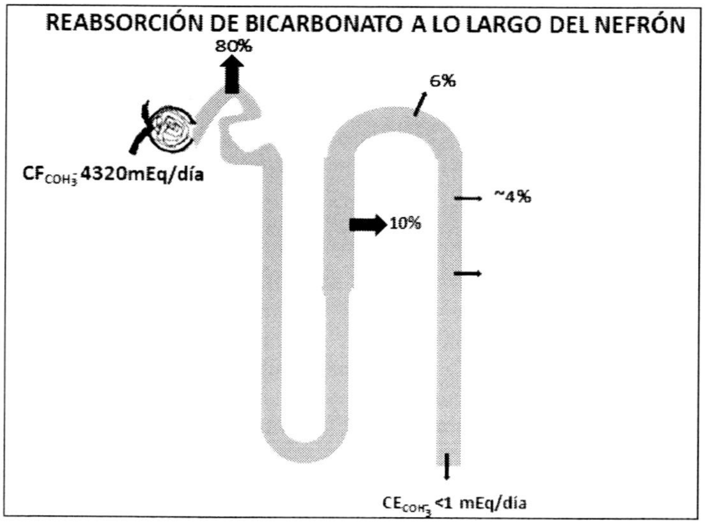

Figura IX-5. *Porcentaje de reabsorción de bicarbonato en los diferentes sectores de los túbulos de la nefrona. **CF**: carga filtrada, **CE**: cantidad excretada.*

Cuando se produce aumento de la concentración plasmática de HCO_3^- por encima de un nivel determinado en el que se supera el umbral renal (**UR**) del HCO_3^-, su reabsorción tubular es incompleta, apareciendo este ion en gran cantidad en la orina. El **UR** para el HCO^-_3 es de 26 mEq//L en el adulto y de 22 mEq//L en el lactante.

También cuando se presenta exceso de bases en el organismo, el HCO_3^- puede ser secretado, eliminándose gran cantidad de HCO_3^- en la orina (álcali titulable). En condiciones normales la **CE** de HCO_3^- es de aproximadamente 0,36 mEq/día y la **EF** de 0,01% (*cuadro IX-2).*

CF, CR, CE y EF de HCO_3^- en los túbulos renales

	CF	CR	CE	EF
HCO^-_3	4320 mEq/día	99,99%	0,44 mEq/día	0,01%

***Cuadro IX-2**: **CF**: carga filtrada, **CR**: carga reabsorbida, **CE**: carga excretada, **EF**: excreción fraccional.*

MECANISMO DE REABSORCIÓN DE HCO_3^-

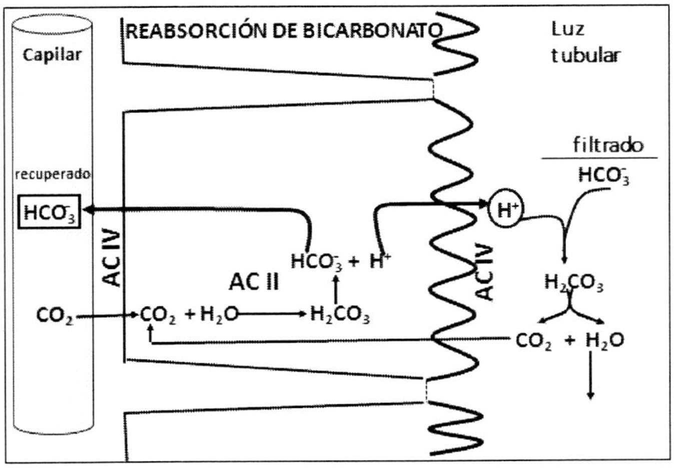

***Figura IX-6.** Modelo básico de reabsorción de bicarbonato. Presencia de **AC II** en el citoplasma y **AC IV** en el ribete en cepillo y en la membrana baso lateral. **AC**: Anhidrasa carbónica.*

Los mecanismos de transporte en la membrana luminal y basolateral del HCO_3^- varían a lo largo de los túbulos. Si bien independientemente de la región, el mecanismo básico de la reabsorción de HCO_3^- es el mismo:

Manejo del HCO_3^- en la luz tubular e intracelular

-Los H^+ transportados hacia la luz por las células tubulares titulan el HCO_3^- filtrado para formar H_2CO_3, el cual se disocia para constituir H_2O y CO_2, la **AC IV** acelera esta reacción.

-El CO_2 formado difunde hacia la célula, a través de la membrana luminal que presenta una alta permeabilidad a este.

-En el citoplasma de la célula tubular, el CO_2 y el H_2O reaccionan para forman H_2CO_3 que se disocia en H^+ y HCO_3^-. Esta reacción es catalizada por de la **CA II**.

-Por último, los H^+ son secretados a través de la membrana luminal de la célula hacia la luz tubular y el HCO_3^- a través de la membrana basolateral es expulsado en dirección a la sangre.

- Es de notar que el bicarbonato filtrado no es el mismo que se incorpora al torrente sanguíneo, sino que fue resintetizado por el proceso antes detallado (*figura IX-6*).

Transporte de HCO^-_3 por la membrana basolateral

Los mecanismos de transporte del HCO^-_3 desde la célula al liquido peritubular a través de la membrana basolateral son: a) **cotransportador electrogénico HCO^-_3/Na^+**, b) **intercambio HCO_3^-/Cl^-**

a) Cotransportador electrogénico HCO_3^-/Na^+

Este cotransporte se encuentra en el **TCP** y presenta una distribución máxima en el S1, su presencia disminuye progresivamente a lo largo del **TCP** (*figura IX-3,A).*

b) Intercambio HCO_3^-/Cl^-

Se distribuye a lo largo de las membranas basolateral de las células de los túbulos del nefrón, se encuentra principalmente en el segmento S3 del **TCP**, en la **RAGH**, **TCD** y **TC** (*figura VIII-3,B).*

La salida de HCO_3^- a través de la membrana basolateral se produce mediante dos mecanismos: a) cotransporte electrogénico de Na^+/HCO_3^- y b) intercambio de Cl/HCO_3^-

DIFERENCIA EN LA REABSORCIÓN DE HCO_3^- EN LOS DISTINTOS SEGMENTOS DEL NEFRÓN

Túbulo contorneado proximal

En este túbulo se reabsorbe el 80% del HCO_3^- filtrado, dos terceras partes por los H^+ secretados mediante el contratransporte NHE3-Na^+/H^+ y el tercio restante por las bombas traslocadoras H^+/ATPasa.

Este proceso se ve facilitado por la alta disponibilidad de **AC II** en el citoplasma y la **AC IV** y en la membrana luminal y basolateral de las células tubulares que catalizan estas reacciones.

Finalmente, el transporte del HCO_3^- desde la célula al líquido peritubular a través de la membrana basolateral se realiza mediante el cotransportador electrogénico HCO_3^-/Na^+ (*figura IX-7).*

Asa gruesa de Henle, túbulo distal y colector

La secreción luminal de los H^+ que son utilizados para la reabsorción de HCO_3^- en estos segmentos se lleva a cabo por contratransporte Na^+/H^+ (que es probablemente NHE2), por bombas H^+/ATPasa (**especialmente en las células intercalares α**) y por bombas de intercambio $H^+/K^{+/}$ATPasa.

La **AC II** se encuentra en todos los segmentos, por lo contrario, la **AC IV** se encuentra en este túbulo en menor cantidad que en el **TCP**, habiendo incluso algunos sectores del colector que carece de ella. La salida de HCO_3^- al torrente sanguíneo se produce por un contratransporte HCO_3^-/Cl^- *(figura IX-8).*

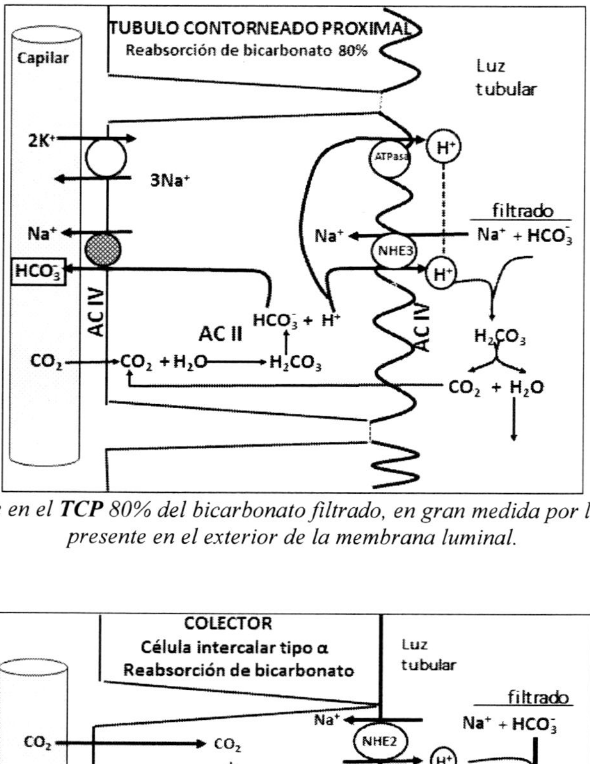

Figura IX-7. *Se reabsorbe en el **TCP** 80% del bicarbonato filtrado, en gran medida por la gran cantidad de **AC IV** presente en el exterior de la membrana luminal.*

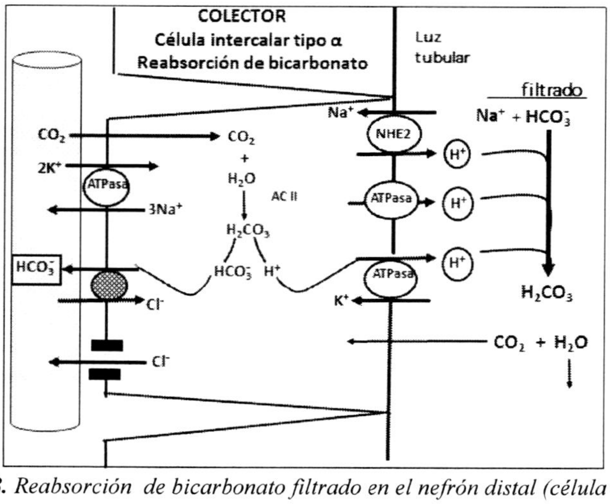

Figura IX-8. *Reabsorción de bicarbonato filtrado en el nefrón distal (célula intercala α)*

Mecanismos reguladores de la reabsorción de bicarbonato

Las modificaciones en la reabsorción de HCO_3^- dependen principalmente de las variaciones en:

-Aumentos del VFG
El aumento del **VFG** y del flujo luminal ocasiona un importante aumento de la reabsorción de HCO_3^- en el **TCP**. La mayor disponibilidad luminal de HCO_3^- y el alto flujo aumentan la actividad de la bomba H^+/ATP y del intercambiado NHE3 Na^+/H^+.

- Disminución del VFG
La disminución de la **VFG** genera en el túbulo renal disminución de la reabsorción de HCO_3^-. En ambos casos, disminución o aumento de la **VFG**, actúa el balance glomérulo tubular. Ante aumentos de la **VFG** este mecanismo propicia el aumento de la reabsorción de HCO_3^- evitando que se produzca acidosis. De igual forma ante una disminución de la **VFG** produce disminución de la reabsorción de HCO_3^- evitando que en estas circunstancias se produzca alcalosis metabólica.

-Expansión del volumen de LEC inhibe la reabsorción isoosmótica en el túbulo proximal y, por lo tanto inhibe la reabsorción de HCO_3^-.

-Disminución del volumen del LEC estimula la reabsorción isoosmótica en el túbulo proximal y, por lo tanto la reabsorción de HCO_3^-.

- Variación de la pCO_2 Este efecto se da con mayor preponderancia en los trastornos respiratorios crónico, el mecanismo sería la oferta de CO_2 al túbulo. El **aumento** produce incremento en la reabsorción tubular de HCO_3^- y la **disminución** reducen la reabsorción de HCO_3^-.

2. MECANISMO DE SECRECIÓN DE BICARBONATO

Cuando se genera un exceso de bases en el organismo, las células intercalares tipo β del túbulo colector tiene la capacidad de secretar HCO_3^-.
En el interior de la célula tubular reacciona el CO_2 y H_2O catalizado por la **AC II** y generando H_2CO_3 que se disocia en HCO_3^- y H^+.

El HCO_3^- es secretado hacia la luz tubular a través de la membrana luminal por un contratransporte HCO_3^-/Cl.
Por otra parte, del lado de la membrana basolateral una bomba H^+/ATPasa incorpora el H^+ al torrente sanguíneo *(figura IX-9)*.

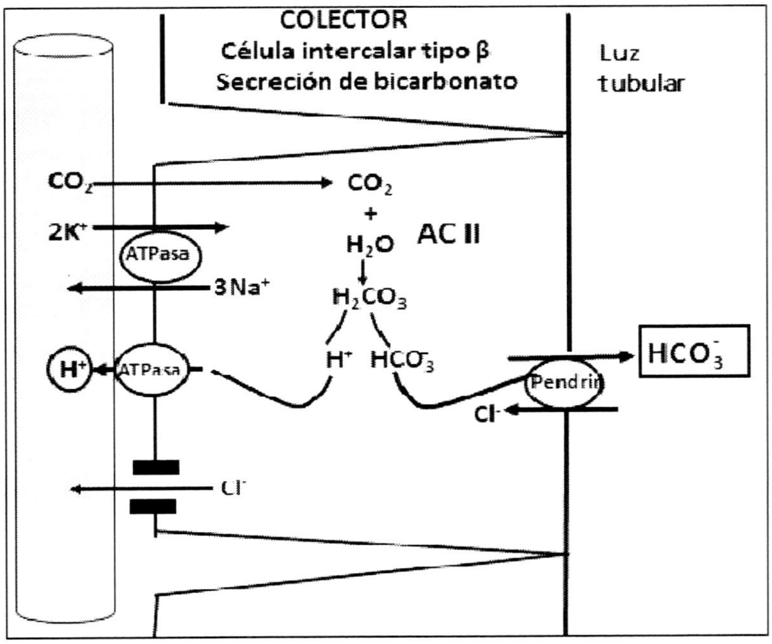

Figura IX-9. *Mecanismo de secreción de bicarbonato en las células intercalares tipo β.*

La eliminación de HCO_3^- por orina se denomina **álcali titulable**, en condiciones normales puede alcanzar un valor de 1 a 5 mEq/día. Valores superiores implica la presencia de un trastorno del equilibrio ácido-base (alcalosis).

EXCRECIÓN DE ÁCIDOS FIJOS Y FORMACIÓN DE NUEVO BICARBONATO

Los riñones aparte de reabsorben casi la totalidad del bicarbonato filtrado, excretan ácidos fijos unidos a amortiguadores urinarios y mediante este proceso generan nuevo bicarbonato.

Los riñones deben reabsorber todo el HCO_3^- filtrado (4320 mEq/día) y enfrentar el desafío de secretar y excretar por la orina los ácidos fijos (70 mEq/día) producidos por el metabolismo celular, la dieta y las perdidas intestinales diariamente. Si estos 70 mEq/día se eliminaran libremente (sin unirse a amortiguadores urinarios) en 1,5 litros de orina, llevarían el pH urinario a 1,3. Esto no es posible porque el epitelio del **TCP** con sus uniones epiteliales abiertas puede mantener un gradiente de pH de solo 0,5 unidades, es decir un pH de 6,9. El nefrón distal con sus uniones epiteliales cerradas puede mantener un mayor gradiente de concentración de H^+ con lo cual puede descender el pH del líquido tubular hasta 4,5. De esta forma el pH urinario más bajo que pueden alcanzar los riñones no es adecuado para excretar la cantidad de ácidos fijos producidos porque esta alta concentración de H^+ en la luz tubular bloquearía los mecanismos de secreción y a su vez los H^+ secretados retrodifundirían hacia la célula nuevamente.
Los riñones enfrentan esta situación uniendo los H^+ a los amortiguadores urinarios para poder excretar los ácidos fijos dentro de los valores de pH urinario fisiológicos de la orina.
Estos amortiguadores son filtrados por el riñón (fosfato, creatinina y urato) y sintetizado en las células tubulares del riñon (NH_3). El fosfato es el amortiguador filtrado más importante, pero su disponibilidad está limitado a la **CF** a nivel glomerular que depende de la concentración plasmática de este. En contraposición el amortiguador NH_3 que es sintetizado en el **TCP** mediante el metabolismo de la glutamina, es mas apto para dar respuesta amortiguadora ante disturbios ácido-base porque. Posee mecanismos adaptativos para incrementar su síntesis a una tasa que varía según las necesidades fisiológicas, desde valores normales de 50 mEq/día hasta 500 mEq/día.

Los 2 amortiguadores urinarios mas importantes son el fosfato inorgánico ($HPO_4^{2-}/H_2PO_4^-$) y el amoniaco (NH_3/NH_4^+).

Así estos dos amortiguadores urinarios son los más importantes (fosfato con un pK de 6,8 y el amoniaco con un pK de 9,3).Las características a tener en cuenta para una adecuada titulación de amortiguación al igual que en el plasma es que los amortiguadores urinarios se encuentran en concentraciones importantes y que su pK este cercano al pH del fluido.

LOS H^+ SE EXCRETAN UNIDOS A LOS AMORTIGUADORES URINARIOS EN FORMA DE:

1. **ACIDEZ TITULABLE (AT): Unidos a ácidos inorgánico en forma principal con los fosfatos.**
2. **EXCRECION DE ION AMONIO (NH_4^+).**

La combinación de los H^+ en la luz tubular con los amortiguadores urinarios (fosfato inorgánico y amoniaco principalmente) genera nuevo bicarbonato.

ACIDEZ TITULABLE

Excreción de H^+ unidos a amortiguadores filtrados

El fosfato, la creatinina y los uratos, constituyen los ácidos titulados por los H^+, que forman la acidez titulable (**AT**). Los valores normales de excreción son entre 10 a 40 mEq/día de H^+ titulados por estos amortiguadores.
El fosfato es el principal amortiguador de este grupo, proviene del filtrado glomerular. El fosfato plasmático que no está unido a las proteínas plasmáticas (90%) es filtrado a través de los capilares glomerulares. Posteriormente, alrededor del 85% del fosfato filtrado se reabsorbe mediante un cotransportador de Na^+-fosfato en la membrana luminal de las células del túbulo proximal (70% en el túbulo contorneado proximal y 15% en el túbulo recto proximal). La reabsorción de fosfato es mediante un mecanismo de Tm de reabsorción, por lo cual es saturable. El valor de la excreción fraccional de fosfato (**EF**$_{fosfato}$) es del 15% De esta forma, el fosfato que no es reabsorbido sirve de tampón urinario para aceptar los H^+ secretados, siendo parte de la **AT** (*figura IX-10*).

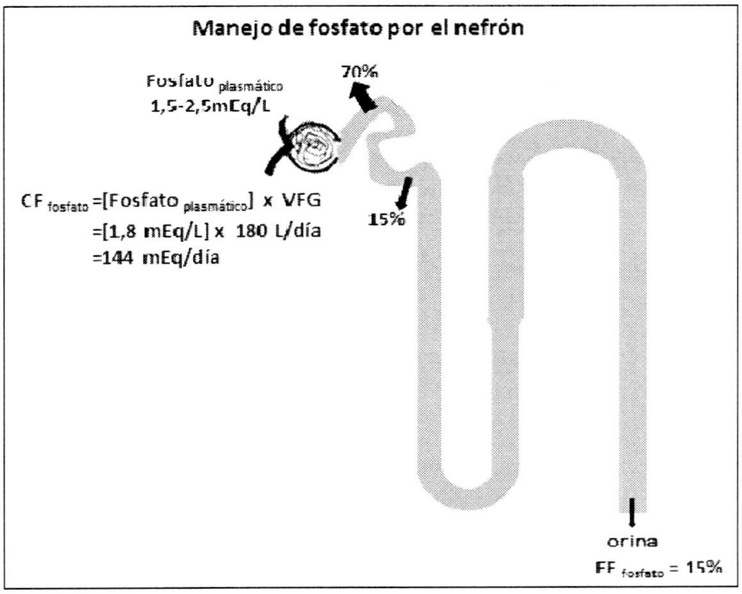

Figura IX-10. *Se toma como valor medio de concentración plasmática de fosfato 2 mEq/L, el 90% de este valor (1,8 mEq/L) no está unido a proteínas y filtra libremente. En el túbulo contorneado proximal se reabsorbe el 75% y en el túbulo recto proximal el 15% de la* ***CF*** *de fosfato.* ***EF***: *excreción fraccional,* ***CF:*** *carga filtrada.*

Su acción es limitada debido a que la cantidad que dispone el túbulo renal de este amortiguador es pequeña, porque depende de la carga filtrada de fosfatos (**CF**) y de la cantidad de fosfato que permanecen en la luz tubular.

La **CF** de fosfato (**CF**$_{fosfato}$ = [fosfato$_p$] x **VFG**) *es* baja, porque la concentración plasmática de este amortiguador es pequeña, 2,5 a 4,5 mg/dl o 1,5 a 2,5 mEq/L, siendo la cantidad disponible para ser filtrada solo el 90%, que es la porción de fosfato plasmático no unido a proteínas.

El aumento de la concentración plasmática de fosfato o de la **VFG** produce mayor disponibilidad tubular de este. Finalmente hay que tener en cuenta que, de todo el fosfato filtrado en el glomérulo, aproximadamente el 85% es reabsorbido en el túbulo proximal, por lo que solo permanece en la luz tubular un 15% para aceptar los H^+. Una ventaja del fosfato urinario es que su pK es 6,8 en la orina, siendo cercano al pH tubular, lo que permite que actúe en la parte optima de la curva de amortiguación. Los H^+ secretados a través de la membrana luminal reaccionan con el HPO^{2-}_4 del líquido tubular para formar $H_2PO^-_4$ de esta forma no solo **se elimina un H^+, sino que se adiciona al organismo un nuevo HCO_3^-**. Dos tercios del HPO^{2-}_4 son titulados con los H^+ secretados en el **TCP** y solo un tercio se titula en el nefrón distal. *(figura IX-11).*

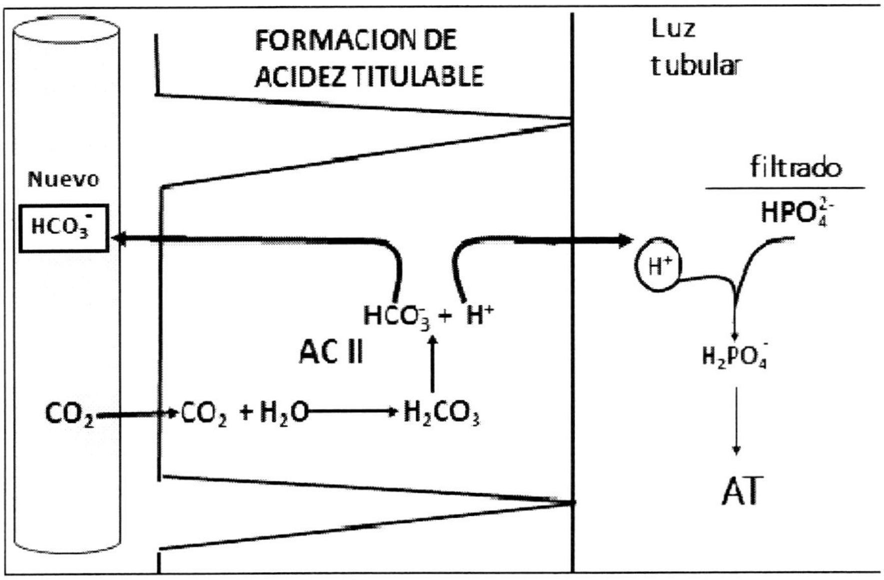

Figura IX-11. *El amortiguador urinario fosfato se une a los H+ secretados y genera nuevo bicarbonato. AT: acidez titulable.*

EXCRECIÓN DE ION AMÓNIO

Excreción de H^+ unido a amoníaco

Está formado por el par amoníaco (NH_3) / ion amónio (NH_4^+). Si bien el NH_3 es filtrado por el glomérulo, la cantidad es mínima por lo cual la contribución importante para la función amortiguadora en orina proviene del NH_3 sintetizado por las células tubulares. La producción de NH_4^+ se adapta a las necesidades de regulación del equilibrio ácido-base, pudiendo aumentar desde su valor normal de 50 mEq/día a 500 mEq/día.

La excreción de H^+ y formación de nuevo HCO_3^- por este sistema amortiguador se realiza en varias etapas:

a) La glutamina es producida en el hígado por el metabolismo de los aminoácidos y es transportada al interior de las células del **TCP**. Este es el sitio mas importante para la síntesis de NH_4^+, no obstante todas las celular tubulares tiene la capacidad de sintetizar NH_{4+}

b) En la célula tubular la glutamina es metabolizada produciendo NH_4^+ y 2 HCO_3^-.

c) El NH_4^+ es secretado a la luz en cotransporte con Na^+ (*figura IX-12*).

d) Los HCO_3^- formados son transportados al torrente circulatorio a través de la membrana basal en cotransporte con Na^+.

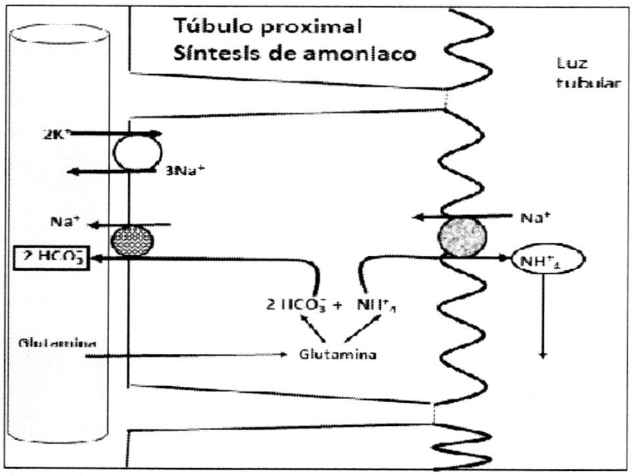

Figura IX-12. *Sínteses de íon amónio en el **TCP**. La secreción hacia la luz tubular del ión amónio genera dos nuevos bicarbonatos netos hacia el torrente sanguíneo.*

e) La **RAGH** reabsorbe el NH^+_4 transportandolo a través de la membrana luminal, sustituyendo el NH^+_4 por K^+ en el cotransporte $Na^+/2Cl^-/K^+$ y también por el canal luminal del K^+. El NH^+_4 se disocia en H^+ y NH_3 en el interior de la célula tubular, este último atraviesa la membrana basolateral, que es permeable a esta molécula hacia el interstício medular (*figura IX-13*). El asa de Henle juega un papel clave en la amoniogénesis, al permitir el paso del ion NH^+_4 desde la luz hacia la célula y NH_3 desde la célula hacia el intersticio medular. El H^+ sale hacia la luz tubular.

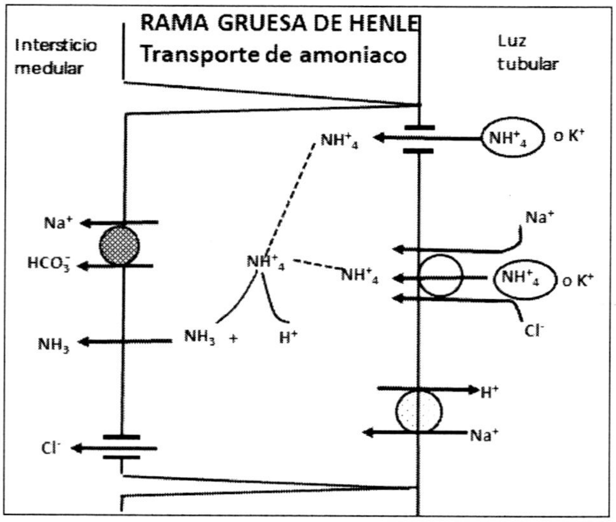

Figura IX-13. *Mecanismo de transporte del ión amónio (NH_4^+) en le membrana luminal de la Rama Gruesa de Henle (**RAGH**).*

f) El NH_3 del intersticio medular es liposoluble y se recicla nuevamente hacia **TCP** y **RDH**, también parte entra en los vasos rectos y abandona el riñón. Otra parte entra en la luz del colector, se une a los H^+ y forma NH^+_4 que no es liposoluble . De esta forma queda atrapado en la luz tubular para eliminarse por la orina. Este proceso se denomina **recirculación del amoníaco** *(figura IX-14 y 15)*.

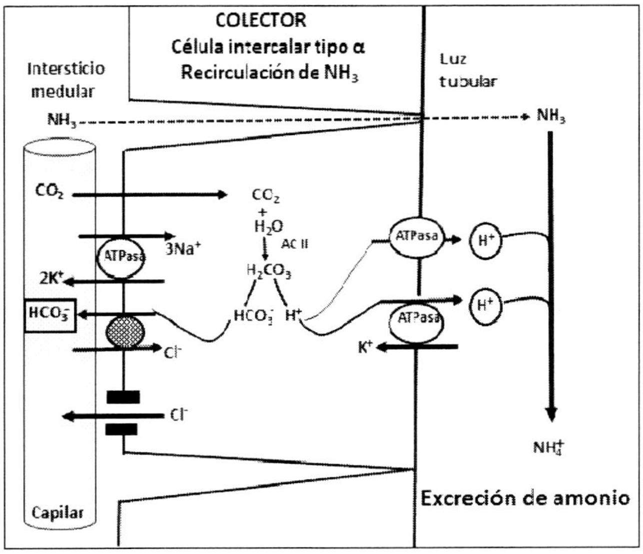

Figura IX-14. *El NH_3 del interstício medular difunde a la luz tubular, se convina con los H^+ secretados y es excretado em la orina como ion amonio (NH_4^+).*

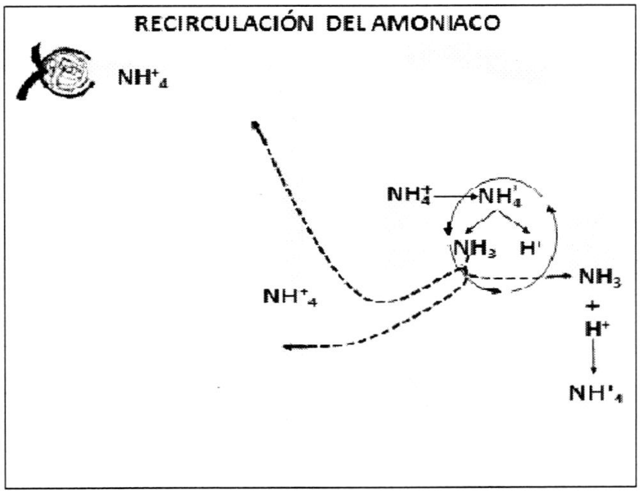

Figura IX-15. *Recirculación del amonio. Sale por la **RGAH**, concentrándose en la medula renal e ingresa nuevamente a la luz tubular por los túbulos colectores.*

Regulación de la amoniogénesis

Los principales factores que intervienen son:

-La disminución del pH del **LEC**, tanto en acidosis aguda como crónica es el principal estímulo para la síntesis de NH^+_4

-La hipopotasemia crónica probablemente por disminución del pH intracelular estimula la síntesis de NH^+_4.

-La angiotensina II, la insulina, la PTH, la dopamina y agonistas α-adrenérgicos estimulan la síntesis de NH^+_4 y las prostaglandinas la inhiben.

Bibliografía Recomendada

-Alvarado, L.C., Voyer, L.E., Bortolazzo, G.C., Estudio de acidificación urinaria mediante la prueba de furosemida. Medicina 1991; 51:338-42.

-Ayus, J. C., Caramelo, C., & Tejedor, A. (2007). Agua, electrolitos y equilibrio ácido-base. *Med. Panamericana*.

-Brenner, B. M., Ortega Marcos, O., & Rodríguez Villarreal, I. (2005). *Brenner y Rector, el riñón: tratado de nefrología* (No. 616.61). Elsevier,

-Cohen, J. J., Kassirer, J. P., & Gennari, F. J. (1985). *El equilibrio ácido-básico y sus trastornos*. Salvat. 2

-Davenport, H. W. (1966). El ABC de la química ácido-base Elementos fisiológicos y químicos de los gases de la sangre.

-Espinosa Santisteban, I., Pérez Mejías, A., Pérez Ramos, A., & Barber Fox, M. O. (2012). Metabolismo celular de la glucosa y la amoniogénesis en el riñón. *Revista Habanera de Ciencias Médicas, 11*(3), 339-347.

-Gennari, F. J., Adrogue, H. J., Galla, J. H., & Maddias, N. (Eds.). (2005). *Acid-Base disorders and their treatment*. CRC Press.

-Hamm, L. L., & Simon, E. E. (1987). Roles and mechanisms of urinary buffer excretion. *American Journal of Physiology-Renal Physiology, 253*(4), F595-F605.

-Kim, H. Y. (2009). Renal handling of ammonium and acid base regulation. *Electrolytes & Blood Pressure, 7*(1), 9-13.

-Rose, B. D., & Post, T. W. (2005). Introducción a los trastornos simples y mixtos del equilibrio ácido-base. *Trastornos de los electrólitos y del equilibrio ácido-base. Madrid: Marbán.*

-Seldin, D. W., & Giebisch, G. H. (Eds.). (1989). *The regulation of acid-base balance*. Raven Press (ID). 2

-Wang, T., Hropot, M., Aronson, PS, y Giebisch, G. (2001). Papel de las isoformas de NHE en la mediación de la reabsorción de bicarbonato a lo largo de la nefrona. *Revista Americana de Fisiología-Fisiología Renal, 281* (6), F1117-F1122.

-Wang, T., Yang, CL, Abbiati, T., Schultheis, PJ, Shull, GE, Giebisch, G., & Aronson, PS (1999). Mecanismo de absorción de bicarbonato de túbulos proximales en ratones nulos con NHE3. *Revista Americana de Fisiología-Fisiología Renal , 277* (2), F298-F302.

Capítulo X

Graciela Bortolazzo

CUANTIFICACIÓN DE LA EXCRECIÓN DE BASES Y ACIDIFICACIÓN URINARIA

1. Álcali titulable

En situaciones de sobrecarga de bases, el riñón excreta bicarbonato. Como también en situaciones normales, una pequeña cantidad de bicarbonato puede escapar a la reabsorción total y excretarse por orina, esta **CE** de bicarbonato constituye el denominado álcali titulable cuyo valor normal es de 1 a 5 mEq/día.

$$CE_{HCO_3^-} = [HCO_3^-]_o \times \dot{V}$$

$CE_{HCO_3^-}$: carga excretada de bicarbonato, $[HCO_3^-]_o$: concentración de bicarbonato en la orina, $\dot{V}$: volumen minuto urinario.

2. Acidez titulable (AT)

La acidez titulable (**AT**) está formada por los H^+ excretados en la orina unidos principalmente al amortiguador urinario fosfato, pero también a otros aniones orgánicos (creatinina, ácido urico, láctico, entre otros). De los amortiguadores que captan H^+ y conforman la **AT** el más importante es el fosfato inorgánico, debido a su concentración relativamente elevada respecto a los otros en la orina y también por su pK 6,8. En importancia le sigue la creatinina, el urato y otros amortiguadores que tienen una participación menor a la **AT**.

En valor normal de **AT** es de 20 a 40 mEq/L, la contribución de la creatinina a la **AT** es de aproximadamente 5 mEq/L.

$$AT = [\text{ácidos titulados}]_o \times \dot{V}$$

*AT: acidez titulable. **[Ácidos titulados]$_o$**: concentración de ácidos titulados en orina, $\dot{V}$: volumen minuto urinario.*

La contribución de la **AT** a la excreción neta de ácido (**ENA**) por la orina depende de:

1. Cantidad de amortiguador en el filtrado glomerular y en la orina final.

A medida que aumenta la carga filtrada del amortiguador urinario también aumenta la capacidad de aceptar H^+ y excretarlos.

La carga filtrada depende de la concentración plasmática del amortiguador y del **VFG**. Por ejemplo, el aumento de la concentración plasmática de HPO_4^{-2} (valor normal entre 1,5 a 2,5 mEq/L) les permite a los riñones excretar más H^+ en la orina en forma de $H_2PO_4^-$. Por el contrario, la disminución de la **VFG** (como sucede en la insuficiencia renal crónica) reduce la cantidad de HPO_4^{-2} disponible para la amortiguación, ocasionando la disminución de la excreción de **AT** y de este modo contribuye a la aparición de acidosis metabólica.

2. pK del amortiguador. El amortiguador debe tener un valor de pK que esté entre el pH del filtrado glomerular y el pH de la orina final para que sea eficaz como aceptor de H^+. Por ejemplo, el fosfato urinario cuyo pK es 6,8 actúa aceptando protones hasta que la orina desciende a un pH de 6,8. Posteriormente cuando continúa disminuyendo el pH urinario la creatinina que posee un pK de 5 contribuye a la amortiguación aumentando la captación de los H^+ urinarios.

3. pH de la orina. Independientemente del pK del amortiguador, cuanto más bajo sea el pH urinario, más H^+ estarán unidos al amortiguador y mayor será la cantidad de ácido excretado como **AT**.

El ácido titulable debido al fosfato (unión de los H^+ al HPO_4^{-2} para formar $H_2PO_4^-$) que se excreta en orina es sustancial al final del túbulo proximal, el motivo es que el pH luminal iguala al pK del amortiguador al final de este. El ácido titulable secundario al fosfato (principalmente creatinina y ácido úrico) aumenta a medida que el pH luminal disminuye hasta 4,4 a lo largo del nefrón distal donde el pH urinario se acerca al pK de la creatinina y de otros pequeños ácidos orgánicos (ácidos úrico, láctico, pirúvico y cítrico) que también contribuyen a la cantidad de ácido titulable (*figura X-1*).

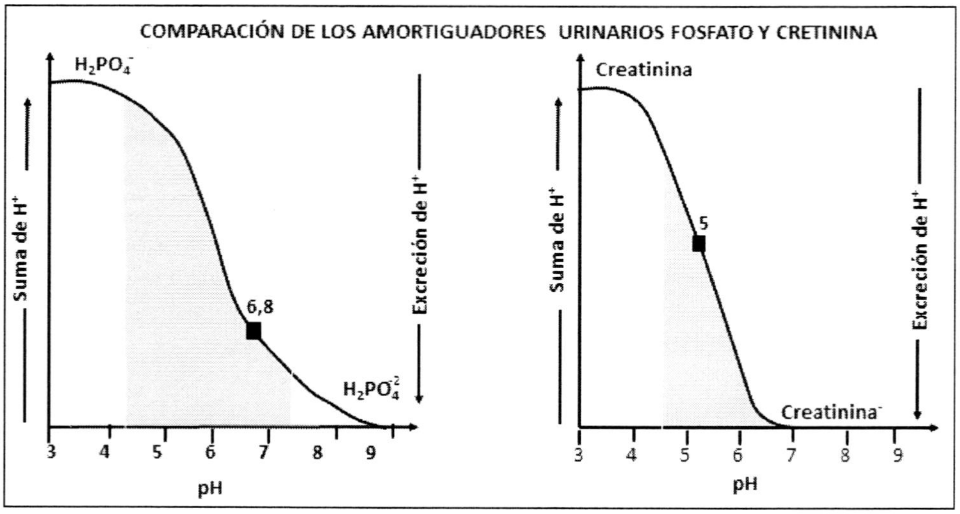

Figura X-1. *Comparación del fosfato inorgánico y la creatinina como amortiguadores urinarios. El fosfato con pH 6,8 y la creatinina con pK 5. Las zonas sombreadas muestran la cantidad total de H⁺ excretados en la orina unido a estos amortiguadores.*

3. Excreción de ion amonio

Los H^+ excretados por la orina unidos al amoniaco constituyen la excreción del ión amonio. El Valor normal es de 30 a 50 mEq/ día pudiendo aumentar hasta 500 mEq/día.

$$CE_{NH_4^+} = [NH_4^+]_o \times \dot{V}$$

$CE_{NH^+_4}$: carga excretada de ion amonio, $[NH^+_4]_o$: concentración de amonio en la orina, $\dot{V}$: volumen minuto urinario.

4. Excreción neta de ácido (ENA)

Se calcula sumando la cantidad excretada de ion amonio y la acidez titulable, a lo que se le resta la cantidad excretada de HCO^-_3. La causa por la que se resta la excreción de HCO_3^- es porque la pérdida de este es la misma que la cantidad de H^+ ganada por la sangre. El valor normal de la **ENA** es entre 50 a 90 mEq/día. Corresponde 1/3 a la acidez titulable y 2/3 a la cantidad excretada de ion amonio.

$$ENA = ([NH_4^+]_o \times \dot{V}) + ([\text{ácidos titulados}]_o \times \dot{V}) - ([HCO_3^-]_o \times \dot{V})$$

*ENA: excreción neta de ácido, $[NH^+_4]_o$: concentración de ion amonio en orina, **[ácidos titulados]$_o$**: concentración de ácidos titulados en orina, $[HCO^-_3]_o$: concentración de bicarbonato en orina, $\dot{V}$: volumen minuto urinario.*

PRUEBAS DE ACIDIFICACIÓN URINARIA

La secreción de H^+ y acidificación urinaria que se produce en la nefrona distal se puede valorar mediante la prueba de sobrecarga alcalina pCO_2 (u-s), la prueba de sobrecarga de cloruro de amonio y la prueba de furosemida.

Prueba de sobrecarga alcalina pCO_2 (u-s)

Se administra una sobrecarga de HCO_3^- para superar su **UR** y producir una sobrecarga alcalina en el túbulo distal. Esta prueba funcional permite medir la capacidad de acidificación de la nefrona distal dado que se explora la máxima capacidad de secretar H^+ hacia la luz tubular para que se unan con el HCO_3^- administrado. El HCO_3^- reacciona con los H^+ secretados y se produce H_2CO_3. La ausencia luminal de **AC IV** hace que el desdoblamiento de H_2CO_3 a CO_2 y H_2O se haga en forma lente. El CO_2 producido en estas condiciones no puede reabsorberse y permanecerá en la orina, en consecuencia, la diferencia entre la pCO_2 urinaria y pCO_2 sanguínea -pCO_2 (u-s)- reflejará la excreción de H^+ en el túbulo distal. El valor normal es en la 1ra infancia: 44 ± 2 y 2da infancia: 44 ± 3. El adulto: 46 ± 2. Los valores de pCO_2 (u-s) menor a 20 o negativos indican inadecuada secreción de H^+.

Prueba de furosemida y de sobrecarga de cloruro de amonio

Las pruebas de administración de furosemida y sobrecarga de cloruro de amonio en pacientes normales producen aumento en la excreción de NH^+_4 urinario y disminución del pH_u. No se evidencia modificación en la excreción de **AT**. En pacientes que presentan alteraciones en la secreción de H^+ en el túbulo distal no se produce aumento de secreción de NH^+_4 ni descenso del pH_u.

El mecanismo por lo cual la furosemida estimula la secreción de H^+ en la nefrona distal, es probablemente por el aumento de la oferta distal de Na^+ generada por este diurético.

RESUMEN DE ECUACIONES

DENOMINACIÓN	ECUACIÓN	VALOR NORMAL
Álcali titulable mEq/día	$CE_{HCO_3^-} = [HCO_3^-]_o \times \dot{V}$	**0-5**
Acidez titulable mEq/día	$AT = [\text{ácidos titulados}]_o \times \dot{V}$	**20-40**
Excreción de ion amonio mEq/día	$CE_{NH_4^+} = [NH_4^+]_o \times \dot{V}$	**30-50 Puede aumentar hasta 500**
Excreción neta de ácido mEq/día	$ENA = ([NH_4^+]_o \times \dot{V}) + ([\text{ácidos titulados}]_o \times \dot{V}) - ([HCO_3^-]_o \times \dot{V})$	**50-90**

Bibliografía Recomendada

-Alvarado, L.C., Voyer, L.E., Bortolazzo, G.C., Estudio de acidificación urinaria mediante la prueba de furosemida. Medicina 1991; 51:338-42.

-Ayus, J. C., Caramelo, C., & Tejedor, A. (2007). Agua, electrolitos y equilibrio ácido-base. *Med. Panamericana*.

-Brenner, B. M., Ortega Marcos, O., & Rodríguez Villarreal, I. (2005). *Brenner y Rector, el riñón: tratado de nefrología* (No. 616.61). Elsevier.

-Cohen, J. J., Kassirer, J. P., & Gennari, F. J. (1985). *El equilibrio ácido-básico y sus trastornos*. Salvat. 2

-Davenport, H. W. (1966). El ABC de la química ácido-base Elementos fisiológicos y químicos de los gases de la sangre.

-Espinosa Santisteban, I., Pérez Mejías, A., Pérez Ramos, A., & Barber Fox, M. O. (2012). Metabolismo celular de la glucosa y la amoniogénesis en el riñón. *Revista Habanera de Ciencias Médicas*, *11*(3), 339-347.

-Gennari, F. J., Adrogue, H. J., Galla, J. H., & Maddias, N. (Eds.). (2005). *Acid-Base disorders and their treatment*. CRC Press.

-Hamm, L. L., & Simon, E. E. (1987). Roles and mechanisms of urinary buffer excretion. *American Journal of Physiology-Renal Physiology*, *253*(4), F595-F605.

-Kim, H. Y. (2009). Renal handling of ammonium and acid base regulation. *Electrolytes & Blood Pressure*, *7*(1), 9-13.

-Rose, B. D., & Post, T. W. (2005). Introducción a los trastornos simples y mixtos del equilibrio ácido-base. *Trastornos de los electrólitos y del equilibrio ácido-base. Madrid: Marbán.*

-Seldin, D. W., & Giebisch, G. H. (Eds.). (1989). *The regulation of acid-base balance*. Raven Press (ID). 2

-Wang, T., Hropot, M., Aronson, PS, y Giebisch, G. (2001). Papel de las isoformas de NHE en la mediación de la reabsorción de bicarbonato a lo largo de la nefrona. *Revista Americana de Fisiología-Fisiología Renal*, *281* (6), F1117-F1122.

-Wang, T., Yang, CL, Abbiati, T., Schultheis, PJ, Shull, GE, Giebisch, G., & Aronson, PS (1999). Mecanismo de absorción de bicarbonato de túbulos proximales en ratones nulos con NHE3. *Revista Americana de Fisiología-Fisiología Renal*, *277* (2), F298-F302.

Capítulo XI

Carlos Reyes Toso

PAPEL DEL PULMÓN EN LA REGULACIÓN ÁCIDO-BASE DEL ORGANISMO

La función principal del sistema cardiovascular y respiratorio es suministrar a todas las células del organismo los nutrientes y O_2 necesarios, y paralelamente eliminar los productos de desecho y el CO_2 producidos. En este sentido se debe tener presente que diariamente se producen entre 50 y 100 mEq de ácidos no volátiles (de naturaleza inorgánica y orgánica) que se excretan por lo riñones y cerca de 15.000 mEq de ácido volátil (ácido carbónico) que se elimina como CO_2 mediante la ventilación. De acumularse estos ácidos, rápidamente superarían la capacidad del sistema amortiguador y producirían una alteración importante en el pH normal del medio interno comprometiendo el funcionamiento del organismo y la vida misma.

En el resto de este capítulo se pasará a analizar los diferentes procesos que ocurren desde que se produce el CO_2 hasta que finalmente se elimina gracias a la función ventilatoria, y los mecanismos de regulación que tratan de mantener el pH del medio interno dentro de niveles normales, independientemente de las variaciones experimentadas en la producción de CO_2.

1. Producción y transporte de CO_2

El CO_2 es producido por el metabolismo en el ciclo del ácido cítrico en la matriz mitocondrial y difunde desde ésta hacia el citosol y finalmente desde la célula hacia los capilares. Dentro de los capilares se lo encuentra disuelto en el plasma que rodea a los eritrocitos y en el interior de los glóbulos rojos y formando diversos compuestos entre los que se destaca el bicarbonato (HCO_3^-).

a) Formación del ácido carbónico (H_2CO_3) y HCO_3^-

El CO_2 se hidrata según la siguiente reacción:

$$CO_2 + H_2O = H_2CO_3$$

A su vez, la disociación del CO_3H_2 (ácido débil) queda definida, aplicando la ley de acción de masas, por la siguiente ecuación:

$$K = \frac{HCO_3^- \times H^+}{H_2CO_3}$$

K: constante de disociación.

Como es difícil medir la concentración de H_2CO_3 y considerando que esta es proporcional a la cantidad de CO_2 disuelta, la ecuación anterior puede ser reformulada de la siguiente manera:

$$K = \frac{HCO_3^- \times H^+}{CO_2}$$

Como el H_2CO_3 es un ácido débil se disocia poco y el sistema ácido débil y base fuerte H_2CO_3/ [HCO^-_3] forma un sistema amortiguador o "buffer" de las modificaciones de pH en los líquidos corporales El hecho que este ácido débil sea dependiente de la concentración de CO_2 presente en la sangre adquiere gran importancia, por la capacidad de regular el pH en forma rápida a través de la función ventilatoria como se verá más adelante en este mismo capítulo.

b) Plasma

En el plasma el CO_2 se disuelve dependiendo la cantidad de la presión parcial y el coeficiente de solubilidad del gas, según lo estipulado por la Ley de Henry. En este caso la presión de CO_2 en el líquido capilar (extremo venoso) es de aproximadamente 46 mmHg (6 mmHg más que la encontrada en el polo arteriolar) y su coeficiente de solubilidad (expresado por mmHg) es de alrededor 0.08 ml/100 ml. De esta manera el volumen disuelto representa alrededor del 3 % del total transportado de CO_2, mientras que cerca de otro 2 % de CO_2 reacciona con los grupos amino de las proteínas plasmáticas formando compuestos carbamínicos.

$$R{-}{-}{-}{-}\ NH_2 + CO_2 = R{-}{-}{-}{-}\ NHCOO + H$$

Como se observa en la reacción precedente, se liberan H^+ que deben ser amortiguados para evitar que como consecuencia de este proceso se produzca un descenso de pH. Por último, la mayor parte del CO_2 presente en el plasma se encuentra bajo la forma de HCO_3^-, que representa cerca del 95 % del CO_2 de este compartimiento. Este HCO_3^- se ha formado en el eritrocito como se verá en el punto siguiente. En el plasma se transporta alrededor del 70 % de todo el CO_2 presente en la sangre.

c) Eritrocitos

Dentro de los glóbulos rojos, el CO_2 se encuentra disuelto en el citosol (alrededor del 2 %), formando compuestos carbamínicos con la hemoglobina (aproximadamente el 4 %) y finalmente como HCO_3^-. Este HCO_3^- se produce rápidamente gracias a la existencia dentro del glóbulo rojo de la enzima anhidrasa carbónica, que cataliza la hidratación del CO_2 acelerándola unas 10.000 veces, formando H_2CO_3. Este como se viera anteriormente se disocia y forma HCO_3^- + H^+. Los H^+ son captados por la hemoglobina amortiguando su efecto sobre el pH, mientras que los iones HCO_3^- difunden del eritrocito siguiendo su gradiente de concentración a través del canal aniónico formado por la proteína transmembrana (proteína de banda 3) hacia el plasma intercambiándose con Cl^-. Este fenómeno es conocido como desplazamiento del Cl^- o "shift del Cl". Los procesos descriptos hacen que aumente la osmolaridad del eritrocito y por este motivo ingresa agua al glóbulo rojo. Esto explica el hecho que el glóbulo rojo procedente de sangre venosa sea ligeramente mayor que el de sangre arterial.
Del mismo modo que lo que ocurre en el compartimiento plasmático, la mayor parte del CO_2 se encuentra bajo la forma de HCO_3^- dentro del eritrocito, representando más del 90 % (*figura XI-1*). En la masa globular roja se transporta alrededor del 30% del CO_2 presente en la sangre.

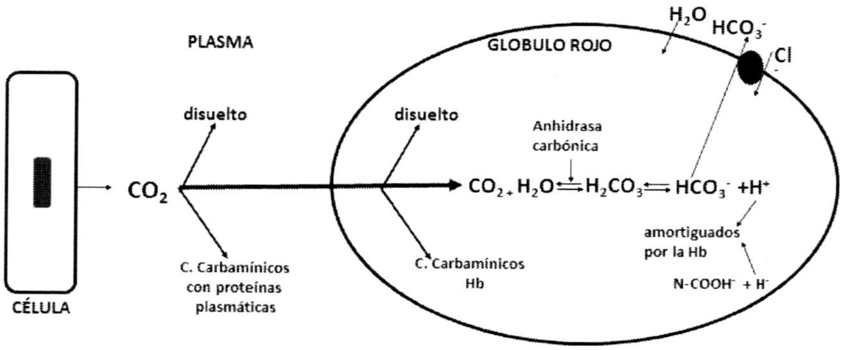

Figura XI-1: *Formas de transporte del CO_2.*

2. Regulación pulmonar del pH

El pulmón mediante la eliminación del CO_2 con la ventilación interviene regulando el pH de la sangre.

a) La ecuación de Henderson-Hasselbach

Como se visto al comienzo, la concentración de CO_3H_2 es proporcional a la cantidad de CO_2 disuelta, y su constante de disociación queda expresada en la ecuación:

$$K = \frac{HCO_3^- \times H^+}{H_2CO_3}$$

Si esta ecuación se expresa en forma logarítmica, y luego se despeja el log (H^+) se obtiene la ecuación de Henderson-Hasselbalch, que permite calcular el pH del medio que contiene al sistema amortiguador (HCO^-_3) /(H_2CO_3):

$$pH = pK + \log \frac{[HCO_3^-]}{pCO_2 \times \alpha}$$

Siendo el pK el -log de K (constante de disociación del CO_3H_2) y en donde "α" expresa la solubilidad del CO_2 (en mM de CO_2 × l × cada mmHg de pCO_2), y es igual a: 0.03 mM . l^{-1}. $mmHg^{-1}$ = 1.2 mM. l^{-1} para 40 mmHg de pCO^2.Cuando el pH del medio es igual al pK del sistema amortiguador (pH = pK) la capacidad amortiguadora del mismo es máxima debido a que la mitad del sistema está bajo la forma básica y la otra ácida (50 %. [HCO^-_3] y 50 % H_2CO_3). Como el pK del sistema amortiguador bicarbonato es de 6.1 y la [COH^-_3] es igual a 24 mM.l^{-1}, pH será igual a:

$$pH = 6.1 + \log \frac{24}{1,2} = 7.4$$

En este caso se comprueba que el sistema $[HCO^-_3]$ / (H_2CO_3) está actuando en la sangre lejos del pH óptimo (igual a su pK de 6.1) por lo que la efectividad amortiguadora está reducida. Sin embargo, como el H_2CO^3 se puede transformar en CO_2 y eliminarse por la ventilación pulmonar (a diferencia del HCO_3^- que se elimina por los riñones),el sistema $[HCO^-_3]$ / (H_2CO_3) tiene una gran importancia en la amortiguación del pH en condiciones fisiológicas. Como regla general se puede afirmar que un sistema amortiguador será eficaz siempre y cuando se encuentre separado por una unidad aproximadamente de pH de su punto óptimo (pK).

b) Mecanismo de la regulación pulmonar

Cuando se produce un descenso del pH (acidosis), se estimulan los quimiorreceptores periféricos (principalmente los carotídeos) y aumenta la ventilación. Esta situación determina que descienda la presión alveolar de CO_2 (hipocapnia) con lo cual tiende a aumentar el pH como mecanismo de compensación (ver ecuación de Henderson-Hasselbach en el punto 2-a).

Por el contrario, ante una alcalosis se dejan de estimular los quimiorreceptores carotídeos, disminuye la ventilación, aumenta la presión alveolar de CO_2 (hipercapnia) lo que se traduce en un incremento de la presión y concentración de CO_2 en la sangre con lo cual disminuye el pH.

Un ejemplo cotidiano de la importancia del aparato respiratorio en el mantenimiento del equilibrio ácido-básico, ocurre al efectuar un ejercicio. En estas circunstancias, la acumulación de lactato (ácido láctico) a nivel muscular como resultado del empleo de la vía metabólica anaeróbica, y su pasaje a la sangre trae como resultado un descenso del pH (acidosis de origen metabólico). Esta situación se registra por los quimiorreceptores periféricos (los centrales se encuentran dentro de la barrera hematoencefálica que no es atravesada fácilmente por los hidrogeniones por lo que no se estimulan en forma aguda), que incrementan la ventilación por encima de las necesidades de O_2 de los tejidos (fenómeno conocido como hiperventilación).

Ácido láctico ---- H^+ ----------- + HCO_3^- (del sistema HCO_3^-/ H_2CO_3) da como resultado la amortiguación temporal de los H^+ transformando este ácido en otro más débil con menor capacidad de disociación con lo que su efecto sobre el pH será menor.

A su vez el H_2CO_3 formado se encuentra en equilibrio en la siguiente reacción:

$$CO_2 + H_2O \Longleftrightarrow CO_3H_2 \Longleftrightarrow HCO_3^- + H^+$$

La eliminación adicional de CO_2 disminuye la concentración de CO_2 en la sangre (hipocapnia), (y por lo tanto la concentración de H_2CO_3) con aumento del pH a partir del componente respiratorio del sistema amortiguador HCO_3^-/ H_2CO_3, que contrarresta parcialmente la acidosis existente.

La intensidad de ejercicio por encima de la cual empieza a aumentar en forma progresiva la concentración de lactato en sangre, recibe el nombre de umbral anaerobio (*figura XI-2*).

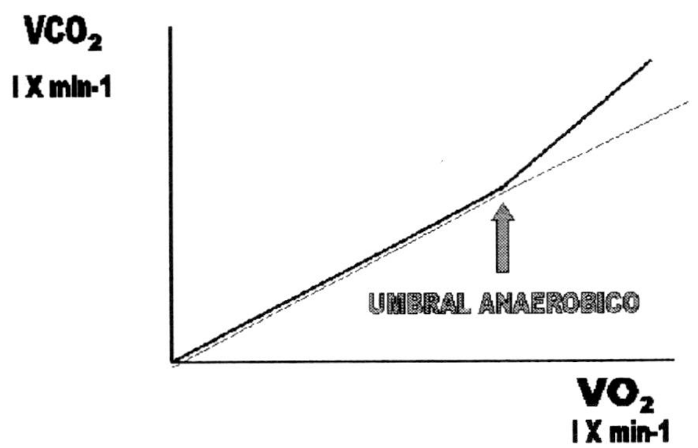

Figura XI-2: *VCO_2: producción de CO_2 y VO_2= consumo de O_2.*

A partir de ese momento la ventilación se incrementa en forma desproporcionada con respecto al O2 consumido. Como la ventilación es superior a la producción de CO_2, disminuye la presión alveolar de CO_2 elevando el pH de la sangre.
Las alteraciones del equilibrio ácido-base pueden ser de causa respiratoria o metabólica. En las primeras, la hiperventilación (ventilación alveolar por encima de la necesidad metabólica) persistente produce una alcalosis respiratoria, mientras que la hipoventilación (ventilación alveolar por debajo de las necesidades metabólicas) conduce a una acidosis respiratoria. El mecanismo responsable de la alteración del pH se encuentra en la reacción de hidratación del CO_2 que se vio anteriormente:

$$\mathbf{CO_2 + H_2O \Longleftrightarrow CO_3H_2 \Longleftrightarrow HCO_3^- + H^+}$$

De esta manera la hiperventilación disminuye la presión parcial de CO_2 en los líquidos corporales al incrementar su eliminación, y por lo tanto se produce menos CO_3H_2 y de esta forma se liberan menos H^+. Por el contrario, cuando un paciente hipoventila, la presión de CO_2 en la sangre aumenta por disminuir su eliminación y por lo tanto se forma más H_2CO_3 liberándose una mayor cantidad de H^+.
En los casos de origen metabólico el aparato respiratorio actuará tratando de compensar la alteración del pH producida. En una acidosis metabólica (por ejemplo, en una cetoacidosis diabética), la disminución del pH estimula los quimiorreceptores periféricos que al actuar sobre el controlador central ventilatorio induce una hiperventilación con eliminación de CO_2 y por lo tanto disminución de los H^+ liberados por el H_2CO_3. Esta respuesta ventilatoria es capaz de compensar en parte el descenso del pH. Lo opuesto ocurre en una alcalosis metabólica, en donde el paciente presentará hipoventilación con retención de CO_2 para tratar de compensar la alcalosis. Finalmente debe tenerse presente que siempre la regulación respiratoria es rápida pero menos potente que la renal
.

Bibliografía Recomendada

-Berend, K., De Vries, A. P., & Gans, R. O. (2014). Physiological approach to assessment of acid–base disturbances. *New England Journal of Medicine, 371*(15), 1434-1445.
-Brenner, B. M., Ortega Marcos, O., & Rodríguez Villarreal, I. (2005). *Brenner y Rector, el riñón: tratado de nefrología* (No. 616.61). Elsevier.
-Gennari, F. J., Adrogue, H. J., Galla, J. H., & Maddias, N. (Eds.). (2005). *Acid-Base disorders and their treatment*. CRC Press.
-Jameson, JL, Loscalzo, J. (2013). *Nefrología de Harrison y trastornos ácido-básicos, 2e* . McGraw-Hill Publishing.

Capítulo XII

Graciela Bortolazzo
Julio Berreta
Celso Quevedo

TRASTORNOS DEL EQUILIBRIO ÁCIDO-BASE

Parámetros básicos de laboratorio para el diagnóstico

El valor normal del pH sanguíneo arterial es entre 7,36 y 7,44, cualquier desviación de este rango por arriba o por debajo de este valor implica desequilibrio del estado ácido-base. Valores de pH arterial menores de 7,10 o mayores de 7,60 tienen alto grado de mortalidad, *(figura XII-1)*.

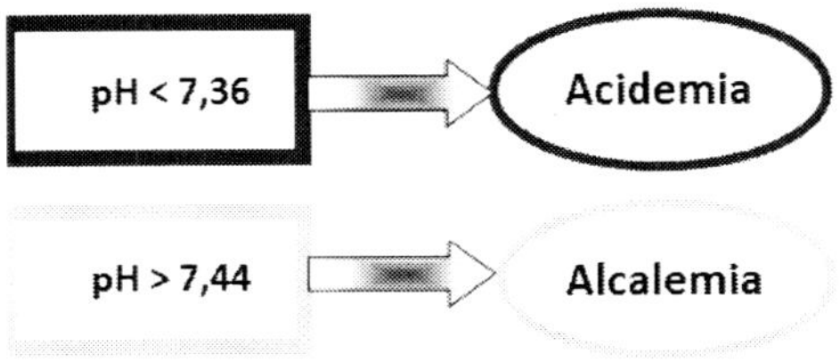

***Figura XII-1**. Valores de pH que determinan acidemia y alcalemia.*

	CAUSAS
Acidemia pH menor de 7,36	**Aumento de la pCO_2**
	Ganancia de ácidos fijos
	Pérdida de bases

Alcalemia pH mayor de 7,44	**Disminución de la pCO_2**
	Ganancia de bases
	Pérdida de ácidos (ClH)

Es de utilidad clínica distinguir los términos **acidosis** de **acidemia** y **alcalosis** de **alcalemia.**

Acidemia o **alcalemia** se refieren a la existencia de un pH fuera de los límites normales en la sangre.

En cambio, **acidosis** y **alcalosis** se refieren al trastorno fisiopatológico que disminuye o aumenta la concentración de H^+ pudiendo presentar el pH arterial normal o alterado.

Para determinar el tipo de trastorno del estado ácido-base de un paciente es necesario conocer tres parámetros básicos:

a) pCO_2
b) HCO_3^-
c) pH

Los 3 parámetros básicos que permiten diagnosticar el tipo de trastorno ácido básico del paciente son el pH, la pCO_2 y la concentración de HCO^-_3

Los valores normales de las variables más significativas para el diagnóstico de los trastornos ácido /base son:

pH: 7,40 (7,36 -7,44)
$[H^+]$: 40 (36-44) nEq/L
pCO_2: 40 (36-44) mmHg
HCO_3^-: 24 (21-27) mEq/L

Los valores de pH y pCO_2 se miden en una muestra de sangre, en el laboratorio, en forma directa mediante electrodos diseñados a tal fin. La concentración plasmática de HCO_3^- se determina en forma indirecta mediante el nomograma de alineamiento de Siggars Andersen. Se une con una línea recta el valor mensurado de pH y pCO_2. Esta recta intercepta un eje con el valor de la concentración plasmática de HCO_3^- y de **EB**. *(figura XII-2)*. En los adultos la determinación de pCO_2 y pH se realiza extrayendo una muestra de sangre arterial por punción de arteria radial o femoral. En la práctica pediátrica en raras ocasiones se realiza punciones arteriales con el único fin de obtener una muestra de sangre para estas determinar, por las dificultades y riesgos de este procedimiento. Habitualmente se utiliza una muestra de sangre venosas y se correlaciona con valores existentes en tablas de conversión entre sangre venosa y arterial.

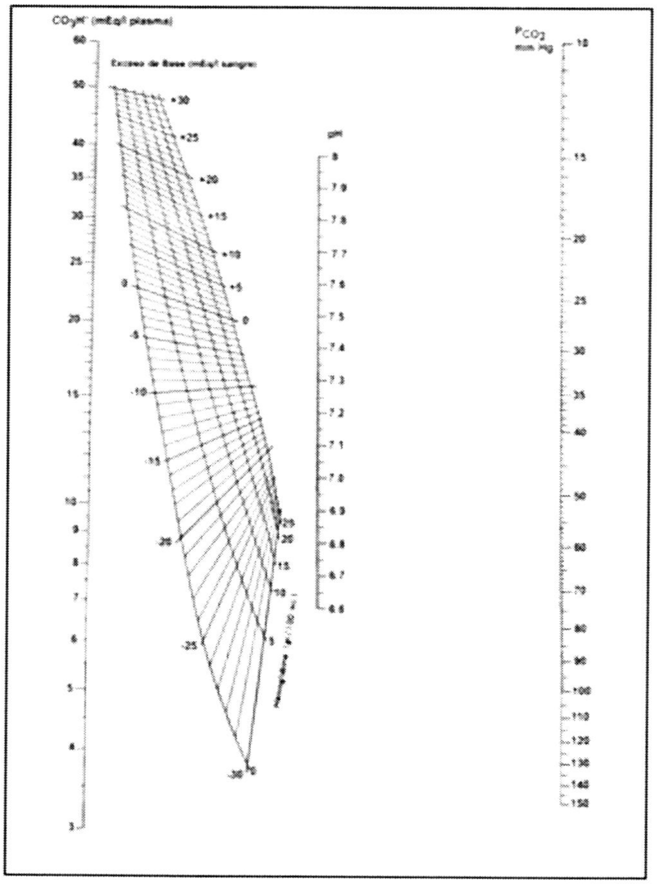

Figura XII-2. *Normograma ácido-base Siggars Andersen, gráfico de líneas que permite determinar la concentración de HCO_3^- y el **EB** de un paciente a través de la determinación de pCO_2 y pH.*

CAUSAS DE LOS TRASTORNOS ÁCIDO-BASE

El principio isohídrico determina que con solo medir la concentración de H^+ de uno de los pares conjugado ácido-base de la solución se puede conocer el pH de esta (*capítulo VI*). Esta posibilidad es de utilidad clínica, dado que en base a este principio aplicando la ecuación de Henderson-Hasselbach, al par amortiguador HCO_3^-/ CO_3H_2, se puede conocer el pH de la sangre. En esta ecuación el HCO_3^- representa al componente metabólico y la pCO_2 el componente respiratorio de la ecuación (*figura XII-3*).

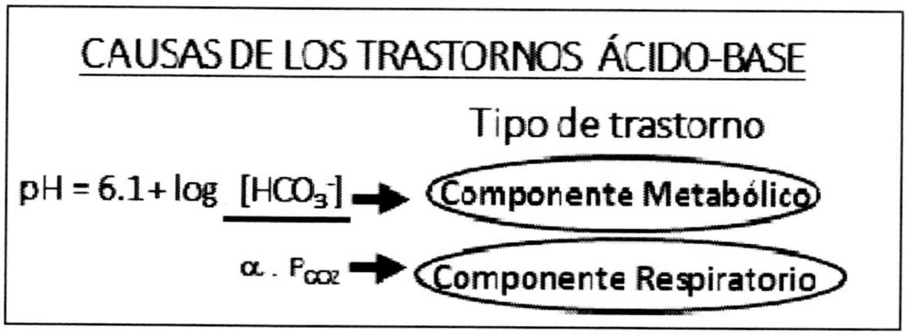

Figura XII-3*. La determinación de las modificaciones del componente metabólico o respiratorio de la ecuación de Henderson-Hasselbach permiten caracterizar el tipo de trastorno ácido-base que se trate.*

Los trastornos del equilibrio ácido-base pueden ser producidos por alteraciones de causa respiratorio o metabólica.

Trastorno ácido-base de causa metabólica

Cuando se produce modificación primaria de la concentración plasmática de **HCO_3^-**, puede ser de causa renal o extrarenal y se denomina de **causa metabólica** (*figura XII-4*).

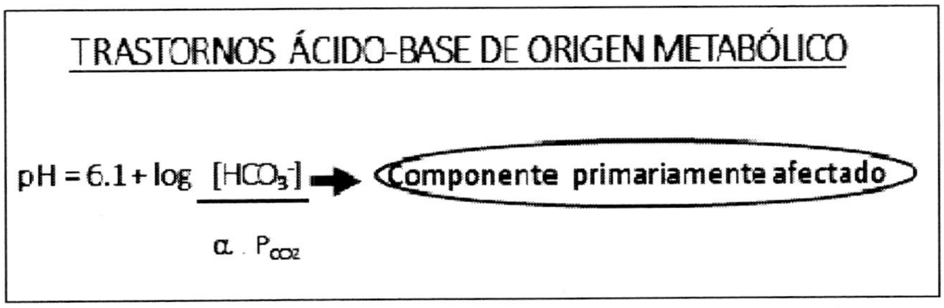

Figura XII-4. *Trastorno ácido-base de origen metabólico, se produce modificación primaria de la concentración plasmática de HCO_3^-.*

Trastorno ácido-base de causa respiratoria

Cuando se produce modificación primaria de la **pCO_2**, el trastorno ácido-base, es causado por el pulmón y se denomina **de causa respiratoria** (*figura XII-5*).

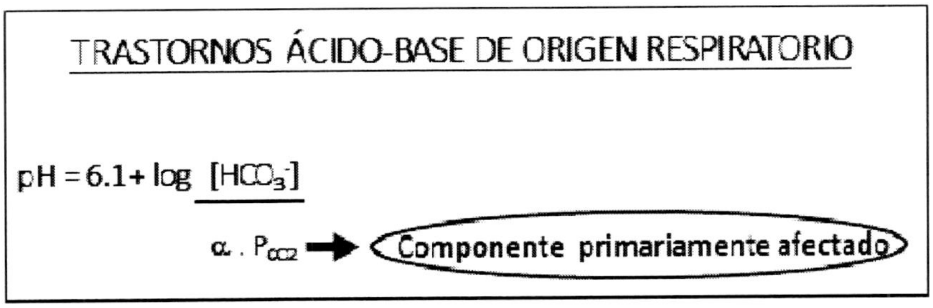

Figura XII-5. *Trastorno ácido-base de origen respiratorio, se produce modificación primaria de la pCO_2.*

TRASTORNOS ÁCIDO-BASE COMPENSADOS Y DESCOMPENSADOS

Cuando se produce un trastorno del equilibrio ácido-base, la primera línea de defensa en actuar son los **amortiguadores** que evitan bruscas variaciones del pH. Posteriormente actúan los mecanismos **compensadores** (pulmón y riñón).Se denomina trastorno ácido-base **compensado** cuando el componente de la ecuación de Henderson-Hasselbach primariamente no afectado (respiratorio o metabólico) modifica su función para tender a normalizar el pH. En el caso que estos mecanismos regulatorios no se lleven a cabo, se denomina **trastorno ácido-base descompensado.**

La respuesta compensadora para eliminar el exceso o déficit de bases o ácidos del organismo es realizada de acuerdo al origen del trastorno por el pulmón, por el riñón o por ambos.

Compensación

Alteración del componente primariamente no afectado para compensar la alteración producida por el componente primariamente afectado

Por ejemplo, *un paciente que presente una patología respiratoria que produce elevación de la pCO_2, ocasionando disminución del pH.*

El componente respiratorio (pulmón) de la ecuación de Henderson-Hasselbach es el primariamente afectado. El mecanismo de compensación será la respuesta del componente metabólico, primariamente no afectado. En este caso el riñón será el responsable de dar esta respuesta, aumentando la reabsorción de HCO_3^-, la excreción de H^+ y la generación de nuevo HCO_3^-, para incrementar la concentración plasmática de HCO_3^- y tender a la normalización del pH (*figura XII-6*).

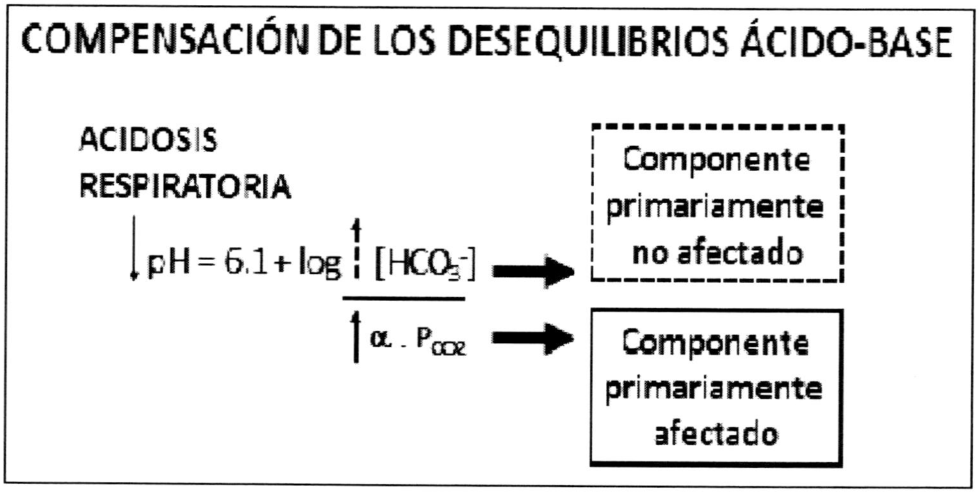

Figura XII-6. *El componente primariamente no afectado (metabólico-HCO_3^-) se modifica para compensar el trastorno producido por la alteración del componente primariamente afectado (respiratorio-pCO_2)*

La compensación se denomina **parcial** cuando **no** logra **normalizar el pH** y se denomina compensación **total** cuando logran llevar el **pH a la normalidad**.

COMPENSACIÓN PARCIAL

Cuando el componente primariamente no afectado se modifica para compensar el disturbio ácido-base pero no logra la normalización total del pH.

COMPENSACIÓN TOTAL

Cuando el componente primariamente no afectado se modifica para compensar el disturbio ácido-base logrando la normalización total del pH.

Cuando el disturbio ácido-base es de origen respiratorio (por ejemplo, EPOC), el componente metabólico es el que modifica su funcionamiento para dar una respuesta compensadora, siendo el riñón el que realiza esta acción.

Por otra parte si el disturbio ácido-base es de origen metabólico extrarenal, la respuesta compensadora la realiza el componente respiratorio (pulmón) y el riñón. Pero si el origen del disturbio es renal, la respuesta compensadora solo la puede realizar el pulmón. **Por ejemplo**, *un paciente que presenta una acidosis metabólica producida por una diarrea (perdida de bases)*. La compensación se puede llevar a cabo tanto por el pulmón como el riñón.

Por lo contrario, si el trastorno metabólico fue generado por el riñón, **por ejemplo**, un paciente con insuficiencia renal. La compensación solo puede ser realizar por el pulmón. El riñón no puede actuar en este caso porque el trastorno ácido-base que presenta el paciente fue generado por la enfermedad renal *(figura XII-7)*.

La acción del pulmón logra aproximadamente una compensación del 80% del disturbio ácido-base. Esto es debido a que el mecanismo que utiliza es la variación de la pCO_2, siendo este un factor limitante dado que la pCO_2 puede descender solo hasta 10 mmHg y aumentar hasta 50 mmHg como mecanismo compensatorio.

El riñón si bien tarda más tiempo en comenzar, su acción puede lograr compensaciones de casi el 100% principalmente aumentando la cantidad de H^+ excretados, como ion NH_4^+, que es producto de síntesis de las células tubulares renales y puede aumentar notablemente según las necesidades del organismo, hasta valores de 500 mEq/día.

Es de destacar que generalmente los mecanismos fisiológicos presentes en el organismo para compensar los trastornos ácido-base pueden no ser totalmente efectivos, por lo cual se deberá instaurar la terapéutica médica adecuada.

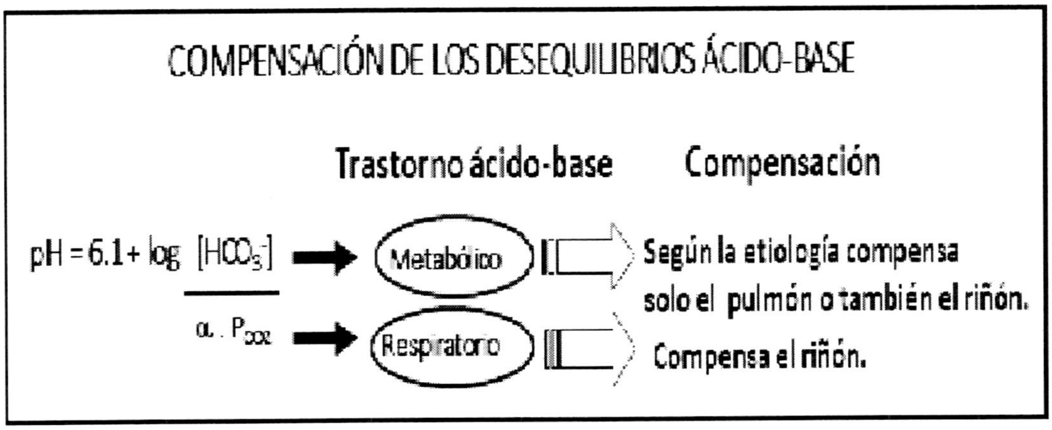

Figura XII-7. *Los trastornos ácido-base son compensados por el componente primariamente no alterado.*

ACCIONES COMPENSADORAS DEL PULMÓN Y DEL RIÑÓN

Pulmón

El pulmón puede compensar los trastorno ácido-base modificando la frecuencia respiratoria para normalizar el pH:

a) hiperventilación, ocasionando descenso de la pCO_2,
b) hipoventilación, produciendo aumento de la pCO_2.

Riñón

El riñón puede compensar los trastornos ácido-base modificando la cantidad de bases o ácidos fijos excretados por orina:

a) orina alcalina (aumento del álcali titulable) para disminuir la concentración plasmática HCO_3^-
b) orina acida (reabsorción de todo el bicarbonato filtrados, aumento la excreción de **AT**, aumento de la excreción de NH^+_4 y generación de nuevo HCO_3^-) para incrementar la concentración plasmática de HCO_3^- (*cuadro XII-1*).

TRASTORNO ÁCIDO-BASE

TRASTORNO ÁCIDO-BASE	ALTERACIÓN PRIMARIA	RESPUESTA COMPENSADORA	MECANISMO DE LA RESPUESTA COMPENSADORA
Acidosis metabólica	Disminución de HCO_3^-	Disminución de pCO_2	Hiperventilación Aumento de AT y secreción NH_4^- [1]
Alcalosis metabólica	Aumento de HCO_3^-	Aumento de pCO_2	Hipoventilación Aumento de álcali titulable [1]
Acidosis respiratoria	Aumento de pCO_2	Aumento de HCO_3^-	Aumento de AT y secreción NH_4^-
Alcalosis respiratoria	Disminución de pCO_2	Disminución de HCO_3^-	Aumento de álcali titulable

Cuadro XII-1. *Respuestas compensadora secundariapara normalizar el pH frente a la alteración primaria del componente metabólico y respiratorio que generan que general acidosis o alcalosis .*[1] *no se produce este mecanismo compensatorio si el riñón fue el causante del trastorno.*

RESPUESTA COMPENSADORA ESPERADA EN LOS TRASTORNOS ÁCIDO-BASE

Ante el trastorno del estado ácido-base, se puede calcular el valor esperado de la respuesta compensadora. Cuando la respuesta compensadora no es la esperada puede ser por dos razones:

a) se superó el límite inferior o superior posible de compensación y
b) se trata de un trastorno mixto *(tabla XII-1)*.

TRASTORNO ÁCIDO-BASE	COMPENSACIÓN ESPERADA del componen primariamente no afectado
Acidosis Metabólica	▪$\Delta PaCO_2$: 1,5 x $[HCO_3^-]$ + 8 ± 2 ▪$\Delta PaCO_2$: ↓1,25 mmHg x c/mEq/L ↓$[HCO_3^-]$ ▪$\Delta PaCO_2$: 15 + $[HCO_3^-]$ ▪$\Delta PaCO_2$: los 2 últimos dígitos del pH x 100
Alcalosis Metabólica	▪$\Delta PaCO_2$: ↑ 0,75 mmHg x c/mEq/L ↑ $[HCO_3^-]$ ▪$\Delta PaCO_2$: ↑ 6 mmHg x c/10 mEq/L ↑ $[HCO_3^-]$ ▪$\Delta PaCO_2$: 0,9 + $[HCO_3^-]$ + 9
Acidosis Respiratoria Aguda	▪ $[HCO_3^-]$: ↑ 0,1 mEq/L x c/mmHg ↑pCO_2
Acidosis Respiratoria Crónica	▪ $[HCO_3^-]$: ↑ 0,4 mEq/L x c/mmHg ↑ pCO_2
Alcalosis Respiratoria Aguda	▪ $[HCO_3^-]$: ↓ 0,2 mEq/L x c/mmHg ↓pCO_2
Alcalosis Respiratoria Crónica	▪ $[HCO_3^-]$: ↓ 0,4 mEq/L x c/mmHg ↓ pCO_2

Tabla XII-1. *Valores esperados de compensación pulmonar o renal según corresponda en relación con la alteración primaria.*

Por ejemplo, *un paciente que presenta los siguientes valores: pH 7,32, pCO_2 30 mmHg y concentración plasmática de HCO_3^- 14 mEq/L.*
El trastorno del equilíbrio ácido-base se caracteriza como acidemia metabólica parcialmente compensada. La respuesta compensatória esperada es la disminución de pCO_2. El problema a resolver será si el valor de pCO_2 que se quantifico en el paciente es la compensación esperada.

Cálculo de la pCO_2 esperada:
$\Delta pCO_2 = 1,5 \times [HCO_3^-] + 8 \pm 2$
$\Delta pCO_2 = 1,5 \times [14\ mEq/L] + 8 \pm 2$
$\Delta pCO_2 = 29 \pm 2$
El paciente presenta una pCO_2 de 30 mmHg por lo cual la pCO_2 medida en el paciente es coincidente a la pCO_2 esperada calculada.

LÍMITES DE COMPENSACIÓN

El pulmón puede aumentar o disminuir la pCO_2 para compensar los trastornos ácido-base metabólicos. La variación de la pCO_2 está limitada por valores extremos conocidos. Por encima o debajo de estos valores no se puede seguir variando la pCO_2.

El riñón también presenta este tipo de limitación para variar la concentración plasmática de HCO_3^-.
Estos límites se deben a que valores de pCO_2 o HCO_3^- superiores o inferiores a estos son incompatibles con la vida (*tabla XII-2).*

LIMITES DE COMPENSACIÓN

TIPO DE TRASTORNO	ALTERACIÓN PRIMARIA	RESPUESTA COMPENSADORA
Acidosis Metabólica	HCO_3^- disminuido	pCO_2 disminuye hasta 10 mmHg
Alcalosis Metabólica	HCO_3^- aumentado	pCO_2 aumenta hasta 50 mmHg
Acidosis Respiratoria	pCO_2 aumentada	HCO_3^- aumenta hasta 30 mEq/l
Alcalosis Respiratoria	pCO_2 disminuida	HCO_3^- disminuye hasta 18 mEq/l

Tabla XII-2. *La variación del HCO_3^- y CO_2 están limitadas por valores superior e inferior.*

TIPOS DE TRASTORNOS DEL EQUILIBRIO ÁCIDO-BASE

Los disturbios del estado ácido-base se pueden clasificar en:

1. Simples.
2. Mixtos.

Disturbio ácido-base simple
Cuando la alteración primaria es producida por solo uno de los componentes de la formula, metabólico (HCO_3^-) o respiratorio (pCO_2).

Disturbio ácido-base mixto. Cuando se altera en coexisten forma primaria dos o más alteración de tipo metabólico (HCO_3^-) y/o respiratorio (pCO_2).

TRASTORNOS SIMPLES DEL EQUILIBRIO ÁCIDO-BASE

Los trastornos simple del equilibrio ácido-base según el mecanismo de producción se clasifican en 4 entidades clínicas:

a) acidosis respiratoria (aguda o crónica).
b) alcalosis respiratoria (aguda o crónica).
c) acidosis metabólica.
d) alcalosis metabólica.

La *figura XII-8* orienta a su diagnostico.

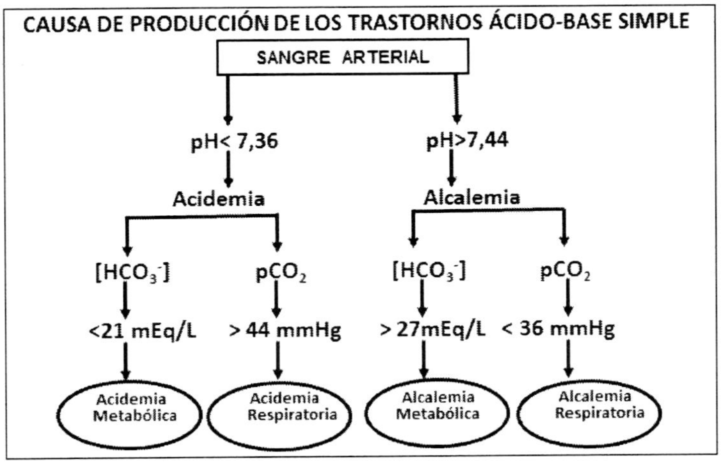

***Figura XII-8**. Los valores de pH, HCO_3^- y pCO_2 permiten diagnosticar los trastornos de acidemia y alcalemia metabólica o respiratoria.*

TRASTORNOS SIMPLES DE ORIGEN RESPIRATORIO

Las causas de origen respiratorio son generadas por **cambios primarios** en la función ventilatoria (neumonía, atelectasia, asma, EPOC, entre otras), que ocasionan **aumento o disminución de la pCO_2**.

<u>Los siguientes son ejemplos clínicos ilustrativos de estos trastornos.</u>

Ejemplo 1: acidemia respiratoria, *un paciente que presenta una patología que produce en forma aguda disminución de la ventilación alveolar (hipoventilación)*

-Generará aumento de la pCO_2. (componente respiratorio de la ecuación de Henderson-Hasselbach).

Se le realiza la determinación de pCO_2, HCO_3^- y pH, obteniéndose los siguientes valores *(cuadroXII-2)*:

pH	7,30 ↓	Parámetros compatibles con: ACIDEMIA RESPIRATORIA
HCO_3^-	26 mEq/L	
pCO_2	57 mmHg ↑	

***CuadroXII-2**. Parámetros compatibles con acidemia respiratoria descompensada.*

Ejemplo 2: alcalemia respiratoria, un *paciente que presenta una patología que produce en forma aguda aumento de la ventilación alveolar (hiperventilación).*

-Ocasionará disminución de la pCO_2 (componente respiratorio de la ecuación de Henderson-Hasselbach).

-Se le realiza la determinación de pCO_2, HCO_3^- y pH, obteniéndose los siguientes valores *(cuadroXII-3)*:

pH	7,55 ↑	Parámetros compatibles con: ALCALEMIA RESPIRATORIA
HCO_3^-	26 mEq/L	
pCO_2	31 mmHg ↓	

***CuadroXII-3**. Parámetros compatibles con alcalemia respiratoria descompensada.*

TRASTORNOS SIMPLES DE ORIGEN METABÓLICO

Las causas de origen **metabólico** son generadas por cambios **primarios** de **aumento o disminución** en la concentración plasmática del **HCO_3^-** debidas a alteraciones no respiratorias (gastrointestinal, renal, alteraciones del metabolismo, intoxicaciones entre otras). Este tipo de trastorno se clasifica según la causa productora en: a) **acidemia metabólica de origen renal** y b) **acidemia metabólica de origen extrarenal.**

Los siguientes son ejemplos clínicos ilustrativos de estos trastornos.

Ejemplo 1: **acidemia metabólica**, *un paciente que cursa una diarrea aguda.*

-Presentará disminución en la concentración plasmática de **HCO_3^-.** (componente metabólico de la ecuación de Henderson-Hasselbach).

-Se le realiza la determinación de pCO_2, HCO_3^- y pH, obteniéndose los siguientes valores *(cuadroXII-4)*:

pH	7,30 ↓	Parámetros compatibles con: ACIDEMIA METABÓLICA
HCO_3^-	16 mEq/L ↓	
pCO_2	35 mmHg	

CuadroXII-4. *Parámetros compatibles con acidemia metabólica descompensada.*

Ejemplo 2: **alcalemia metabólica**, *un paciente que ingiere una cantidad muy importante de bicarbonato de sodio.*

-Presentará **aumento** de la concentración plasmática de **HCO_3^-** (componente metabólico de la ecuación de Henderson-Hasselbach).

-Se le realiza la determinación de pCO_2, HCO_3^- y pH, obteniéndose los siguientes valores *(cuadroXII-5)*:

pH	7,55 ↑	Parámetros compatibles con: ALCALEMIA METABÓLICA
HCO_3^-	30 mEq/L ↑	
pCO_2	35 mmHg	

Cuadro XII-5. *Parámetros compatibles con alcalemia metabólica descompensada.*

El siguiente *cuadro XII-6* es de utilidad para diferenciar los trastornos ácido-base simples en su inicio, cuando aún no se ha modificado el componente primariamente no afectado para dar una respuesta compensadora al trastorno ácido-base producido.

TRASTORNOS ÁCIDO-BASE SIMPLES DESCOMPENSADOS

ALTERACIÓN	pH	pCO_2	HCO_3^-	EB
Acidosis Respiratoria	↓	[↑]	N	0
Acidosis Metabólica	↓	N	[↓]	Menor de -2,3 mEq/L
Alcalosis Respiratoria	↑	[↓]	N	0
Alcalosis Metabólica	↑	N	[↑]	Mayor de +2,3 mEq/L

Cuadro XII-6: *Modificaciones en el pH, pCO_2 y HCO_3^- en el plasma en los cuatro tipos de trastornos ácido-base simples*

TRASTORNOS MIXTOS DEL EQUILIBRIO ÁCIDO-BASE

Las alteraciones mixtas del equilibrio ácido-base son producidas cuando hay una combinación de dos o más alteraciones de tipo respiratorias y/o metabólicas como trastorno primario, pudiendo potenciar o neutralizar en diverso grado los efectos sobre el pH plasmático. En ocasiones se pueden presentar disturbios triples o cuádriples.

Los trastornos mixtos se pueden clasificar en cuatro entidades clínicas:
a) coexistencia de un trastorno ácido-base metabólico y respiratorio (acidosis metabólica y respiratoria, alcalosis metabólica y respiratoria, alcalosis metabólica y acidosis respiratoria, acidosis metabólica y alcalosis respiratoria).
b) coexistencia de dos trastornos ácido-base respiratorio (acidosis respiratoria y alcalosis respiratoria).
c) coexistencia de dos trastornos ácido-base metabólico (acidosis metabólica y alcalosis metabólica).
d) coexistencia de tres o más trastornos ácido-base independientes.

Los componentes individuales de un trastorno mixto pueden tener efectos opuestos o de suma sobre el valor del pH plasmático, de forma tal que esta modificación puede tener resultados engañosos (excesivamente alto o bajo).
Los siguientes son ejemplos clínicos ilustrativos de estos trastornos.

Ejemplo 1: acidemia respiratoria y metabólica, *un paciente que presenta patologías que alteran el componente respiratorio (EPOC) y el componente metabólico (diarrea) de la ecuación de Henderson-Hasselbach.*
-Se realiza la determinación de pH, pCO_2 y concentración plasmática de HCO_3^- obteniéndose los siguientes valores *(cuadro XII-7)*:

pH	7,06	Parámetros compatibles con: **TRASTORNO MIXTO (acidemia metabólica y respiratoria)**
HCO_3^-	16 mEq/L	
pCO_2	57 mmHg	

Cuadro XII-7. *Parámetros compatibles con acidemia metabólica con trastorno mixto.*

Los trastornos mixtos son de diagnóstico complejo, especialmente los casos en que coexisten alteraciones del estado ácido-base de efectos opuestos. Este tipo de trastornos mixtos podría ser confundido con un trastorno simple compensado, dado que el pH plasmático puede ser cercano a lo normal.

Ejemplo 2: acidemia metabólica y alcalemia respiratoria, *un paciente que presenta patologías que alteran el componente respiratorio (hiperventilación por dolor) y el componente metabólico (sepsis), de la ecuación de Henderson-Hasselbach.*
-Se realiza la determinación de pH, pCO_2 y concentración plasmática de HCO_3^- obteniéndose los siguientes valores *(cuadro XII-8)*:

pH	7,40	Parámetros compatibles con: **TRASTORNO MIXTO (acidemia metabólica y alcalemia respiratoria)**
HCO_3^-	18 mEq/L	
pCO_2	30 mmHg	

Cuadro XII-8. *Parámetros compatibles con acidemia metabólica con trastorno mixto.*

El paciente analizado presenta un trastorno mixto (acidemia metabólica y alcalemia respiratoria) y no debe ser confundido con un trastorno de acidosis metabólica compensado por el pulmón. Si bien el diagnóstico es complejo, es de notar que la pCO_2 que presenta el paciente (28 mmHg) es menor que la pCO_2 esperada como respuesta compensadora (pulmonar) en un paciente que presenta una acidosis metabólica con una concentración plasmática de HCO_3^- de 18 mEq/L. Se debe sospechar un trastorno mixto, cuando la respuesta compensadora no es la esperada, como en este caso. Sin embargo, el diagnóstico definitivo requiere no solo de los parámetros de laboratorio sino también de una exhaustiva historia clínica y examen físico.
La siguiente tabla es de utilidad para diferenciar los trastornos mixtos *(tabla XII-2).*

TRASTORNOS MIXTOS DEL DESEQUILIBRIO ÁCIDO-BASE			
ALTERACIÓN	**pH**	**pCO_2**	**HCO_3^-**
Acidemia metabólica y respiratoria	↓	↑	↓
Alcalemia metabólica y respiratoria	↑	↓	↑
Alcalemia metabolica acidosis respiratoria	Δ	↑	↑
Acidemia metabolica y alcalemia respiratoria	Δ	↓	↓

Tabla XII-2: *Modificaciones en el pH, pCO_2 y HCO_3^- en el plasma en los trastornos ácido-base mixtos.*

MECANISMOS QUE REGULAN LOS TRASTORNOS ÁCIDO-BASE

Cuando se produce un trastorno del equilibrio ácido-base, la primera línea de defensa en actuar son los **amortiguadores** (capítulo VI y VII) que evitan bruscas variaciones del pH. Posteriormente actúan los mecanismos **compensadores** (pulmón y riñón) analizados en el *capítulo IX y X.*

1° Línea de defensa → **AMORTIGUACIÓN**

2° Línea de defensa → **COMPENSACIÓN** **Pulmón** / **Riñón**

En la regulación de los trastornos ácido-base **metabólicos** actúan los amortiguadores extracelulares e intracelular y óseo, el pulmón mediante la variación de la frecuencia respiratorias. Finalmente, se produce la respuesta compensadora del riñón, eliminado orinas acidas o alcalinas, si este no fue el origen del trastorno.

La secuencia cronológica de los eventos de amortiguación y compensación es diferentes según se trate de un trastorno ácido-base respiratorio o metabólico.

ACIDOSIS METABÓLICA

La acidosis metabólica se caracteriza por **aumento de ácidos fijos** que ocasionan la disminución de la concentración plasmática de HCO_3^- y la disminución del pH.

$\downarrow HCO_3^-$

$\downarrow pH$

Los mecanismos tendientes a normalizar este trastorno son:

1.AMORTIGUACIÓN: el 43% de la amortiguación es llevada a cabo por los amortiguadores extracelulares y el 57% por los amortiguadores intracelulares.

2.COMPENSACIÓN RESPIRATORIA: el mecanismo compensatorio lo realiza el pulmón, hiperventilando para aumentar la eliminación de CO_2 y así disminuir la pCO_2.

3.COMPENSACIÓN RENAL: la amortiguación y la compensación respiratoria ocurren con rapidez. Si el trastorno es de origen extrarrenal, el riñón también compensa, pero tarda de 12 a 72 horas. Lo hace aumentando la reabsorción de HCO_3^- , la excreción de **AT** , de NH_4^+ y la generación de nuevo HCO_3^-. La acción de estos mecanismos logran elevar la concentración plasmática de HCO_3^- y normalizar el pH (*figura XII-9*).

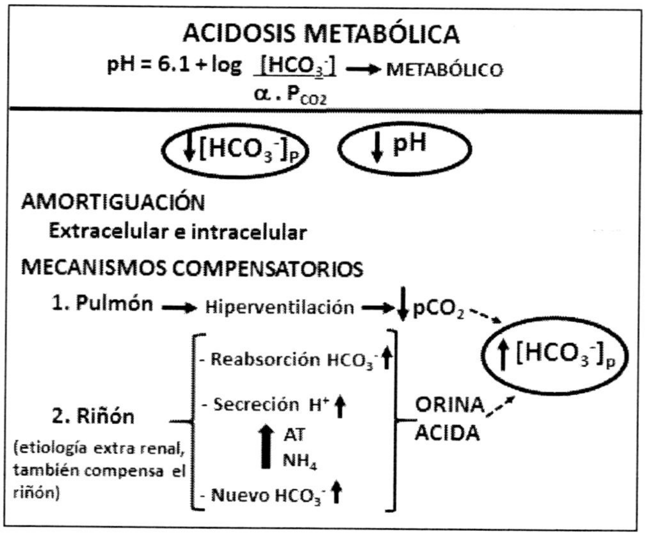

Figura XII-9: *Mecanismo de regulación del equilibrio acido-base (ver texto).* ***AT****: acidez titulable,* NH^+_4*: ion amonio.*

ALCALOSIS METABÓLICA

La alcalosis metabólica se caracteriza por el aumento de la concentración plasmática de HCO_3^- que ocasiona aumento del pH.

$\uparrow HCO_3^-$
$\uparrow pH$

Los mecanismos tendientes a normalizar este trastorno son:

1.AMORTIGUACIÓN: el 68% de la amortiguación es llevada a cabo por los amortiguadores extracelulares y el 32% por los amortiguadores intracelulares.

2.COMPENSACIÓN RESPIRATORIA: el mecanismo compensatorio lo realiza el pulmón, hipoventilando, para disminuir la eliminación de CO_2 y así aumentar la pCO_2.

3.COMPENSACIÓN RENAL: la amortiguación y la compensación respiratoria ocurren con rapidez. Si el trastorno es de origen extrarrenal, el riñón también compensa, pero tarda de 12 a 72 horas. Lo hace disminuyendo la reabsorción de HCO_3^- , la excreción de **AT**, de NH_4^+ y la generación de nuevo HCO_3^-. Secreta HCO_3^- y la orina presenta álcali titulable aumentado. La acción de estos mecanismos logran disminuir la concentración plasmática de HCO_3^- y normalizar el pH (*figura XII-10*).

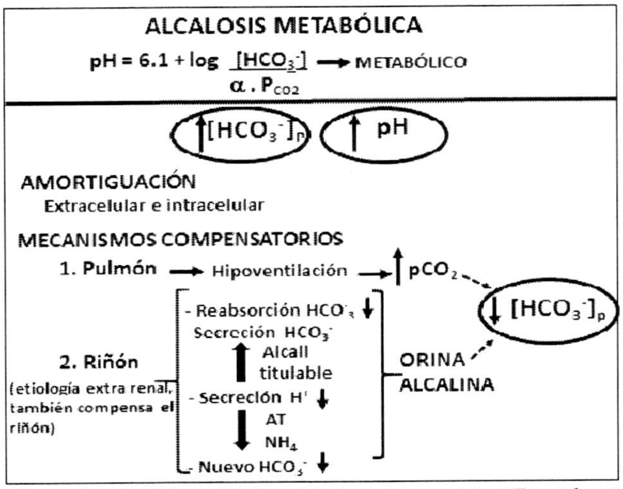

Figura XII-10: *Mecanismo de regulación del equilibrio acido-base (ver texto).* ***AT****: acidez titulable,* NH^+_4*: ion amonio.*

REGULACIÓN EN LOS TRASTORNOS ÁCIDO-BASE DE ORIGEN RESPIRATORIO

En los trastornos de origen **respiratorio** la respuesta es diferente, prácticamente no hay compensación de los amortiguadores extracelular. El HCO_3^- no amortigua en forma eficaz al H_2CO_3 generado por el aumento de la concentración pCO_2 porque la reacción de los H^+ con el $\mathbf{HCO_3^-}$ produce $\mathbf{H_2CO_3}$ que se disocia en pCO_2 y H^+. La pCO_2 no puede ser eliminada por el pulmón dado que este fue quien produjo el trastorno, por lo que deberá ser tamponado por amortiguadores no bicarbonatos. Principalmente los intracelulares y los globulares. Finalmente, la compensación del trastorno la realiza el riñón.

$$\uparrow CO_2 + H_2O \rightleftharpoons H_2CO_3 \rightleftharpoons CO_3H^- + H^+ \uparrow$$

ACIDOSIS RESPIRATORIA

La acidosis respiratoria se caracteriza por el aumento de la pCO_2 que ocasiona disminución del pH.

$\uparrow pCO_2$
$\downarrow pH$

Los mecanismos tendientes a normalizar este trastorno son:

1.AMORTIGUACIÓN: el tamponado lo realizan los amortiguadores no carbónicos (fosfatos, proteinatos y hemoglobina). El 97% de la amortiguación es llevada a cabo por los amortiguadores intracelulares.

2. COMPENSACIÓN RESPIRATORIA: **No** existe compensación respiratoria para la acidosis respiratoria, puesto que el pulmón es el **causante** de este trastorno.

3. COMPENSACIÓN RENAL: el mecanismo compensatorio es llevado a cabo por el riñón, lo hace aumentando la reabsorción de HCO_3^- , la excreción de **AT**, de NH_4^+ y la generación de nuevo HCO_3^-. La acción de estos mecanismos logra elevar la concentración plasmática del HCO_3^- y normalizar el pH (*figura XII-9*).

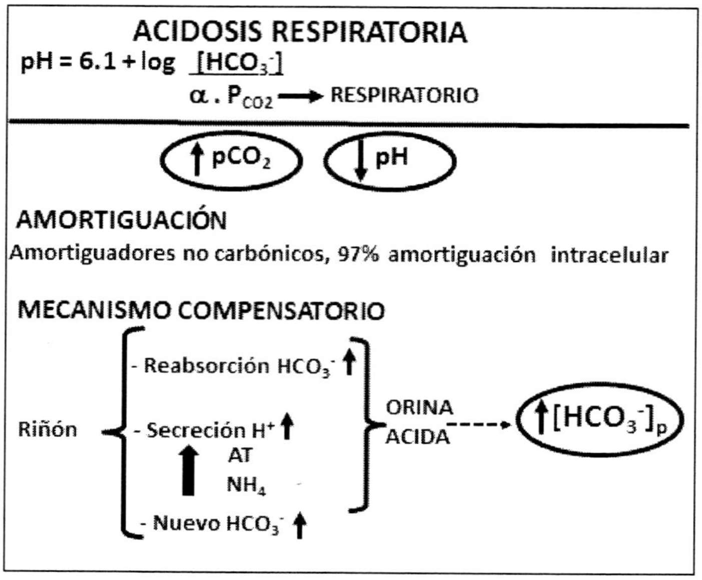

Figura XII-9: *Mecanismo de regulación del equilibrio acido-base (ver texto).* ***AT****: acidez titulable,* NH^+_4*: ion amonio.*

ALCALOSIS RESPIRATORIA

La alcalosis respiratoria se caracteriza por la disminución de la pCO_2 que ocasiona aumento del pH.

↓ pCO_2

↑ pH

Los mecanismos tendientes a normalizar este trastorno son:

1.AMORTIGUACIÓN: el tamponado lo realizan los amortiguadores intracelulares no carbónicos (fosfatos, proteinatos y hemoglobina).

2. COMPENSACIÓN RESPIRATORIA: No existe compensación respiratoria para la alcalosis respiratoria, puesto que el pulmón es el **causante** de este trastorno.

3. COMPENSACIÓN RENAL: el mecanismo compensatorio es llevado a cabo por el riñón, lo hace disminuyendo la reabsorción de HCO_3^-, la excreción de **AT**, de NH_4^+ y la generación de nuevo HCO_3^-. Secreta HCO3- , la orina presenta álcali titulable aumentado. La acción de estos mecanismos logran disminuir la concentración plasmática de HCO_3^- y normalizar el pH (*figura XII-10*).

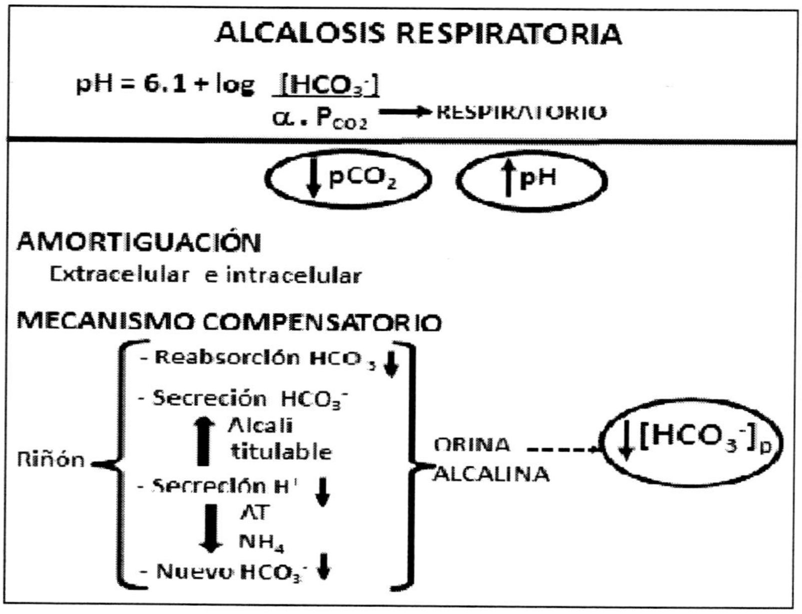

Figura XII-10*: Mecanismo de regulación del equilibrio acido-base (ver texto).* ***AT****: acidez titulable,* NH^+_4*: ion amonio.*

Bibliografía Recomendada

-Adrogué, HJ y Madias, NE (2016). Evaluación del estado ácido-base: enfoque fisiológico versus fisicoquímico. *American Journal of Kidney Diseases*, *68* (5), 793-802.

-Adrogué, HJ, Gennari, FJ, Galla, JH, y Madias, NE (2009). Evaluación de desórdenes ácido-base. *Riñón internacional*, *76*(12), 1239-1247.

-Adrogué, HJ, y Madias, NE (1998). Managing acid-base disorders that threaten life. *New England Journal of Medicine*, *338* (1), 26-34.

-Brenner, B. M., Ortega Marcos, O., & Rodríguez Villarreal, I. (2005). *Brenner y Rector, el riñón: tratado de nefrología* (No. 616.61). Elsevier.

-Berend, K., De Vries, A. P., & Gans, R. O. (2014). Physiological approach to assessment of acid–base disturbances. *New England Journal of Medicine*, *371*(15), 1434-1445.

-Cohen, J. J., Kassirer, J. P., & Gennari, F. J. (1985). *El equilibrio ácido-básico y sus trastornos*. Salvat.

-Gennari, F. J., Adrogue, H. J., Galla, J. H., & Maddias, N. (Eds.). (2005). *Acid-Base disorders and their treatment*. CRC Press.

- Halperin, ML, Goldstein, MB, y Stark, J. (1994). Fisiología de fluidos, electrolitos y ácido-base: un enfoque basado en problemas. *Cuidados de Cuidados Críticos Trimestral*, *17* (3), 88-89.

-Hamilton, PK, Morgan, NA, Connolly, GM y Maxwell, AP (2017). Comprender los trastornos ácido-base. *La revista médica Ulster*, *86* (3), 161.

-Hamm, LL, Nakhoul, N., y Hering-Smith, KS (2015). Homeostasis ácido-base. *Revista clínica de la Sociedad Americana de Nefrología*, *10* (12), 2232-2242.

-Gil-Peña, H., Mejía, N., & Santos, F. (2014). Renal tubular acidosis. *The Journal of pediatrics*, *164*(4), 691-698.

-Jameson, JL, Loscalzo, J. (2013). *Nefrología de Harrison y trastornos ácido-básicos, 2e*. McGraw-Hill Publishing.

-Meza García, M. (2011). Disturbios del estado ácido-básico en el paciente crítico. *Acta Médica Peruana*, *28*(1), 46-55.

-Reilly, R. F., & Perazella, M. A. (2007). *Acid-base, fluids, and electrolytes*. McGraw-Hill Professional

-Rose, B. D., & Post, T. W. (2005). Introducción a los trastornos simples y mixtos del equilibrio ácido-base. *Trastornos de los electrólitos y del equilibrio ácido-base. Madrid: Marbán*.

-Seldin, D. W., & Giebisch, G. H. (Eds.). (1989). *The regulation of acid-base balance*. Raven Press (ID).

Capítulo XIII

Julio Berreta
Pía Viglione
Graciela Bortolazzo

DIAGNÓSTICO DE LOS TRASTORNOS DEL EQUILIBRIO ÁCIDO BASE

Numerosas son las determinaciones que contribuyen al diagnóstico de los trastornos del estado ácido base como se analizó en el *capítulo VI, VII , VIII , IX y X.* En el plasma son de importancia la cuantificación de los electrolitos, pCO_2, pH, HCO_3^-, **BAp**, **BAs** y **EB**. Del mismo modo que en la orina son relevantes el valor de pH, concentración de electrolitos, álcali titulable, **AT**, excreción de NH^+_4, excreción neta de ácido (**ENA**) y la prueba de sobrecarga alcalina que permite medir la diferencia entre la pCO_2 urinaria y pCO_2 sanguínea, (**pCO_2u-s**).Otras determinaciones para considerar en plasma son el llamado anión restante (**AR**), o también denominado brecha aniónica o anión gap plasmático y el anión restante urinario (**AR$_u$**). También resulta de utilidad para el diagnóstico de los trastornos mixtos combinar los variables enumeradas con el gap osmolar (**GO**) y el cociente entre la variación de **AR** y la variación de la concentración plasmática de HCO_3^- plasmático (**Δ/Δ -ΔAR/Δ** HCO_3^-).

CÁLCULO DEL ANION RESTANTE

Anion Restante

Esta formado por las cargas negativas netas de las proteínas plasmáticas y las cargas negativas procedentes de los numerosos aniones orgánicos e inorgánicos, normalmente presente en el plasma pero no medidos habitualmente.

Para comprender el concepto de **AR** y su aplicación en la clínica de los desórdenes del equilibrio ácido-base, es menester analizar en detalle el perfil iónico del plasma normal, que se encuentra ilustrado en el esquema de Gamble en la *figura XIII-1*. En la misma, se observar que el plasma está constituido por diferentes electrolitos disueltos en agua. De acuerdo con sus cargas eléctricas se los divide en cationes y aniones respectivamente.

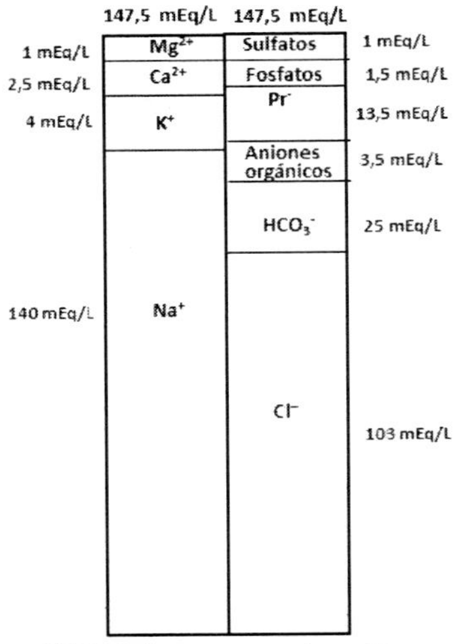

***Figura XIII-1**. Ionograma plasmático normal.*

La ley de electroneutralidad establece que, en una solución, la cantidad de cargas positivas debe ser igual a la cantidad de cargas negativas presentes en la misma. En el plasma el número total de cargas catiónicas (147,5 mEq/L) es igual a la cantidad de cargas aniónicas (147,5 mEq/L) poniendo en evidencia que esta solución cumple con la ley de electroneutralidad (*figura XIII-1*). En el conjunto aniónico plasmático, se encuentran un grupo heterogéneo de aniones conformado por proteínas aniónicas, aniones orgánicos e inorgánicos que habitualmente no se miden de rutina en el laboratorio por lo cual se los denomina **AR**.

Lo mismo sucede con los cationes, el Ca^{2+} y Mg^{2+} no son habitualmente medidos y se los denomina cationes indeterminados. El cálculo del **AR** surge de la relación entre los cationes y los aniones:

$$[Na^+]_p + [K^+]_p + [\text{cationes no medidos}]_p = [Cl^-]p + [HCO_3^-]_p + [\text{aniones no medidos}]_p$$

Dado que las concentraciones del K^+ y de los cationes indeterminado en el plasma son relativamente pequeñas y habitualmente sus modificaciones se producen en un rango mínimo, se puede prescindir de ellos para el cálculo del **AR** utilizándose en clínica una formula abreviada, que resulta más simple:

$$AR\ mEq/L = [Na^+]_p - ([Cl^-]p + [HCO_3^-]_p)$$

De este modo el **AR** expresado en mEq/L es la diferencia existente entre las concentraciones plasmáticas del catión prevalente (Na^+) y los dos aniones cuantitativamente más importantes (Cl^- + HCO_3^-) siendo su valor normal 12 mEq/ L ± 4mEq/L.

Valor Normal de AR
12 mEq/ L ± 4 mEq/L

A los efectos de graficar el cálculo del **AR** se ha simplificado el esquema de Gamble (*figura XIII-2*).

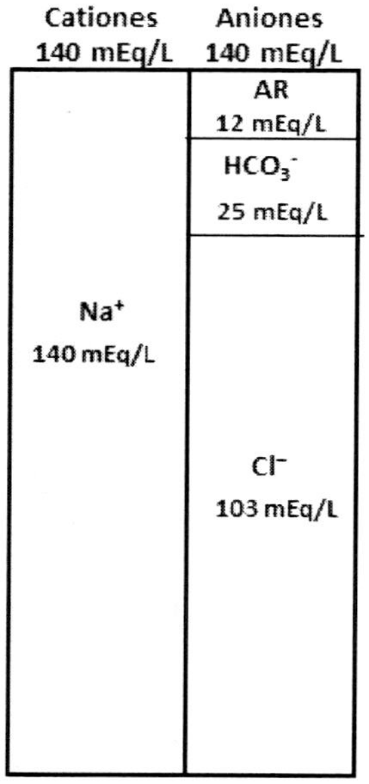

Figura XIII-2*. Esquema de Gamble simplificado para graficar el cálculo del* ***AR****.*
AR*: anión restante.*

Corrección del valor de AR

El AR presenta oscilaciones por múltiples situaciones fisiopatológicas, pero dos factores que modifican en forma notable su valor son: a) modificaciones del pH y b) variaciones de la concentración plasmática de proteínas. El valor del AR en la práctica clínica requiere ser corregido en función de estas dos variables. La diferencia entre el **AR** calculado y el corregido constituye el valor de **delta AR**.

Corrección del valor de AR por variación de la concentración de las proteínas plasmáticas

La modificación de la concentración de las proteínas plasmáticas produce variaciones del **AR**. Por cada gramo de aumento de la albúmina por encima de su valor normal de 4g/dl se debe sumar al **AR** dos puntos. Por lo contrario, por cada gramo de disminución de albúmina por debajo de 4g/dl se debe restar al **AR** dos puntos. Es importante tener en cuenta esta corrección especialmente en los pacientes con hipoproteinemia, por ejemplo, desnutridos y enfermedades crónicas, entre otras (*tabla XI-1*).

Corrección del AR según la concentración de la albúmina plasmática	
Albúmina	**Cantidad de mEq/L que varía el AR**
Por cada gramo mayor de 4g/L	Sumar 2
Por cada gramo menor de 4g/L	Restar 2

Tabla XIII-1: *Cantidad de mEq/L que hay que sumar o restar al* ***AR*** *según la variación de la albúmina plasmática.* ***AR****: anión restante.*

Corrección del valor de AR por variación del pH

También la variación del pH afecta el valor de **AR** porque en los procesos fisiopatológicos de acidosis disminuye la ionización de las proteínas y la concentración de los ácidos orgánicos derivados de la glicolisis, especialmente el ácido láctico. Por esta razón el **AR** en acidosis disminuye su valor y en alcalosis aumenta (*tabla XIII-2*).

Corrección de AR según variación del pH	
pH	**Cantidad de mEq/L que varía el AR**
7,20 - 7,30	Restar 1
7,10 - 7,20	Restar 2
menor 7,10	Restar 3
7,50	Sumar 3
7,60	Sumar 5
7,70	Sumar 5

Tabla XIII-2: *Cantidad de mEq/L que hay que sumar o restar al* ***AR*** *según la variación del* ***pH*** *plasmático.* ***AR****: anión restante.*

Utilidad clínica del AR

La cuantificación del **AR** es de utilidad para el diagnóstico diferencial de los trastornos ácido-base. Su uso se centra especialmente para el diagnóstico de la acidosis metabólica, pudiendo ser clasificadas en:

a) **Acidosis metabólicas con AR normal e hipercloremia**

b) **Acidosis metabólicas con AR aumentado y normoclorémia** (*figura XIII-1*).

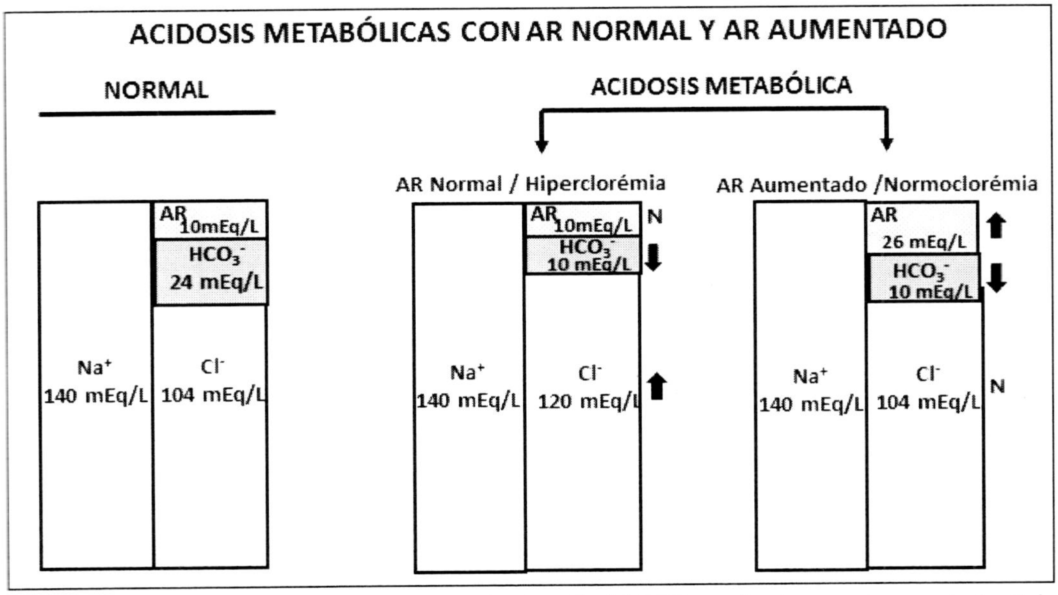

Figura XIII-1*. Las acidosis metabólicas cursan con disminución del* ***HCO₃⁻****, pudiendo presentarse según la etiología con* ***AR*** *normal e hiperclorémica o con* ***AR*** *aumentado y normoclorémia.* ***AR****: anión restante.*

Los H^+ que se acumulan en el líquido extracelular son primariamente tamponados por los amortiguadores de acuerdo con la siguiente reacción:

$$H^+ + HCO_3^- \longrightarrow H_2CO_3 \longrightarrow CO_2 + H_2O$$

Es comprensible de acuerdo con esta reacción que en la medida que los H^+ se acumulan en el líquido extracelular (**LEC**) se produzca una disminución equimolar de la concentración plasmática de HCO_3^-. Si la acumulación de H^+ es debida a la presencia de un ácido fuerte (**HA**) en el **LEC**, entonces el decremento de la concentración plasmática de HCO_3^- se acompañará de un aumento similar en la concentración del anión (**A⁻**) del ácido fuerte. El resultado neto de este fenómeno promovido por la adición de **HA** al **LEC** es el reemplazo o sustitución del HCO_3^- por el **A⁻**.

Para comprender los mecanismos a través de los cuales se desarrolla una **acidosis metabólica hiperclorémica con AR normal**, se toma como ejemplo un **HA** que se incorpora al **LEC**, el ácido clorhídrico (**HCl**). En este caso el **A⁻** disociado del ácido fuerte es el Cl^-, por lo tanto, la caída en la concentración plasmática del HCO_3^- se encontrará contrabalanceada por un incremento similar en la concentración plasmática del Cl^-. Esto implica que el valor de **AR** permanecerá relativamente estable.

Por contrapartida si el ácido fuerte es distinto al HCl, como puede ser el caso de los ácidos: láctico, acetoacético, fosfórico o sulfúrico, la acumulación del **A⁻** en el **LEC** reducirá la concentración plasmática del HCO_3^- sin que en este caso dicha caída vaya a ser contrabalanceada por un incremento en la concentración plasmática del Cl^-. En consecuencia, en esta situación se observará un incremento del **AR**, a este cuadro se lo denomina **acidosis metabólica normoclorémica con AR elevado**.

CÁLCULO DEL CLORO ESPERADO

El valor normal de Cl^- en el **LEC** debe representar el 75% de la concentración de Na^+ en el mismo compartimiento. Para el cálculo del Cl^- esperado en un individuo se utiliza la siguiente formula:

$$Cl^- \text{esperado} = [Na^+] \times 0{,}75$$

CÁLCULO DEL K^+ REAL

El cálculo del K^+ real del paciente, se hace tomando como valor medio de variación del K^+ 0,5 mEq/L por cado 0,1 de variación de pH (*ver capítulo VIII*).En forma práctica se puede calcular de acuerdo a la siguiente ecuación:

$$K^+ \text{real} = K^+ \text{cuantificado} - \frac{(\text{pH deseado} - \text{pH cuantificado}) \times 0{,}5}{0{,}1}$$

CÁLCULO DEL Ca^{2+} REAL

El cálculo del Ca^{2+} real del paciente, se hace tomando como valor medio de variación del Ca^{2+} 0,1 mEq/L por cado 0,1 de variación de pH (*ver capítulo VIII*).En forma práctica se puede calcular de acuerdo a la siguiente ecuación:

$$Ca^{2+} \text{iónico} = Ca^{2+} \text{medido} \times [1 - 0{,}53 \times (7{,}40 - \text{pH medido})]$$

CÁLCULO DEL ANION RESTANTE URINARIO (AR_u)

En el ionograma urinario habitualmente se realiza la determinación entre los cationes de **Na^+** y **K^+** y entre los aniones el **Cl^-**. La ecuación para calcular el **AR** urinario (**AR_u**) es igual a:

$$AR_u \text{ mEq/L} = [Na^+]_u + ([K^+]_u - [Cl^-]_u)$$

Los valores posibles de obtener son: a) cero, b) negativo y c) positivo.
a) **AR_u cero**: es el valor que corresponde a situaciones **normales** del estado ácido-base.
b) **ARu negativo**: **es el valor que** corresponde a situaciones **de acidosis** del estado ácido-base.
Se produce porque en la orina hay considerable cantidad de Cl^- y/o escasa cantidad de Na^+ y K^+ debido a un importe secreción de H^+, que se excretan como NH^+_4 y **AT**.
c) **AR_u positivo**: significa que en la orina se encuentra abundante cantidad de Na^+ y K^+ y reducida cantidad de Cl^-. Esta situación indica alteración en la capacidad de secretar H^+ y por lo tanto disminución de secreción de NH^+_4 y **AT**.

CÁLCULO DEL GAP OSMOLAR (GO)

El **GO** es la diferencia entre osmolaridad plasmática medida y la osmolaridad calculada. Su valor normal es igual a 10-20 mOm/L. Cuando el **GO** es mayor a 20 mOsm/L sugiere el agregado de una sustancia osmóticamente activa cuya presencia no es habitual en el plasma (etanol, lactato, cetonas).
Se puede calcular:

$$GO = \text{Osm plasmática medida} - \text{Osm calculada}$$

GO: Gap osmolar.

La Osm medida es informada por el laboratorio y la Osm calculada se puede obtener mediante la siguiente ecuación:

CÁLCULO DE LA OSMOLARIDAD DEL COMPARTIMIENTO EXTRACELULAR

$$Osm_e\ (mOsm/L) = ([Na^+]\ mEq/L \times 2\ ] + ([glucosa]\ mg/dl \div 18) + ([Urea]\ mg/dl \div 6)$$

Valor Normal: 283 mOsm/L

CÁLCULO DE LA RELACIÓN ΔAR/Δ HCO_3^-

Esta relación es de utilidad para el diagnóstico de trastornos ácido-base mixtos. La relación entre Δ de **HCO_3^-** y Δ **AR** se calcula con la siguiente ecuación:

$$\Delta/\Delta = \frac{\text{AR obsevado - AR normal}}{HCO_3^-\ \text{normal} - HCO_3^-\ \text{medido}}$$

Los posibles resultados de esta relación son:
a) **Δ/Δ1- 1,6**: es una relación normal.
b) Δ/Δ menor **de 1**: sugiere la presencia de una acidosis con **AR** aumentado y una acidosis metabólica con **AR** normal hiperclorémica agregada, debido a que el **HCO_3^-** ha disminuido en forma mayor que el aumento del **AR**.
c) Δ/Δ mayor de **1,6**,: indica que el grado de disminución del HCO_3^- es inferior a la magnitud de aumento de la brecha aniónica. Esto sugiere el agregado de bases adicionales.
Todas las variables antes mencionadas son de utilidad para el diagnóstico principalmente de algunos tipos de acidosis que genera dudas diagnosticas (*figura XIII-4*).

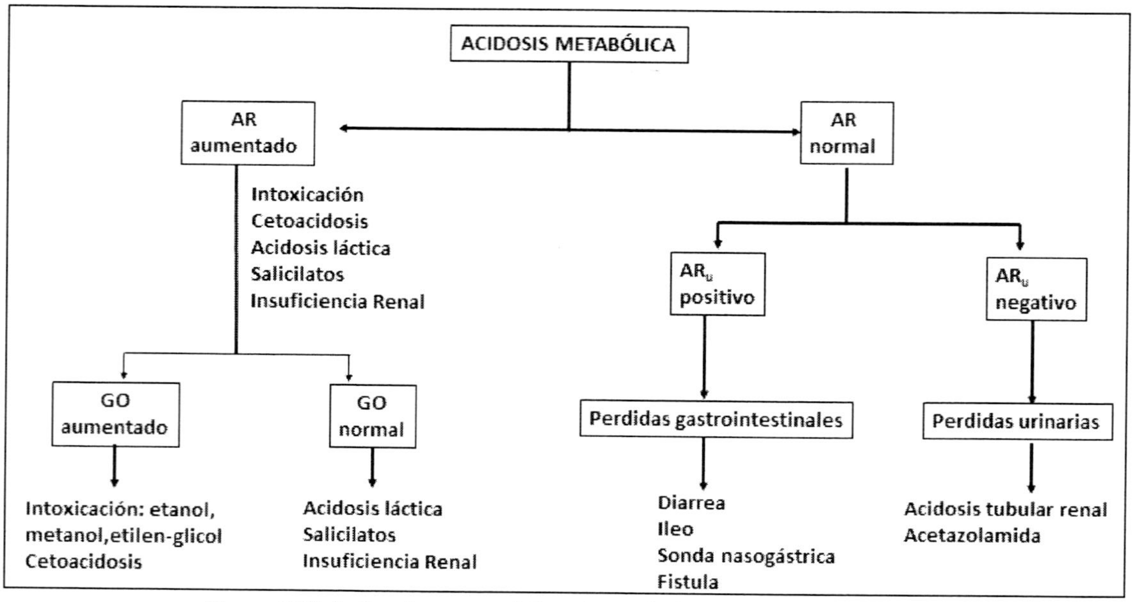

Figura XIII-4. *Algoritmo para el diagnóstico de diferentes tipos de acidosis.*

SECUENCIA DE RAZONAMIENTO CLÍNICO PARA EL DIAGNÓSTICO DE LOS TRASTORNOS DEL ESTADO ÁCIDO-BASE

El diagnóstico de los trastornos del estado ácido-base en ocasiones son complejos especialmente cuando son mixtos. En todos los casos se debe seguir un algoritmo que facilite el diagnóstico y tratamiento del paciente (*figura XIII-5*)

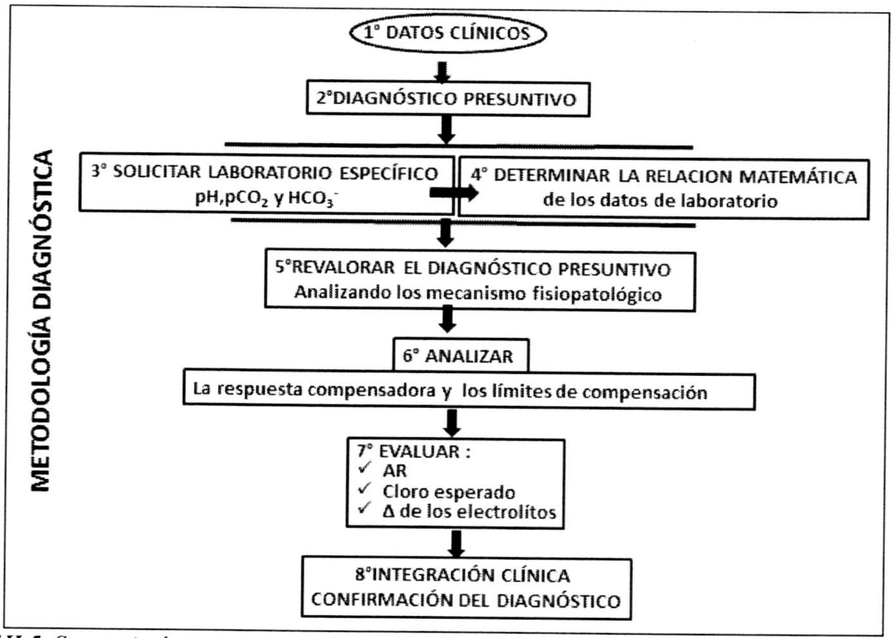

Figura XIII-5: *Secuencia de razonamiento clínico y de laboratorio para arribar a un diagnóstico del trastorno del equilibrio ácido-base.*

1. ANTE LA SOSPECHA DE UN TRASTORNO ÁCIDO-BASE SE DEBE PROCEDER A OBTENER DATOS CLÍNICOS

Interrogar al paciente y realizar un examen clínico analizando minuciosamente todos los signos y síntomas clínicos relacionados con la patología que presuntivamente está ocasionando el disturbio ácido-base.

2. SE ELABORAN MEDIANTE LOS DATOS OBTENIDOS UN DIAGNÓSTICO PRESUNTIVO

Con los datos obtenidos se determina si se trata de una acidosis o alcalosis, el origen etiológico (metabólico o respiratorio), si se trata de un trastorno simple o mixto y finalmente si esta compensada o descompensada.

3. PARA CONFIRMAR EL DIAGNÓSTICO PRESUNTIVO SE SOLICITAN EXÁMENES COMPLEMENTARIOS ESPECÍFICOS

pCO_2, pH, HCO_3^-

También se pueden solicitar otros datos en plasma y orina que contribuyen en gran medida a la resolución diagnostica:

a) En plasma: **BAp, BAs, EB**, ionograma, creatinina, glucémia y osmolaridad *(capítulos VIII)*.

b) En orina: pH, **$CO_{2u\text{-}s}$, AT, NH_4^+**, ionograma, y osmolaridad *(capítulos VIII)*.

4. CORROBORAR LA RELACIÓN MATEMÁTICA DE LA pCO_2, HCO_3^- y pH

Conversión de H^+ a pH.

Se debe evaluar si los resultados obtenidos en el laboratorio de pH, pCO_2, HCO_3^- mantienen una relación matemática entre ellos. Se realiza mediante la siguiente fórmula (*capítulos VI y VII*):

$$[H^+] = 24 \times \frac{pCO_2}{HCO_3^-}$$

Ecuación1

Obtenida la concentración plasmática de H^+, se los debe convertir a pH, para ello se utiliza la tabla vista en el *capítulo VI, de la figura VI-3*. De este modo se corrobora si corresponde con los datos proporcionados por el laboratorio. **Por ejemplo**, el laboratorio informa un valor de concentración plasmática de HCO_3^- 14 mEq/L, pCO_2 31 mmHg y pH 7.28, ¿Estos valores presentan una adecuada relación matemática? Para corroborar esta relación matemática se debe aplicar la *ecuación 1*:

$$[H^+] = 24 \times \frac{32,5}{14} = 52$$

La concentración plasmática obtenida de H^+ se convierte a pH (*capítulo VI, figura VI-3*). Según la tabla de correlación la $[H^+]$ de 55 corresponde a un **pH** 7,28. De esta forma se comprueba que los datos aportados por el laboratório presentar relación matemática congruente.

5. REVALORAR EL DIAGNOSTICO PRESUNTIVO DEL PACIENTE

Analizando el mecanismo fisiopatológico de producción

Analizar si en diagnostico presuntivo concuerda con el mecanismo fisiopatológico de producción y con la respuesta compensadora, *ver capitulo XII, figura XII-3.*

6. ANALIZAR LA RESPUESTA COMPENSADORA Y LOS LÍMITES DE COMPENSACIÓN

Respuesta compensadora

Ante un trastorno del estado acido-base en un paciente producido por un desorden primario metabólico o respiratorio, el otro componente primariamente no afectado es el responsable de dar una respuesta compensadora para restablecer la concentración plasmática de H^+ a su valor normal (*capítulo XII, figura XII-5)*. Si el trastorno ácido-base es respiratorio la compensación la realiza solo el riñón. Por lo contrario, cuando el trastorno es metabólico puede ser compensado por el pulmón y también por el riñón, si el origen de este trastorno es extra renal *(figura XIII-7 y capitulo XII, figuras XII-6, XII-7, XII-8, X-9)*.

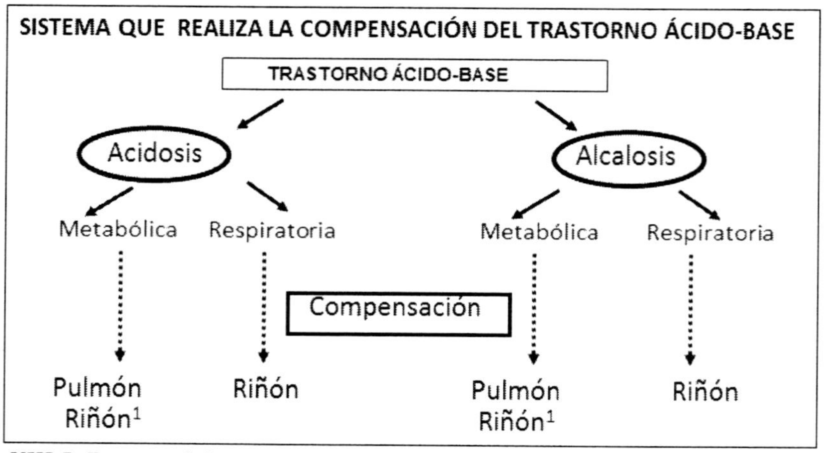

Figura XIII-7: *Esquema de los trastornos acidosis y ácido-base y compensación según su de origen.*
[1] Si la causa es extrarenal.

Límites de compensación

La magnitud de la respuesta compensadora esperada (modificación de la pCO_2 o de la concentración plasmática de HCO_3^-) es otro parámetro a controlar. La capacidad del pulmón de modificar la cantidad eliminación de CO_2 y del riñón de modificar la excreción de ácidos o bases para lograr normalizar el pH, según las necesidades del organismo es limitada. Los valores límites máximos y mínimos que el pulmón o el riñón puede lograr para dar una respuesta compensadora están cuantificados (*capítulo XII, tabla XII-2*). Según el tipo de trastorno ácido-base que presente el paciente se deberá calcular el valor numérico de la respuesta compensadora esperada. Si el valor calculado es el que presenta el paciente, contribuye a confirmar el diagnóstico. La otra opción posible es que el valor de compensación esperado no coincida con el valor que presenta el paciente. Esta última situación pude ser producida por dos causas: a) fue superado el límite máximo o mínimo del aparato en cuestión por lo cual no puede continuar modificando los parámetros de pCO_2 o de HCO_3^- y b) se debe considerar la posibilidad que se trate de un trastorno de tipo mixto.

7. PARA MAYOR PRECISIÓN DIAGNÓSTICA Y TERAPÉUTICA

Se puede solicitar, para ser valorado en el contexto:

- ✓ **Cloro plasmático esperado.**
- ✓ **Potasio real del paciente.**
- ✓ **Equilibrio iónico.**
- ✓ **Anión Restante (AR).**

El **AR** en plasma permite caracterizar si el trastorno acido-base se trata de una acidosis metabólica con **AR** normal y o una acidosis metabólica con **AR** aumentado *(figura XIII-3)*.
El valor del **cloro plasmático esperado** en un paciente corresponde al 75% del valor del Na^+_p. Este dato es de utilidad para clasificar a las acidosis en hiperclorémicas y en normoclorémica.
En relación al **equilibrio iónico** Es importante la determinación del valor plasmático del K^+ y del Ca^{2+}, dado que estos electrolitos presentan importantes variaciones, tanto en las acidemias como en las alcalemias, qué pueden comprometer la vida del paciente *(capitulo VII, figura VII-5)*.
Luego de determinados estos parámetros si aún quedan dudas diagnosticas se puede limitar el espectro para lograr un diagnostico más preciso mediante el cálculo de $\mathbf{AR_u}$, gap osmolar y el Δ/Δ (*figura XIII-4*).

8. INTEGRACIÓN CLÍNICA

Después del análisis de todos los parámetros, si estos concuerdan entre sí y con el examen clínico se puede confirmar el diagnostico presuntivo inicial. Establecer el diagnóstico correcto es el primer paso que se debe realizar para comenzar con la terapéutica médica adecuada para la solución del problema, dado que habitualmente solo con la compensación homeostática del organismo ante una patología establecida no es suficiente para solucionar el trastorno ácido-base. El médico debe actuar en forma rápida y certera para evitar que estos trastornos comprometan severamente la funcionalidad del organismo y/o la vida.

RESUMEN DE ECUACIONES

DENOMINACIÓN	ECUACIÓN	VALOR NORMAL
Anión restante plasmático AR mEq/L	$[Na^+]_p - ([Cl^-]p + [HCO^-_3]_p)$	**12 ± 4**
Cl esperado	$[Na^+]_p \times 0,75$	**Depende de la $[Na^+]$**
Variaciones del K^+	**Por cada disminución del pH en 0,1 unidad** $K^+ real = \frac{K^+ laboratorio - (pH\ deseado - pH\ da\ laboratorio) \times 0,5}{0,1}$	**$[K^+]$ aumenta 0,5 mEq/L**
Anión restante urinario AR_u mEq/L	$[Na^+]_u + ([K^+]_u - [Cl^-]_u)$	**Cero: normal**
Gap osmolar GO mOms/L	**Osm plasmática medida - Osm calculada**	**10 - 20**
Relación Δ/Δ ΔAR/Δ HCO^-_3	$\Delta/\Delta = \frac{AR\ obsevado - AR\ normal}{HCO_3^-\ normal - HCO_3^-\ medido}$	**1- 1,6: normal**

Bibliografía Recomendada

-Adrogué, HJ y Madias, NE (2016). Evaluación del estado ácido-base: enfoque fisiológico versus fisicoquímico. *American Journal of Kidney Diseases*, *68* (5), 793-802.

-Adrogué, HJ, Gennari, FJ, Galla, JH, y Madias, NE (2009). Evaluación de desórdenes ácido-base. *Riñón internacional*, *76*(12), 1239-1247.

-Adrogué, HJ, y Madias, NE (1998). Managing acid-base disorders that threaten life. *New England Journal of Medicine*, *338* (1), 26-34.

- Bartacomer, S., Arnalde, G., Kler,F. (2010). *Manual de medicina interna.* 2°ed.Corpus. Argentina.

-Brenner, B. M., Ortega Marcos, O., & Rodríguez Villarreal, I. (2005). *Brenner y Rector, el riñón: tratado de nefrología* (No. 616.61). Elsevier.

-Berend, K., De Vries, A. P., & Gans, R. O. (2014). Physiological approach to assessment of acid–base disturbances. *New England Journal of Medicine*, *371*(15), 1434-1445.

-Cohen, J. J., Kassirer, J. P., & Gennari, F. J. (1985). *El equilibrio ácido-básico y sus trastornos.* Salvat.

-Gennari, F. J., Adrogue, H. J., Galla, J. H., & Maddias, N. (Eds.). (2005). *Acid-Base disorders and their treatment.* CRC Press.

-Gil Peña, H., Mejía, N., & Santos, F. (2014). Renal tubular acidosis. *The Journal of pediatrics*, *164*(4), 691-698.

-Halperin, ML, Goldstein, MB, y Stark, J. (1994). Fisiología de fluidos, electrolitos y ácido-base: un enfoque basado en problemas. *Cuidados de Cuidados Críticos Trimestral*, *17* (3), 88-89.

-Hamilton, PK, Morgan, NA, Connolly, GM y Maxwell, AP (2017). Comprender los trastornos ácido-base. *La revista médica Ulster*, *86* (3), 161.

-Hamm, LL, Nakhoul, N., y Hering-Smith, KS (2015). Homeostasis ácido-base. *Revista clínica de la Sociedad Americana de Nefrología*, *10* (12), 2232-2242.

-Jameson, JL, Loscalzo, J. (2013). *Nefrología de Harrison y trastornos ácido-básicos, 2e.* McGraw-Hill Publishing.

-Meza García, M. (2011). Disturbios del estado ácido-básico en el paciente crítico. *Acta Médica Peruana*, *28*(1), 46-55.

-Reilly, R. F., & Perazella, M. A. (2007). *Acid-base, fluids, and electrolytes.* McGraw-Hill Professional

-Rose, B. D., & Post, T. W. (2005). Introducción a los trastornos simples y mixtos del equilibrio ácido-base. *Trastornos de los electrólitos y del equilibrio ácido-base. Madrid: Marbán.*

-Seldin, D. W., & Giebisch, G. H. (Eds.). (1989). *The regulation of acid-base balance.* Raven Press (ID).

Capítulo XIV

Berreta Julio
Carolina Bortolazzo
Carlos Rojas

TRATORNOS ÁCIDO-BASE METABÓLICOS Y RESPIRATORIOS

La pérdida del equilibrio ácido-básico puede generar la alteración de la estructura terciara de las proteínas y así causar disfunción enzimática, alteración de la función celular y hasta la muerte del individuo. En el mantenimiento de la homeostasis del estado ácido-base intervienen un complejo sistema de amortiguadores, los pulmones y los riñones con el objetivo de mantener el pH normal.

ACIDOSIS METABÓLICA

La acidosis metabólica se presenta en numerosas situaciones clínicas y sus causas son muy variadas
Si bien se expresa siempre por disminución de pH arterial por debajo de 7,36 y de la concentración del HCO_3^- menor de 21 mEq/L.

pH	↓
HCO_3^-	↓

FISIOPATOLOGÍA

Este trastorno es causado por uno o más de los siguientes mecanismos (*tabla XIV-1*):

FISIOPATOLOGÍA
Pérdida de bicarbonato por riñón o el aparato gastrointestinal.
Deterioro en la capacidad excretora ácida renal.
Adición de ácidos provenientes de fuentes endógenas o exógenas a los fluidos del cuerpo a un ritmo anormalmente rápido (cetoácidos, ácido láctico, ácidos inorgánico).

***Tabla XIV-1**: Causas productoras de acidosis metabólica.*

RESPUESTA COMPENSADORA

Los *buffers* extra e intracelular amortiguan el exceso de la concentración plasmática de H^+, evitando un descenso aun mayor del pH que se produciría sin la presencia de estos en los líquidos corporales.
La respuesta de compensación la realiza el pulmón mediante la hiperventilación, para producir descenso de la pCO_2 tendiente a normalizar el pH (*ver capítulo XI*). Este mecanismo puede descender la pCO_2 hasta un valor de 18 mmHg, siendo este el límite inferior posible.
El riñón, de respuesta más lenta pero sostenida, es el que posee la mayor capacidad de compensación siempre que la causa de acidosis metabólica sea extrarrenal. Actúa mediante el aumento de la reabsorción de HCO_3^- y excreción de **AT** y NH_4^+ y generación de nuevo HCO_3^- *(figura XIV-1)*.
Tiene la capacidad de aumentar la concentración plasmática de HCO_3^- hasta 30 mEq/L, siendo este el límite superior posible.
Para evaluar la adecuada respuesta pulmonar o renal se debe calcular la pCO_2 o la concentración plasmática de HCO_3^- esperado (*capítulo XII, cuadro XII-6*).
Si los datos de laboratorio que presenta el paciente no corresponden con la respuesta esperada, es probable que se trate de un trastorno mixto o que haya sido superado los limites pulmonares o renales de compensación.

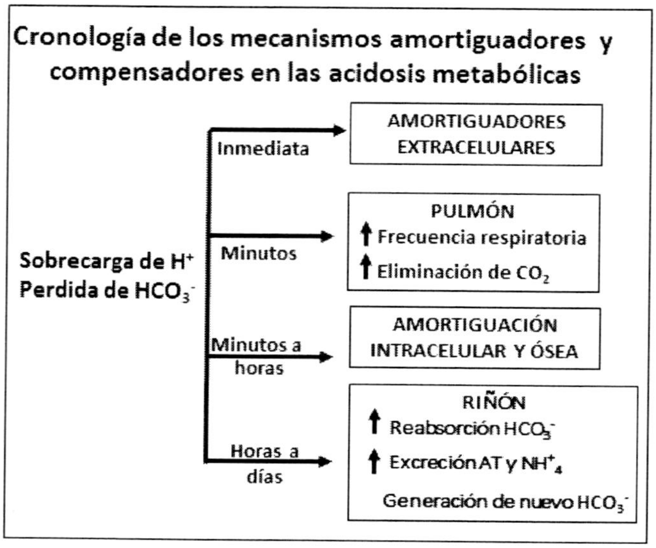

***Figura XIV-1**: Secuencia de acción los mecanismos reguladores de la acidosis metabólica.*

CLASIFICACIÓN

Se distinguen tres tipos de acidosis:

a) metabólicas con anión restante (**AR**) normal e hiperclorémicas.

b) metabólicas con AR aumentado y normoclorémicas.

c) mixtas, en la clínica existen situaciones donde ambos mecanismos están presentes en casos tales como diarrea grave con hipoperfusión tisular o cetoacidosis donde se ha repuesto grandes volúmenes con solución fisiológica (ClNa 0,9 g/dl).

Las causas más frecuentes para tener en cuenta de acidosis metabólica con **AR** normal o con **AR** aumentados son *(tabla XIV-2):*

ACIDOSIS METABÓLICA AR AUMENTADO-NORMOCLOREMIA	PATOLOGÍA
ACIDOSIS LÁCTICA TIPO A	Shock. Hipoxemia. Intoxicación con CO.
ACIDOSIS LÁCTICA TIPO B	Diabetes Mellitus. Insuficiencia Renal. Enfermedad Hepática. Infecciones. Tóxicos (etanol, metanol, salicilatos, cianuro etc.)
CETOACIDOSIS	Diabética. Ayuno. Intoxicación por etanol. Uremia. Errores del metabolismo.
ACIDOSIS METABÓLICA AR NORMAL- HIPERCLOREMIA	**PATOLOGÍA**
DILUCIÓN.	Incorporación de cargas de ácidos. (cloruro de amonio, hidrocloruro de arginina, sulfato de metionina, híper alimentación.
PERDIDAS DE BICARBONATO.	Diarrea. Fístulas pancreáticas. Fístulas biliares. Drogas (cloruro de calcio, sulfato de magnesio). Post hipocapnia.
DEFECTOS DE ACIDIFICACIÓN RENAL.	Acidosis Tubular Renal Proximal. Acidosis Tubular Renal Distal. Hipoaldosteronismo. Hiperpotasemia resistente a los mineralocorticoides.

***Tabla XIV-2**: Causas más frecuentes de acidosis metabólicas con **AR** normal y aumentado. **AR**: anion restante.*

-Acidosis metabólica con AR normal hipercloremica

Se producen por **perdida** o **consumo** de HCO_3^- cuando se pierden líquido del organismo que contiene una alta concentración de este ion, de esta forma se reduce su concentración plasmática provocando acidosis metabólica.

Perdida de HCO_3^-

Por ejemplo, en una diarrea aguda se pierde grandes cantidades de HCO_3^-, disminuye el líquido extracelular (**LEC**), sin embargo, la concentración de Cl^- aumenta ya que el mismo permanece distribuido en un espacio menor, estos cuadros cursan generalmente también con hiponatremia. La cloremia cuando supera el 75% del valor de la natremia constituyen hipercloremias.

Consumo de HCO_3^-

Se produce por ingreso externo de ácidos, por ejemplo, cloruro de amonio, de ácido clorhídrico etc. También por defectos en la excreción de H^+, por ejemplo, en la insuficiencia renal, en la acidosis tubular renal distal y la hipofunción suprarrenal entre otras.

-Acidosis metabólica con AR aumentado normocloremica

Se produce por un aumento de ácidos endógenos y exógenos que pueden ser orgánico (acidosis láctica, cetoacidosis diabética, ingestión de ácido salicílico, de alcoholes) o inorgánicos (fosfatos y sulfatos como sucede en la insuficiencia renal).

MANIFESTACIONES CLÍNICAS

En una acidosis metabólica existe una variedad de efectos sobre los órganos y los electrolitos.

Efecto sobre el pulmón

La hiperventilación es la primera manifestación de una acidosis metabólica. Generalmente de inicio brusco, siendo una respiración profunda y rítmica (respiración de Kussmaul).

Efecto sobre el corazón

La disminución del pH deprime en forma directa la contractilidad cardíaca. Este efecto se ve amortiguado por el aumento del tono del sistema nervioso simpático y de los niveles de catecolaminas sistémicas.

La fuerza contráctil del corazón no disminuye de manera evidente a menos que el pH descienda por debajo de 7,20. La acidemia severa es arritmogénica y reduce el umbral de fibrilación.

Efecto sobre el aparato gastrointestinal

Es frecuente observar síntomas como náuseas, vómitos y diarrea, sin embargo, no está claro si la acidosis es la causa de estos síntomas o si los mismos se deben a la patología de base que provoco la acidosis.

Efecto sobre el potasio

El aumento de la concentración plasmática de H^+ provoca un movimiento de estos hacia el interior de la célula y salida de K^+ hacia el **LEC**, aumentando su concentración en el plasma (*capitulo VII, figura VII-5*).

Efecto sobre el calcio

La reducción del pH sanguíneo interfiere con la unión del Ca^{2+} con la albúmina (los H^+ se unen a sitios de la albumina y se libera Ca^{2+}) lo que provoca un aumento del calcio ionizado libre. También en acidosis se produce la liberación de Ca^{2+} de los huesos en intercambio con los H^+ para amortiguar el aumento de la concentración de estos. Se genera balance negativo de calcio óseo en la acidosis metabólica crónica, que lleva a la osteomalacia y osteodistrofia renal.

Efectos sobre el metabolismo de las proteínas

La acidosis metabólica induce catabolismo proteico lo cual resulta en un balance nitrogenado negativo. Las acidosis crónicas llevan a un deterioro tisular importante, en especial en los niños.

Efecto sobre oxigenación tisular

La acidemia aumenta la liberación de O_2 a los tejidos, debido a que desvía la curva de disociación de Hb hacia la derecha y de esta forma genera mayor disponibilidad de O_2.

TRATAMIENTO

El tratamiento debe estar basado en un diagnóstico correcto del mecanismo de generación del disturbio. Si la acidosis metabólica se genera por balance positivo de ácidos fijos se debe tratar la causa productora. Cuando la acidosis metabólica es por pérdida de bicarbonato se debe realizar la reposición del mismo.

Independientemente de la causa si el pH arterial es de 7 o menos debe reponerse bicarbonato como medida de urgencia para preservar la vida.

ALCALOSIS METABÓLICA

Se caracteriza por un incremento de la concentración de HCO_3^- plasmático que provoca una reducción de la concentración de H^+ en el **LEC** y el aumento del pH arterial por encima de 7,44.

pH	↑
HCO_3^-	↑

FISIOPATOLOGÍA

Generación de la alcalosis extracelular

En la alcalosis metabólica se reconocen dos circunstancias que la producen:

1. **Pérdida excesiva de H^+ en el tubo digestivo o en la orina.**
2. **Adición de HCO_3^- al LEC.**

Estos mecanismos son necesarios para el desarrollo de este disturbio ácido-base, pero deben existir situaciones clínicas que contribuyan al mantenimiento de esta patología. Porque el riñón en condiciones normales tiene gran capacidad de excretar el exceso de HCO_3^-. La carga filtrada de HCO_3^- se reabsorbe en el túbulo contorneado proximal en un 80% por un mecanismo de transporte máximo (Tm), el cual se satura cuando la concentración plasmática de HCO_3^- sobrepasa el umbral renal (UR) de 26 mEq/l. En esta circunstancia el HCO_3^- que queda en la luz del túbulo es excretado con la orina. Las circunstancias que a pesar de este mecanismo contribuyen a mantener la alcalosis metabólica son diversas (*figura XIV-1*).

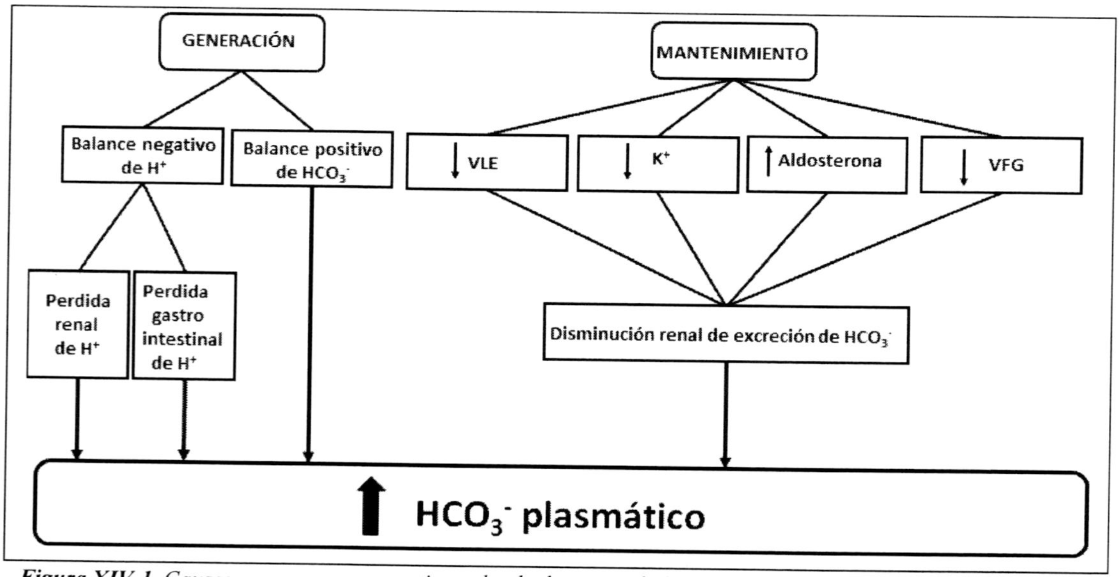

Figura XIV-1. *Causas que generan y mantienen la alcalosis metabólica. VLE: volumen de líquido extracelular, VFG: velocidad de filtración glomerular.*

Mantenimiento de la alcalosis extracelular

Los mecanismos responsables que permite perpetuar la situación de alcalosis metabólica son:

- La disminución de la VFG, es un mecanismo que permite perpetuar la situación de alcalosis metabólica, ya que disminuye en forma proporcional la **CF** de bicarbonato.

- El aumento en la tasa de reabsorción tubular de bicarbonato, esta situación se produce con la depleción extracelular de cloruro y con la hipocalemia severa.

-Aumento de los niveles de aldosterona.

-Depleción de potasio, a medida que desciende la concentración plasmática de K^+, este sale de la célula hacia el **LEC** a favor de un gradiente de concentración. Para mantener la electroneutralidad, se produce un desplazamiento recíproco de H^+ y Na^+ hacia el interior de la célula. El resultado final es una alcalosis extracelular con una acidosis intracelular paradójica.

- Contracción del volumen del LEC, con el consecuente aumento del HCO_3^- plasmático. Se observa cuando el líquido que se pierde contiene Cl^- y no HCO_3^-. Esta situación es ocasionada entre otras causas por el uso de diuréticos. Además, esta contracción de volumen del **LEC** aumenta la actividad del sistema renina angiotensina aldosterona y esta última estimula la secreción de H+ en la nefrona distal contribuyendo a la producción de alcalosis (*figura XIV-1*).

RESPUESTA COMPENSADORA

En la alcalosis metabólica cuyo trastorno primario es el incremento plasmático de HCO_3^-, los sistemas *buffers* interviene amortiguando, pero con menor eficacia que en un trastorno de acidosis metabólica. La respuesta compensadora del pulmón es la hipo ventilación pero también esta respuesta es escasa. Posteriormente lo hace el riñón que comienza a actuar en horas, pero con una compensación más eficiente. Mediante la eliminación de álcali titulable por orina.

CLASIFICACIÓN

Una forma de clasificar las alcalosis metabólicas, que puede resultar de utilidad en la práctica clínica, es en función de su respuesta terapéutica a la administración de sales de cloruro. Se distinguen dos grupos: a) alcalosis metabólica sensible al cloro y b) alcalosis metabólica resistente al cloro.

a) Alcalosis metabólica sensible al cloro

Son aquellas asociadas a cuadros de contracción de volumen del **LEC** y disminución de la concentración plasmática de Cl^-. Se caracterizan por tener niveles bajos de Cl^- urinario (por debajo de 25 mEq/L) y responden al tratamiento con sales de Cloruro (ClNa y ClK).

b) Alcalosis metabólica resistente al cloro

Se presentan en general en pacientes con volumen del **LEC** normal o aumentado. Tienen valores de Cl^- urinario elevados (mayores de 40 mEq/L), y no se corrigen con la administración de sales de Cl^- (*cuadro XIV-3*).

Clasificación de la alcalosis metabólica según respuesta a la terapéutica con cloruros

Cloro Sensible: $[Cl^-]_U$ < 25 mEq/L	Cloro Resistente: $[Cl^-]_U$ > 40 mEq/L
Vómitos.	Exceso de mineralocorticoides.
Aspiración gástrica.	Diuréticos (inicial)
Adenoma velloso.	Sobrecarga alcalina.
Uso de diuréticos (tardío).	Síndrome de Bartter.
Post hipercapnia.	Síndrome de Gitelman.
Enfermedad Fibroquística del páncreas.	Hipocalemia severa.
Clorhidrorrea congénita.	Síndrome ascítico-edematoso.
Dieta deficiente en cloruros.	

***Cuadro XIV-3**: Causas más frecuentes de alcalosis metabólica cloro sensible y cloro resistente.*

MANIFESTACIONES CLÍNICAS

En la alcalosis metabólica existe una variedad de efectos sobre órganos y electrolitos.

Efecto sobre el pulmón

Produce leve hipoventilación con escaso aumento de pCO_2.

Efecto sobre el sistema nervioso

El paciente se suele presentar en estado letárgico y confusional, también en estado de coma. Puede manifestar agitación y desorientación, en ocasiones cursa con espasmos musculares.

Efecto sobre el potasio

La disminución de concentración plasmática de H^+ provoca un movimiento de estos hacia el espacio extracelular y el ingreso de K^+ del **LEC** hacia la célula generando hipocalemia (*capítulo VIII, figura VIII-1*).

Efecto sobre el calcio

El aumento del pH sanguíneo interfiere con la unión del calcio con la albúmina, al haber menor cantidad de H^+ queden mayor cantidad de sitios libres de la albumina disponibles para unirse con el Ca^{2+}, lo que provoca una disminución del Ca^{2+} ionizado. La hipocalcemia genera trastornos musculares (*capítulo VIII, figura VIII-2*).

Efecto sobre oxigenación tisular

La alcalemia disminuye la liberación de O_2 a los tejidos, por desvía la curva de disociación de Hb a la izquierda (mayor afinidad de la Hb por el oxígeno) por lo cual hay menor tendencia a sedarla a los tejidos.

TRATAMIENTO

Está basado en la corrección de estas alteraciones:

-Reposición de volumen isotónico con sales de Cl.
-Reposición ClK.
-Cuando la pérdida de Cl^- es persistente, como en las tubulopatías renales o en la enfermedad fibroquística se debe aportar sales de ClK suplementando la alimentación.

ACIDOSIS RESPIRATORIA

Se caracteriza por un aumento de pCO_2 que si no existe una compensación adecuada puede llevar a la acidemia con descenso del pH arterial por debajo de 7,36.

pH	↓
pCO_2	↑

FISIOPATOLOGÍA

El aumento de la pCO_2 arterial es la causa de la acidosis respiratoria. Se puede producir por:
-Una disminución en la eliminación de pCO_2, provocada por una alteración a nivel del parénquima pulmonar o a un trastorno mecánico extra-parenquimatoso. Cuando existe una alteración del parénquima pulmonar se ve comprometida también la oxigenación.

RESPUESTA COMPENSADORA

El aumento de la pCO_2 genera en el organismo como respuesta compensadora un aumento del HCO_3^- plasmático por la titulación de los *buffers* no carbónicos, fundamentalmente las proteínas plasmáticas amortiguadoras, con la consiguiente disminución de los buffers no carbónicos . Por esta razón la **BA** permanece normal y el **EB** es igual a cero.
El 97% del mecanismo amortiguador es intracelulares. Si la hipercapnia persiste entra en juego la compensación renal, generando también aumento de la concentración plasmática de HCO_3^- mediante el incremento del HCO_3^- reabsorbido debido al aumento de la actividad de la anhidrasa carbónica y el aumento de la **AT** y la excreción de NH_4^+ y generación de nuevo HCO_3^-. Cuando se produce esta mecanismo el aumento de la concentración de HCO_3^- produce aumenta la **BA** y el **EB** se torna positivo.

CAUSAS DE ACIDOSIS RESPIRATORIA

Según el modo de inicio y duración, se agrupan en causas **agudas** o **crónicas**. Puede ser causada por:
-Depresión del SNC.
-Desórdenes neuromusculares.
-Restricción de la ventilación.
-Obstrucción de la vía aérea superior e inferior.
-Defecto en la perfusión pulmonar.

MANIFESTACIONES CLÍNICAS

La hipercapnia casi siempre se acompaña de un grado de hipoxemia por lo que es difícil determinar si las manifestaciones son consecuencia de la mayor pCO_2 o de la menor pO_2.
Las manifestaciones en la **acidosis respiratoria aguda** son:

Efectos neurológicos
Encefalopatía hipercapnia, irritabilidad, cefalea, confusión, apatía, anorexia, alucinaciones. La hipercapnia severa y súbita con hipoxia puede producir disturbios neuromusculares y convulsiones.

Efecto sobre el corazón
La hipercapnia aguda produce vasodilatación y estimula al sistema nerviosos simpático. en ocasiones aumenta el gasto cardiaco y pueden presentarse arritmias.

TRATAMIENTO

Está basado en la corrección de alteraciones de base, ya sea del parénquima pulmonar, de la estructura de la caja toráxica o de las alteraciones producidas por neuropatías. Se debe priorizar una adecuada oxigenación de los tejidos.

ALCALOSIS RESPIRATORIA

Proceso fisiopatológico anormal en el cual la ventilación alveolar es exagerada en relación con el grado de producción de CO_2 por el organismo, lo que lleva a un descenso de la pCO_2 por debajo de los límites normales. Pudiendo aumentar el pH arterial por encima de 7,44.

pH	↑
pCO_2	↓

FISIOPATOLOGÍA

La disminución de la pCO_2 por debajo de 35 mmHg determina una caída de la concentración de H_2CO_3 con el consiguiente descenso en la concentración plasmática de H^+ y aumento de pH arterial por encima de 7,44.

RESPUESTA COMPENSADORA

Los primeros en actuar son los *buffers* no bicarbonato, siendo los más importantes en el mecanismo de amortiguación los intracelulares (proteinatos y fosfatos).
Como mecanismo compensatorio al cabo de 2 a 6 horas, el riñón elimina HCO_3^-, con lo cual el pH se normalizar luego de 24 a 72 horas. El descenso de la pCO_2 inhibe la reabsorción y la generación de nuevo HCO_3^-. En la alcalosis respiratoria aguda se estimula la glucólisis por lo que se incrementa la producción de ácido láctico y pirúvico, descendiendo también por este mecanismo la concentración plasmática de HCO_3^-.

CAUSAS DE ALCALOSIS RESPIRATORIA

Las causas más frecuentes de alcalosis respiratoria son, intoxicación por medicamentos, trastornos del SNC y trastornos respiratorios del parénquima pulmonar (*cuadro XIV-4*).

Causas de alcalosis respiratoria

Intoxicación por medicamentos.	**Sobredosis de salicilatos.** **Estimulantes del SNC, xantinas (cafeína).**
Trastornos de SNC.	**Tumor SNC.** **Infecciones del SNC.** **Lesión craneal.** **Sindrome de hiperventilación (estrés, ansiedad).**
Trastornos respiratorios.	**Edema pulmonar.** **Hipoxemia**

Cuadro XIV-4*. Causas más frecuentes de alcalosis respiratoria.*

MANIFESTACIONES CLÍNICAS

Es difícil la identificación directa de la signo-sintomatología y las alteraciones funcionales de los órganos producidas por la alcalosis respiratoria, dado que varía según el contexto clínico en el que se produzca este trastorno. Las manifestaciones que se presentan están signadas por la enfermedad subyacente por lo que están relacionadas generalmente con: alteraciones psiconeurológicas, parestesias, tetania hiper excitabilidad muscular, ansiedad.

TRATAMIENTO

Está basado en la corrección de las alteraciones de base, estructurales o funcionales, siempre se debe priorizar lograr una adecuada oxigenación de los tejidos.

Bibliografía Recomendada

-Adrogué, HJ y Madias, NE (2016). Evaluación del estado ácido-base: enfoque fisiológico versus fisicoquímico. *American Journal of Kidney Diseases*, *68* (5), 793-802.

-Adrogué, HJ, Gennari, FJ, Galla, JH, y Madias, NE (2009). Evaluación de desórdenes ácido-base. *Riñón internacional* , *76*(12), 1239-1247.

-Adrogué, HJ, y Madias, NE (1998). Managing acid-base disorders that threaten life. *New England Journal of Medicine*, *338* (1), 26-34.

-Brenner, B. M., Ortega Marcos, O., & Rodríguez Villarreal, I. (2005). *Brenner y Rector, el riñón: tratado de nefrología* (No. 616.61). Elsevier.

-Berend, K., De Vries, A. P., & Gans, R. O. (2014). Physiological approach to assessment of acid–base disturbances. *New England Journal of Medicine*, *371*(15), 1434-1445.

-Cohen, J. J., Kassirer, J. P., & Gennari, F. J. (1985). *El equilibrio ácido-básico y sus trastornos*. Salvat.

-Gennari, F. J., Adrogue, H. J., Galla, J. H., & Maddias, N. (Eds.). (2005). *Acid-Base disorders and their treatment*. CRC Press.

- Halperin, ML, Goldstein, MB, y Stark, J. (1994). Fisiología de fluidos, electrolitos y ácido-base: un enfoque basado en problemas. *Cuidados de Cuidados Críticos Trimestral*, *17* (3), 88-89.

-Hamilton, PK, Morgan, NA, Connolly, GM y Maxwell, AP (2017). Comprender los trastornos ácido-base. *La revista médica Ulster*, *86* (3), 161.

-Hamm, LL, Nakhoul, N., y Hering-Smith, KS (2015). Homeostasis ácido-base. *Revista clínica de la Sociedad Americana de Nefrología*, *10* (12), 2232-2242.

-Gil-Peña, H., Mejía, N., & Santos, F. (2014). Renal tubular acidosis. *The Journal of pediatrics*, *164*(4), 691-698.

-Jameson, JL, Loscalzo, J. (2013). *Nefrología de Harrison y trastornos ácido-básicos, 2e*. McGraw-Hill Publishing.

-Meza García, M. (2011). Disturbios del estado ácido-básico en el paciente crítico. *Acta Médica Peruana*, *28*(1), 46-55.

-Reilly, R. F., & Perazella, M. A. (2007). *Acid-base, fluids, and electrolytes*. McGraw-Hill Professional

-Rose, B. D., & Post, T. W. (2005). Introducción a los trastornos simples y mixtos del equilibrio ácido-base. *Trastornos de los electrólitos y del equilibrio ácido-base. Madrid: Marbán.*

-Seldin, D. W., & Giebisch, G. H. (Eds.). (1989). *The regulation of acid-base balance*. Raven Press (ID).

CASOS CLÍNICOS

Caso clínico 1

Una mujer de 50 años con gastroenteritis de 3 días de evolución, que presento 8 deposiciones por día, acuosas y abundantes.

Examen físico al ingreso a la guardia:

Regular estado general, sensorio alternante, signos de deshidratación (mucosas secas, oliguria), pulso filiforme, frecuencia cardiaca de 120 latidos por minuto, presión arterial sistólica 90 mmHg, distólica 50 mmHg, frecuencia respiratoria de 30 movimientos respiratorios por minuto.

DATOS DE LABORATORIO DE LA PACIENTE	
SANGRE	
Creatinina (mg/dl)	1,02
Sodio (mEq/L)	133
Potasio (mEq/L)	2,5
Cloro (mEq/L)	112
pH	7,25
pCO_2 (mmHg)	26
HCO_3^- (mEq/L)	12
EB (mEq/L)	-10
ORINA	
AT (mEq/L)	50
NH_4^+ (mEq/L)	110
pH urinario	4,5

Para el análisis del estado ácido-base de esta paciente se debe valorar:

1. Si el pH, pCO_2 y HCO_3^- informado por el laboratorio presentA una relación matemática coherente entre ellos.
2. Que trastorno ácido-base presenta.
3. Si la compensación fisiológica del trastorno ácido-base es la esperada.
4. El valor de exceso de base (**EB**) en el contexto del trastorno ácido-base.
5. Los niveles del K^+, del COH_3^- y del Cl^- plasmático.
6. El K^+ real.
7. El Cl^- esperado
8. El Anión Restante (**AR**).
9. La neta excreción de ácidos (**NEA**) en base a los valores, en orina, de acidez titulable (**AT**) y NH_4^+
10. La conclusión final respecto al disturbio ácido-base.

Respuesta 1

Usando la ecuación para calcular la concentración de H^+ se determina que la relación matemática es coherente entre los valores de pH, pCO_2 y HCO_3^- informados por el laboratorio.

$$[H^+]\ nEq/L = 24 \frac{26\ mmHg}{12\ mEq/L} = 52\ nEq/L$$

$[H^+]$	20	30	36	40	44	50	60	70	80	100
pH	7,699	7,52	7,444	7,398	7,357	7,301	7,222	7,155	7,097	7,00

Respuesta 2

Acidosis metabólica, porque tiene el pH y la concentración de HCO_3^- en el plasma disminuidos.

Respuesta 3

En una acidosis metabólica, la respuesta fisiológica esperada es la disminución de la pCO_2. Usando la fórmula para calcular la pCO_2 esperada se determina que la pCO_2 que tiene la paciente es la esperada.

$$pCO_2\ \text{esperada} = (12 \times 1{,}5) + 8 \ \pm 2$$

$$pCO_2\ \text{esperada} = 26\ mmHg$$

Respuesta 4

En las acidosis metabólicas el 43% de la amortiguación es llevada a cabo por los amortiguadores extracelulares. La base amortiguadora (**BA**) del **LEC** se consume en estos procesos, por lo cual el **EB** desciende. Un **EB** de -10 mEq/L como tiene la paciente, es esperable para el tipo de disturbio que presenta.

Respuesta 5

La gastroenteritis ocasiono grandes pérdidas de agua y electrolitos, produciendo el descenso de los niveles de Na^+, HCO_3^- y K^+. El Cl^- esta aumentado.

Respuesta 6

En las acidosis metabólicas el 57% la amortiguación es llevada a cabo por los amortiguadores intratracelulares. Los H^+ ingresan a la célula para ser amortiguados y se intercambian con la salida de otros cationes (especialmente K^+) para mantener la electroneutralidad. Por esta circunstancia se debe calcular el K^+ real de la paciente para realizar la corrección adecuada. El K^+ real de la paciente es de 1,75 mEq/L, el valor de 2,5 mEq/L informado por el laboratorio es debido al intercambio celular que se produjo.

$$K^-\ real = 2{,}5\ mEq/L - \frac{(7{,}40 - 7{,}25) \times 0{,}5}{0{,}1} = 1{,}75\ mEq/L$$

Respuesta 7

El Cl^- esperado es de 99,75 mEq/L. La paciente tiene un valor mayor (112 mEq/L). Esto se produce por la reducción del **VLE** y por la disminución del HCO_3^-.

Cl^- esperado = [133 mEq/L x 75] / 100

Cl^- esperado = 99.75 mEq/L

Respuesta 8

El **AR** de 9 mEq/L que presenta la paciente es normal.

AR = 133 mEq/L - (12 mEq/L+112 mEq/L)

AR = 9mEq/L

Respuesta 9

La **NEA** esta aumenta, en base al aumento de la **AT** y NH_4^+, esto se debe al mecanismo de compensación renal

Respuesta 10

Se trata de una **acidosis metabólica con AR normal e hiperclorémica**. Se considera parcialmente compensada porque si bien el componente primariamente no afectado (pulmón, pCO_2) se modificó para compensar el trastorno ácido-base no logro llevar el pH al valor normal. También el riñón comenzó a compensar, excretando ácidos fijos (aumento de AT y excreción de NH_4^+) con la consiguiente generación de nuevo HCO_3^-

Caso clínico 2

Un hombre de 48 años con diabetes insulino dependiente, refieren que hace una semana presenta poliuria, polidipsia y polifagia. No estuvo realizando la dieta específica para su patología y hace 24 horas que no recibe la terapia insulínica.

Examen físico al ingreso en guardia:

Regular estado general, estuporoso, con signos de deshidratación (mucosas secas, enoftalmo y oliguria), frecuencia cardiaca de 140 latidos por minuto, presión arterial sistólica 80 mmHg, distólica 50 mmHg y frecuencia respiratoria de 35 movimientos respiratorios por minuto.

DATOS DE LABORATORIO DEL PACIENTE	
SANGRE	
Creatinina (mg/dl)	1,02
Sodio (mEq/L)	131
Potasio (mEq/L)	2
Cloro (mEq/L)	98
pH	7,20
pCO_2 (mmHg)	23
HCO_3^- (mEq/L)	10
EB (mEq/L)	- 8
ORINA	
AT (mEq/L)	50
NH_4^+ (mEq/L)	250
pH urinario	4,5

Para el análisis del estado ácido-base de este paciente se debe valorar:

1. Si el pH, pCO_2 y HCO_3^- informado por el laboratorio presenta una relación matemática coherente entre ellos.
2. Que trastorno ácido-base presenta.
3. Si la compensación fisiológica del trastorno ácido-base es la esperada.
4. El valor de exceso de base (**EB**) en el contexto del trastorno ácido-base.
5. Los niveles del K^+, del COH_3^- y del Cl^- plasmático.
6. El K^+ real.
7. El Cl^- esperado
8. El Anión Restante (**AR**).
9. La neta excreción de ácidos (**NEA**) en base a los valores, en orina, de acidez titulable (**AT**) y NH_4^+
10. La conclusión final respecto al disturbio ácido-base.

Respuesta 1

Usando la ecuación para calcular la concentración de H^+ se determina que la relación matemática es coherente entre los valores de pH, pCO_2 y HCO_3^- informados por el laboratorio.

$$[H^+]\ nEq/L = 24\ \frac{23\ mmHg}{10\ mEq/L} = 55{,}2\ nEq/L$$

$[H^+]$	20	30	36	40	44	50	60	70	80	100
pH	7,699	7.52	7,444	7,398	7,357	7,301	7,222	7,155	7,097	7,00

Respuesta 2

Acidosis metabólica porque tiene el pH y la concentración de HCO_3^- en el plasma disminuidos.

Respuesta 3

En una acidosis metabólica, la respuesta fisiológica esperada es la disminución de la pCO_2.Usando la fórmula para calcular de pCO_2 esperada se determina que la pCO_2 que presenta la paciente es la esperada.

pCO_2 esperada = (10 x 1,5) + 8 ± 2

pCO_2 esperada = 23 mmHg

Respuesta 4

En las acidosis metabólicas el 43% de la amortiguación es llevada a cabo por los amortiguadores extracelulares. La base amortiguadora (**BA**) del **LEC** se consume en estos procesos, por lo cual el **EB** desciende. Un **EB** de -8 mEq/L como tiene la paciente, es esperable para el tipo de disturbio que presenta.

Respuesta 5

La cetoacidosis diabética ocasiona grandes pérdidas de agua, electrolitos y generación de cetoácidos. Se produce el descenso de los niveles de Na^+, HCO_3^- y K^+.

Respuesta 6

En las acidosis metabólicas el 57% de la amortiguación es llevada a cabo por los amortiguadores intracelulares. Los H^+ ingresan a la célula para ser amortiguados y se intercambian con la salida de otros cationes (especialmente K^+) para mantener la electroneutralidad. Por esta circunstancia se debe calcular el K^+ real del paciente para realizar la corrección adecuada. El K^+ real es de 1 mEq/L, el valor de 2 mEq/L informado por el laboratorio es debido al intercambio celular que se produjo.

$$K^+ \text{ real} = 2 \text{ mEq/L} - \frac{(7{,}40 - 7{,}20) \times 0{,}5}{0{,}1} = 1 \text{ mEq/L}$$

Respuesta 7

El Cl^- esperado es de 98 mEq/L, siendo el valor que presenta el paciente.

$$Cl^- \text{ esperado} = [131 \text{ mEq/L} \times 75] / 100$$
$$Cl^- \text{ esperado} = 98 \text{ mEq/L}$$

Respuesta 8

El valor del **AR** del paciente es de 23 mEq/L, esta aumentado.

$$AR = 131 \text{ mEq/L} - (10 \text{ mEq/L} + 98 \text{ mEq/L})$$
$$AR = 23 \text{ mEq/L}$$

Respuesta 9

La **NEA** está aumentada en base al aumento de la **AT** y especialmente la NH_4^+ esto se debe al mecanismo de compensación renal.

Respuesta 10

Se trata de una **acidosis metabólica con AR aumentado y normoclorémica**. Se considera parcialmente compensada porque si bien el componente primariamente no afectado (pulmón, pCO_2) se modificó para compensar el trastorno ácido-base no logro llevar el pH al valor normal. También el riñón comenzó a compensar, excretando ácidos fijos (aumento de AT y excreción de NH_4^+) con la consiguiente generación de nuevo HCO_3^-

Caso clínico 3

Un hombre de 70 años en las últimas 6 horas presento 10 vómitos secundario a toxi-infección alimentaria.

Examen físico al ingreso en guardia:

Regular estado general, estuporoso, signos de deshidratación (mucosas secas, oliguria), calambres musculares, frecuencia cardiaca de 135 latidos por minuto, presión arterial sistólica 100 mmHg, distólica 60 mmHg y frecuencia respiratoria de 9 movimientos respiratorios por minuto.

DATOS DE LABORATORIO DEL PACIENTE		
	SANGRE	**ORINA**
Creatinina (mg/dl)	1,1	118
Sodio (mEq/L)	137	3
Potasio (mEq/L)	4	52
Cloro (mEq/L)	103	2
pH	7,50	
pCO_2 (mmHg)	49	
HCO_3^- (mEq/L)	36	
EB (mEq/L)	+ 7	
Álcali titulable (mEq/L)		10
pH urinario		8

Para el análisis del estado ácido-base de esta paciente se debe valorar:

1. Si el pH, pCO_2 y HCO_3^- informado por el laboratorio presenta una relación matemática coherente entre ellos.
2. Que trastorno ácido-base presenta.
3. Si la compensación fisiológica del trastorno ácido-base es la esperada.
4. El valor de exceso de base (**EB**) en el contexto del trastorno ácido-base.
5. Los niveles del COH_3^- y del Cl^- plasmático.
6. El Cl^- esperado.
7. El álcali titulable.
8. El Cl^- urinario.
9. La conclusión final respecto al disturbio ácido-base.

Respuesta 1

Usando la ecuación para calcular la concentración de H^+ se determina que la relación matemática es coherente entre los valores de pH, pCO_2 y HCO_3^- informados por el laboratorio.

$$[H^+] \text{ nEq/L} = 24 \frac{49 \text{ mmHg}}{36 \text{ mEq/L}} = 32 \text{ nEq/L}$$

$[H^+]$	20	30	36	40	44	50	60	70	80	100
pH	7,699	7,52	7,444	7,398	7,357	7,301	7,222	7,155	7,097	7,00

Respuesta 2

Alcalosis metabólica porque tiene el pH y la concentración de HCO_3^- en el plasma aumentado.

Respuesta 3

En una alcalosis metabólica, la respuesta fisiológica esperada es el aumento de la pCO_2. Usando la fórmula para calcular de pCO_2 esperada se determina que la pCO_2 que presenta el paciente es la esperada.

$$pCO_2 \text{ esperada} = \uparrow 0{,}75 \text{ mmHg} \times \text{c/mEq/L} \downarrow HCO_3^-$$
$$pCO_2 \text{ esperada} = 49 \text{ mmHg}$$

Respuesta 4

En las alcalosis metabólicas el 68% de la amortiguación es llevada a cabo por los amortiguadores extracelulares.

La base amortiguadora (**BA**) del **LEC** aumenta en estos procesos, por lo cual el **EB** aumenta. Un **EB** de +7 mEq/L como tiene el paciente, es esperable para el tipo de disturbio que presenta.

Respuesta 5
Los vómitos gástricos ocasionan gran cantidad de perdida de líquido ácido. La pérdida de jugo gástrico con un pH bajo (1-1,5) contiene aproximadamente 100 mEq/L de H^+. Por lo que se produce el aumento de los niveles de HCO_3^- en plasma. El valor del Cl^- es normal

Respuesta 6
El Cl^- esperado es de 103 mEq/L siendo el que presenta el paciente.

Cl^- esperado = [137 mEq/L x 75] / 100
Cl^- esperado = 103 mEq/L

Respuesta 7
En las alcalosis aumenta la excreción de HCO_3^- por orina, el valor de álcali titulable del paciente condice con el disturbio ácido-base que presenta.

Respuesta 8
La concentración de Cl^- en la orina del paciente es de 2 mEq/L. Se clasifica como alcalosis metabólica cloro sensible por ser la concentración de Cl^- en orina menor de 25 mEq/L.

Respuesta 9
Se trata de una **alcalosis metabólica cloro sensible.** Se considera parcialmente compensada porque si bien el componente primariamente no afectado (pulmón, pCO_2) se modificó para compensar el trastorno ácido-base no logro llevar el pH al valor normal. También el riñón comenzó a compensar, aumentando la excreción HCO_3^- (aumento del álcali titulable)

Caso clínico 4

Un niño de 2 años presenta dificultad respiratoria e hipertermia de 24 horas de evolución. Se le realiza una Rx tórax y se diagnóstica neumonía en la base derecha del pulmón.

Examen físico al ingreso en guardia:
Se encuentra con hipertermia de 38°C, taquipneico, con disminución de entrada de aire en la base del pulmón derecho, frecuencia cardiaca de 100 latidos por minuto , normotenso y la frecuencia respiratoria de 20 movimientos respiratorios por minuto.

DATOS DE LABORATORIO DEL PACIENTE	
Creatinina (mg/dl)	0,6
Sodio (mEq/L)	140
Potasio (mEq/L)	4,5
Cloro (mEq/L)	105
pH	7,22
pCO_2 (mmHg)	60
HCO_3^- (mEq/L)	24
Sat O_2 (%)	80
EB (mEq/L)	0
ORINA	
AT (mEq/L)	20
NH_4^+ (mEq/L)	50
pH urinario	5,5

Para el análisis del estado ácido-base de esta paciente se debe valorar:
1. Si el pH, pCO_2 y HCO_3^- informado por el laboratorio presenta una relación matemática coherente entre ellos.
2. Que trastorno ácido-base presenta.
3. Si la compensación fisiológica del trastorno ácido-base es la esperada.
4. El valor de exceso (**EB**) en el contexto del trastorno ácido-base.
5. Los niveles del COH_3^- plasmático.
6. El Cl^- esperado
7. La neta excreción de ácidos (**NEA**) en base a los valores en orina de acidez titulable (**AT**) y NH_4^+
8. La conclusión final respecto al disturbio ácido-base.

Respuesta 1
Usando la ecuación para calcular la concentración de H^+ se determina que la relación matemática es coherente entre los valores de pH, pCO_2 y HCO_3^- informados por el laboratorio.

$$[H^+]\ nEq/L = 24\,\frac{60\ mmHg}{24\ mEq/L} = 60\ nEq/L$$

$[H^+]$	20	30	36	40	44	50	60	70	80	100
pH	7,699	7,52	7,444	7,398	7,357	7,301	7,222	7,155	7,097	7,00

Respuesta 2
Acidosis respiratória porque tiene el pH disminuido y la concentración de pCO_2 aumentada.

Respuesta 3
En una acidosis respiratoria, la respuesta fisiológica esperada es el aumento de HCO_3^- plasmático. Usando la fórmula para calcular el HCO_3^- plasmático esperado se determina que es de 26 mEq/L. El HCO_3^- de la paciente es de 24 mEq/L, no es el esperado.

HCO_3^- esperada= ↑ 0,1 mEq/L x c/mmHg ↑ pCO_2
HCO_3^- esperada = 26 mmHg

Respuesta 4
Cuando la pCO_2 aumenta en forma aguda, en un organismo intacto, en un primer momento se produce, difusión de parte del CO_2 al líquido intracelular para ser amortiguado. En la acidosis respiratoria el 97% de la amortiguación es llevada a cabo por los amortiguadores intracelulares.

El resto del CO_2 que se encuentra en el LEC genera desplazamiento a la derecha de la ecuación de hidratación del CO_2:

$$\uparrow CO_2 + H_2O \rightleftharpoons H_2CO_3 \rightleftharpoons \uparrow H^+ + \uparrow HCO_3^-$$

Los H^+ son atrapados por las bases conjugadas de los amortiguadores no bicarbonatos (A^-), estos disminuyen y el HCO_3^- producido permanece libre haciendo aumentar el HCO_3^- plasmático.
Es decir, la disminución de los A^- es compensada por una cantidad casi igual de aumento de HCO_3^-, por lo tanto la base amortiguadora (**BA**) permanece constante y de esta forma el **EB** es igual a 0. Cuando comienza el riñón la compensación del disturbio, la **BA** aumenta y el **EB** es positivo.

Respuesta 5
Los niveles de HCO_3^- plasmático es normal no se produjo el valor esperado como producto de la compensación.

Respuesta 6
El Cl^- esperado es de 105 mEq/L, siendo el que presenta el paciente.

Cl^- esperado = [140 mEq/L x 75] / 100
Cl^- esperado = 105 mEq/L

Respuesta 7
El valor de la **NEA** es normal porque aún el riñón no comenzó a compensar el trastorno ácido-base.

Respuesta 8
Se trata de una **acidosis respiratoria.** Se considera descompensada porque el componente primariamente no afectado (metabólico, HCO_3^-, compensación renal) no se modificó para compensar el trastorno ácido-base. La **AT** y la excreción de ion NH_4^+ no están aumentadas

Caso clínico 5

Una paciente de sexo femenino, de 35 años de edad, refiere un intenso dolor opresivo en la región precordial, palpitaciones, parestesias en el miembro superior izquierdo desde la mano hasta el hombro. Como antecedentes de relevancia refiere presentar trastornos de ansiedad.
Examen físico al ingreso en guardia:
La paciente se encuentra lucida, sudorosa, con un cierto grado de excitación. Presenta buena entrada de aire bilateral y la auscultación pulmonar se encuentra sin particularidades. La frecuencia cardiaca es de 130 latidos por minutos, normotensa y la frecuencia respiratoria de 40 movimientos por minuto.

DATOS DE LABORATORIO DE LA PACIENTE	
Creatinina (mg/dl)	0,6
Sodio (mEq/L)	140
Potasio (mEq/L)	4,5
Cloro (mEq/L)	105
Calcio (mg/dl)	8
pH	7,62
pCO_2 (mmHg)	20
HCO_3^- (mEq/L)	20
$Sat O_2$ (%)	98
EB (mEq/L)	-4
ORINA	
Álcali titulable (mEq/L)	40
pH urinario	7

Para el análisis del estado ácido-base de esta paciente se debe valorar:
1. Si el pH, pCO_2 y HCO_3^- informado por el laboratorio presente una relación matemática coherente entre ellos.
2. Que trastorno ácido-base presenta.
3. Si compensación fisiológica del trastorno ácido-base es la esperada.
4. El valor de exceso de base (**EB**) en el contexto del trastorno ácido-base.
5. Los niveles del COH_3^- plasmático.
6. Los niveles de Ca^{2-} plasmático.
7. El Cl^- esperado.
8. El álcali titulable.
9. La conclusión final respecto al disturbio ácido-base.

Respuesta 1
Usando la ecuación para calcular la concentración de H^+ se determina que la relación matemática es coherente entre los valores de pH, pCO_2 y HCO_3^- informados por el laboratorio.

$$[H^+]\ nEq/L = 24\ \frac{20\ mmHg}{20\ mEq/L} = 24\ nEq/L$$

[H⁺]	20	30	36	40	44	50	60	70	80	100
pH	7,699	7,52	7,444	7,398	7,357	7,301	7,222	7,155	7,097	7,00

Respuesta 2
Alcalosis respiratória porque tiene el pH aumentado y la pCO_2 disminuida. Producida por la hiperventilacion de la paciente (probablemente secundaria a su transtorno de ansiedad)

Respuesta 3
En una alcalosis respiratoria, la respuesta fisiológica esperada es la disminución del HCO_3^- plasmático. Usando la fórmula para calcular el HCO_3^- plasmático esperado, se determina que es de 20 mEq/L siendo este valor coincidente con el que presenta la paciente.

HCO_3^- esperada= ↓0,2 mEq/L x c/mmHg ↓ pCO_2
HCO_3^- esperada= 20 mmHg

Respuesta 4
El descenso de la pCO_2 en un individuo en un corto período, produce aumento del pH, disminución de la

concentración de HCO_3^- plasmático.
Los amortiguadores no carbónicos (**A^-**) aumentan, la base amortiguadora (**BA**) permanece constante y por lo tanto el **EB** es igual a 0. Cuando comienza la compensación del disturbio, como en el caso planteado, la **BA** disminuye y el **EB** se tornará negativo.

Respuesta 5
Los niveles de HCO_3^- plasmático están disminuidos como producto de la amortiguación y de la compensación renal.

Respuesta 6
El Ca^{2-} esta disminuido, porque se liberan H^+ de la albumina (mecanismo de amortiguación) y se fija el Ca^{2-} a esta, ocasionando hipocalcemia.

Respuesta 7
El Cl^- esperado es de 105 mEq/L siendo el que presenta la paciente.

Cl^- esperado = [140 mEq/L x 75] / 100

Cl^- esperado = 105 mEq/L

Respuesta 8
La paciente presenta aumento del álcali titulable (40 mEq/L) como producto de la compensación renal.

Respuesta 9
Se trata de una **alcalosis respiratoria.** Se considera parcialmente compensada porque si bien el componente primariamente no afectado (metabólico, HCO_3^- plasmático , compensación renal) se modificó para compensar el trastorno ácido-base no logro llevar el pH al valor normal.

Caso clínico 6

Una mujer de 20 años presentar un cuadro de intensa diarrea de 24 horas de evolución, tos e hipertermia de 39 °C de 72 horas de evolución.
Examen físico al ingreso en guardia:
Regular estado general, signos de deshidratación (mucosas secas, oliguria, enoftalmo), pulso filiforme, frecuencia cardiaca de 130 latidos por minuto, presión arterial sistólica 95 mmHg, distólica 55 mmHg, taquipneica, rales respiratorios húmedos a predominio del campo superior derecho y frecuencia respiratoria de 35 movimientos respiratorios por minuto.

DATOS DE LABORATORIO DE LA PACIENTE	
SANGRE	
Creatinina (mg/dl)	1,08
Sodio (mEq/L)	131
Potasio (mEq/L)	3
Cloro (mEq/L)	112
pH	7,10
pCO_2 (mmHg)	35
HCO_3^- (mEq/L)	12
$Sat.O_2$ (%)	74%
EB (mEq/L)	-5
ORINA	
AT (mEq/L)	50
NH_4^+ (mEq/L)	110
pH urinario	4,5

Para el análisis del estado ácido-base de esta paciente se debe valorar:

1. Si el pH, pCO_2 y HCO_3^- informado por el laboratorio presenta una relación matemática coherente entre ellos.
2. Que trastorno ácido-base presenta.
3. Si compensación fisiológica del trastorno ácido-base es la esperada.
4. El valor de **EB** en el contexto del trastorno ácido-base.
5. Los niveles del K^+ y del COH_3^- plasmático.
6. El K^+ real.
7. El Cl^- esperado
8. El Anión Restante (**AR**).
9. La neta excreción de ácidos (**NEA**) en base a los valores en orina de acidez titulable (**AT**) y NH_4^+
10. La conclusión final respecto al disturbio ácido-base.

Respuesta 1
Usando la ecuación para calcular la concentración de H^+ se determina que la relación matemática es coherente entre los valores del pH, pCO_2 y HCO_3^- informados por el laboratorio.

$$[H^+]\ nEq/L = 24\ \frac{35\ mmHg}{12\ mEq/L} = 70\ nEq/L$$

$[H^+]$	20	30	36	40	44	50	60	70	80	100
pH	7,699	7,52	7,444	7,398	7,357	7,301	7,222	7,155	7,097	7,00

Respuesta 2
Acidosis metabólica porque tiene el pH y la concentración de HCO_3^- plasmático diminuídos.

Respuesta 3
En una acidosis metabólica, la respuesta fisiológica esperada es la disminución de la pCO_2.Usando la fórmula para calcular la pCO_2 esperada se determina que es 26 mmHg. La pCO_2 que presenta la paciente es de 35 mmHq, por lo tanto, no es la esperada.

pCO_2 esperada = (HCO_3^- x 1,5) + 8 ± 2

pCO_2 esperada = 26 mmHg

Cuando la respuesta compensadora no es la esperada, se debe considerar la posibilidad de algún trastorno subyacente. En el caso de esta paciente la compensación pulmonar del trastorno ácido-base no logro reducir la pCO_2 a los valores esperados para su compensación. Se debe descartar, en este caso, patología del pulmón que le impida realizar una adecuada compensación. La paciente presentaba signo-sintomatología de patología respiratoria "*taquipnea, rales respiratorios húmedos a a predominio del campo superior derecho, frecuencia respiratoria de 35 movimientos respiratorios por minuto*". Se le realiza una Rx de tórax y se diagnostíca neumonía de lóbulo superior derecho. Se revalora el diagnóstico del trastorno ácido-base y se considera una acidosis mixta (respiratoria y metabólica)

Respuesta 4
Un **EB** de -5 mEq/L como tiene la paciente, es esperable para el tipo de disturbio que presenta.

Respuesta 5
La gastroenteritis ocasiono grandes pérdidas de agua y electrolitos, produciendo el descenso de los niveles de Na^+, HCO_3^- y K^+. El Cl^- esta aumentado.

Respuesta 6
El K^+ real es de 1,5 mEq/L y el valor informado por el laboratorio de 3 mEq/L . Esto es debido al intercambio celular que se produjo por el ingreso de los H^+ a la célula para ser amortiguadores y la salida de cationes (especialmente K^+) para mantener la electroneutralidad de la célula.

$$K^+ \text{ real} = 3 \text{ mEq/L} - \frac{(7{,}40 - 7{,}10) \times 0{,}5}{0{,}1} = 1{,}5 \text{ mEq/L}$$

Respuesta 7
El Cl^- esperado es de 98 mEq/L. La paciente tiene un valor mayor, 112 mEq/L. Esto se produce por la reducción del **VLE** y por la disminución del HCO_3^-

Cl^- esperado = [131 mEq/L x 75] / 100
Cl^- esperado = 98 mEq/L

Respuesta 8
El **AR** es normal ,9 mEq/L.

AR = 131 mEq/L - (10 mEq/L+ 112 mEq/L)
AR = 9 mEq/L

Respuesta 9
La **NEA** aumento por el incremento de la **AT** y NH_4^+ como resultado de mecanismo de compensación renal.

Respuesta 10
Se trata de una **acidosis mixta (metabólica y respiratoria) con AR normal e hiperclorémica**.

ANEXO

1-ECUACIONES

DENOMINACIÓN	ECUACIÓN	VALOR NORMAL
Determinantes de la constante de filtración	K_f = permebilidad hidráulica x área de filtración	-----
Presión neta de filtración (mmHg)	$PEUF = (PH_G - PH_B) - P\pi$ $PEUF = 50\ mmHg - 10\ mmHg - 25\ mmHg$ $PEUF = 40\ mmHg - 25\ mmHg$ $PEUF = 15\ mmHg$	15
Cálculo del K_f	$K_f = \frac{VFG}{PNUF}$	-------
Determinantes de la VFG	$VFG = K_f \times PEUF$	-------
Flujo	$Q = \frac{\Delta P}{Rp}$	-------
Fracción de filtración (%)	$FF = \frac{VFG}{FPR} \times 100$	20
Carga filtrada(mg/min.)	$CF_x = [x]_p \times VFG$	**Depende del soluto**
Cantidad excretada (mg/min.)	$CE = [x]_o \times \dot{V}$ $CE = CF - CR + CS$	**Depende del soluto**
Cantidad secretada (mg/min.)	$CS = CE - CF$	**Depende del soluto**
Cantidad reabsorbida (mg/min.)	$CR = CF - CE$	**Depende del soluto**
Presión neta de reabsorción (mmHg)	$PNR = (P\pi_{CP} - P\pi_I) - (PH_{CP} - PH_I)$ $PNR = (35\ mmHg - 6\ mmHg) - (20\ mmHg - 8\ mmHg)$	17
Clearence de una sustancia x (ml/min.)	$C_x = \frac{O_x \times \dot{V}}{P_x}$	**Depende la sustancia**
Filtración glomerular medida con el Clearence de inulina (ml/min).	$VFG = \frac{O_I \times \dot{V}}{P_I}$	125
Clearence de creatinina (Cockcroft) **HOMBRES**	$C_{cr} = \frac{(140 - edad) \times P}{P_{cr} \times 72}$	
Clearence de creatinina (Cockcroft) **MUJERES**	$C_{cr} = C_{cr}\ hombres \times 0.85$	
Clearence de creatinina corregido por superficie corporal (SC)	$C_{cr} = \frac{C_{cr} \times SC}{1.73\ m^2}$	
Carga filtrada(mg/min.)	$CF_x = [x]_p \times VFG$	**Depende del soluto**
Cantidad excretada (mg/min.)	$CE_x = [X]_o \times \dot{V}$ $CE = CF - CR + CS$	**Depende del soluto**
Cantidad secretada (mg/min.)	$CS = CE - CF$	**Depende del soluto**
Cantidad reabsorbida (mg/min.)	$CR = CF - CE$	**Depende del soluto**
Cociente clearence de sustancia x con clearence de inulina	C_x/C_I	**Depende del soluto**
Excreción Fraccional (%)	$EF_x = \frac{CE_x}{CF_x} \times 100$	**Depende del soluto**
Reabsorción fraccional (%)	$RF_x = \frac{CR_x}{CF_x} \times 100$	**Depende del soluto**

DENOMINACIÓN	ECUACIÓN	VALOR NORMAL
Flujo plasmático renal efectivo (ml/min.)	$FPRE = C_{PAH}$	**600**
Índice de extracción del PAH	$E_{PAH} = \frac{A_{PAH} - V_{PAH}}{A_{PAH}}$	**0,90**
Flujo plasmático renal total (ml/min.)	$FPRT = \frac{C_{PAH}}{E_{PAH}}$	**670**
Flujo sanguíneo renal efectivo (ml/min.)	$FSRE = \frac{FPRE}{1 - Hto}$	**1063**
Flujo sanguíneo renal total (ml/min.)	$FSRT = \frac{FPRT}{1 - Hto}$	**1218**
Osmolaridad LEC mOsm/L	Osm_e = ([Na$^+$] mEq/L x 2) + [glucosa] mg/dl/18 + [urea] mg/dl /6	**275-295**
Tonicidad del LEC mosm/L	Tonicidad =2 [Na$^+$ (mEq/l) + Glucosa (mg/dl)/18	**275**
C_{osm}(ml/min.)	$C_{osm} = \frac{Osm_o \times \dot{V}}{Osm_p}$	**2 mi/min.**
TC_{H2O} (ml)	$Tc_{H2O} = C_{osm} - \dot{V}$	**Según estado de hidratación**
C_{H2O} (ml)	$C_{H2O} = \dot{V} - C_{osm}$	**Según estado de hidratación**
pH	$pH = \log \frac{1}{[H^+]} = -\log [H^+]$	-------------
Ecuación Henderson-Hasselbach	$pH = pK_a + \log \frac{base}{ácido}$	---------------
Principio isohídrico	$pH = pk_1 + \log \frac{[HCO_3^-]}{pCO_2 \times 0.03} = pk_2 + \log \frac{[Pr^-]}{HPr} = pK_3 + \log \frac{[HbO_2^-]}{[HHb]} = pk_4 + \log \frac{\log [HPO_4^-]}{[H_2PO_4]}$	
Henderson-Hasselbach Aplicada al amortiguador bicarbonato	$pH = 6{,}1 + \log \frac{[HCO_3^-]}{0{,}03 \times pCO_2}$	-----------
Ecuación de Henderson directa Aplicada al amortiguador bicarbonato	$H^+ = 24 \times \frac{pCO_2}{HCO_3^-}$	----------
Henderson-Hasselbach Aplicada al amortiguador hemoglobina	$pH = pk + \log \frac{HbO_2^-}{HHbO_2}$	----------
Henderson-Hasselbach Aplicada al amortiguador fosfato	$pH = pk + \log \frac{H_2PO_4^-}{HPO_4^{2-}}$	----------
Henderson-Hasselbach Aplicada al amortiguador proteinato	$pH = pk + \log \frac{Pr^-}{HPr}$	----------
Base Amortiguadora en el plasma mEq/L	$BA_p = [HCO_3^-] + [Pr^-]$	**41,7**
Base Amortiguadora en la sangre mEq/L	$BA_s = [HCO_3^-] + [Pr^-] + [Hb^-]$	41,7 mEq/L + 0,42mEq = 48 mEq/L
Exceso de Base mEq/L	$EB = BB_{real} - BB_{normal}$	**± 2,3**
Bicarbonato estándar	**HbO_2 completa** **pCO_2 de 40 mmHg** **T: 37°C**	**24 mEq/L ± 2**
Variaciones del K^+	**Por cada disminución del pH en 0,1 Unidad** $K^+ real = K^+ laboratorio - \frac{(pH\ deseado - pH\ de\ laboratorio) \times 0{,}5}{0{,}1}$	**[K^+] aumenta 0,5 mEq/L**
Álcali titulable mEq/día	$CE_{HCO_3^-} = [HCO_3^-]_o \times \dot{V}$	**0-5**
Acidez titulable mEq/día	$AT = [ácidos\ titulados]_o \times \dot{V}$	**20-40**
Excreción de ion amonio mEq/día	$CE_{NH_4^+} = [NH_4^+]_o \times \dot{V}$	**30-50**
Neta excreción de ácido mEq/día	$ENA = ([NH_4^+]_o \times \dot{V}) + ([ácidos\ titulados]_o \times \dot{V}) - ([HCO_3^-]_o \times \dot{V})$	**50-90**

DENOMINACIÓN	ECUACIÓN	VALOR NORMAL
Anión restante plasmático AR mEq/L	$[Na^+]_p - ([Cl^-]p + [HCO_3^-]_p)$	12 ±
Cl esperado	$[Na^+]_p \times 0{,}75$	Depende de la $[Na^+]$
Anión restante urinario AR_u mEq/L	$[Na^+]_u + [K^+]_u - [Cl^-]_u$	Cero: normal
Gap osmolar GO mOms/L	Osm plasmática medida - Osm calculada	10 - 20
Relación Δ/Δ ΔAR/Δ HCO^-_3	$\Delta/\Delta = \dfrac{\text{AR obsevado - AR normal}}{HCO^-_3 \text{ normal - } HCO^-_3\text{medido}}$	1- 1,6: normal

2-DETERMNACIONES DE LABORATORIO: VALORES NORMALES

a) Valores arteriales y venosos en el adulto de pCO_2, $[H^+]$ y HCO_3^-

VALORES NORMALES

	pH	H^+ nEq/L	pCO_2 mmHg	HCO_3^- mEq/L
Arteria	7,40 (7,36 - 7,44)	40 (36 - 44)	40 (36 - 44)	24 (21 - 27)
Vena	7,38 (7,34 - 7,42)	42 (38 - 46)	46 (42 - 50)	26 (23 - 29)

Variación de valores de pCO_2, $[H^+]$ y HCO_3^- según edad y situación fisiológica

	Sangre Arterial			
	pH	H^+ nEq/l	pCO_2 mmHg	HCO_3^- mEq/l
EMBARAZO				
8-19 semanas	7,47 ± 0,02	34	34	23 ± 1,2
20-29 semanas	7,48 ± 0,01	33	32	23 ± 1,7
30 semanas	7,47 ± 0,03	34	29	20 ± 3,2
INFANCIA (sangre capilar)				
6 horas	7,38 ± 0,04	42	37	21 ± 1,9
24 horas	7,41 ± 0,04	39	37	21 ± 1,9
72 horas	7,42 ± 0,04	38	36	22 ± 3,1
3 meses/2 años	7,40 ± 0,03	40	34	24 ± 1,6
1-3 años	7,38 ± 0,03	42	34	19 ± 1,6
3-15 años	7,41 ± 0,03	39	37	22 ± 1,4

b) Tm de creatinina y PAH

Sustancia	Transporte máximo
Creatinina	**16 mg/min**
Acido paraaminohipúrico (PAH)	**80 mg/min**

c) Carga filtrada, cantidad reabsorción y excretada, excreción fraccional (EF) y reabsorción fraccional (RF) de diferentes sustancias.

	Carga filtrada $CF = [X]_p \times VFG$	Cantidad reabsorbida $CR = CF - CE$	Cantidad excretada $CE_x = [X]_o \times \dot{V}$	EF (%) $EF_x = \frac{CE_x}{CF_x} \times 100$	RF(%) $RF_x = \frac{CR_x}{CF_x} \times 100$
Glucosa (g/día)	180	180	0	0	100
HCO_3^- (mEq/día)	4.320	4.318	2	0,05	99,95
Na^-(mEq/día)	25.560	25.410	150	<1	99
Cl^-(mEq/día)	19.440	19.260	180	0,5	95
K^+(mEq/día)	756	664	92	10-120	Según secreción
Urea (g/día)	46,8	23,4	23,4	40	60
Creatinina (g/día)	1,8	0	1,8	100	0

d) Valores relacionados con la función renal

Creatinina
Mujeres: 0,5-0,9 mg/dl.
Hombres: 0,6-1,2 mg/dl.
Urea: 7-40 mg/dl.

e) Examen normal de orina

EXAMEN FÍSICO		EXAMEN QUÍMICO		MICROSCOPÍA DEL SEDIMENTO	
Color	Amarillo	**Glucosa**	No contiene	Cel. epiteliales	No contiene
Aspecto	Transparente	**Cetonas**	No contiene	Leucocitos	10 por campo
Densidad	1010-1030	**Proteínas**	No contiene	Piocitos	No contiene
pH	5,5-7,5	**Hemoglobina**	No contiene	Hematíes	5 por campo
Espuma	No contiene	**Bilirrubina**	No contiene	Cristales	No contiene
		Urobilinógeno	0,5 mg/día	Mucus	No contiene
		Sangre	No contiene	Cilindros	No contiene
		Nitratos	No contiene	Gérmenes	No contiene

f) Ionograma plasmático normal

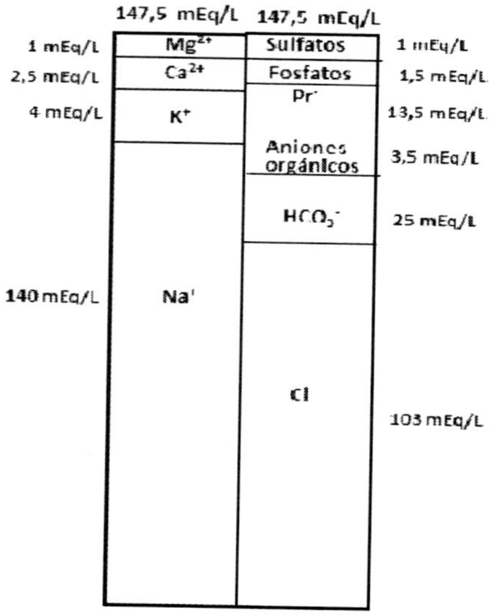

g) Concentración intracelular y extracelular de electrolitos

ELECTROLITOS	LEC (mEq/L)	LIC (mEq/L)
Na^+	135-145	10-14
K^+	3,5-4,5	140-150
Ca^{2+}	2,5	< 1
Mg^{2+}	1	40
HCO_3^-	24	7-10
Cl^-	105	3-4
Pr^-	14	45
PO_4-	1-2	75

h) Valores expresados en mEq/L y en mg/dl

		mg/dl	mEq/L
Calcio	total en plasma	8,5-10,5	4,4-5,2
	iónico en plasma	4-4,5	2-2,8
Fosforo plasmático		2,5-4,5	1,5-2,5
Magnesio		0,5-2,3	1,8-3

3-VALORES SIGNIFICATIVOS PARA EL DIAGNÓSTICO DE LOS TRASTORNOS ÁCIDO-BASE

a) Valores de acidémia y alcalémia

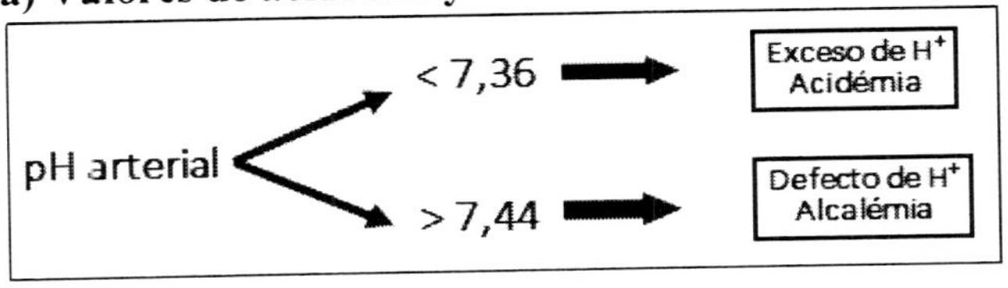

b) Correlación de pH y $[H^+]$

Relación entre $[H^+]$ a pH

$[H^+]$ nEq/L	pH
20	7.699
30	7.52
36	7.444
40	7.398
44	7.357
50	7.301
60	7.222
70	7.155
80	7.097
100	7.00

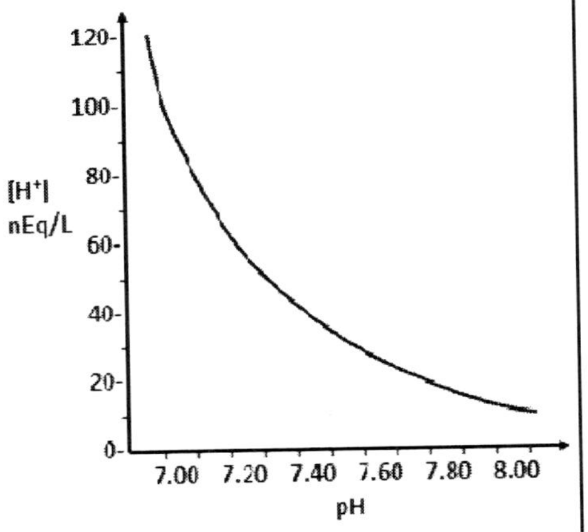

c) Tipos de orinas

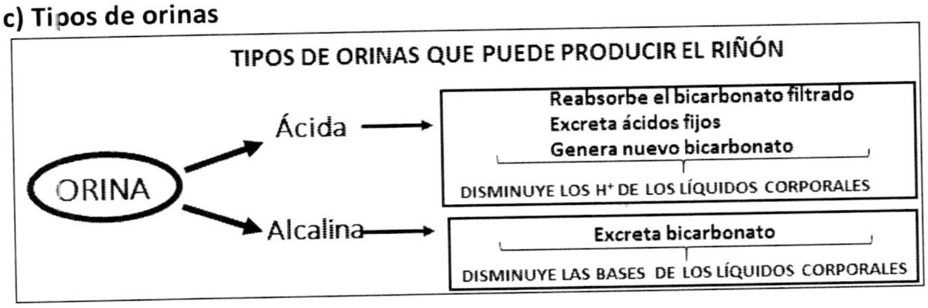

d) Trastorno ácido-base y su compensación

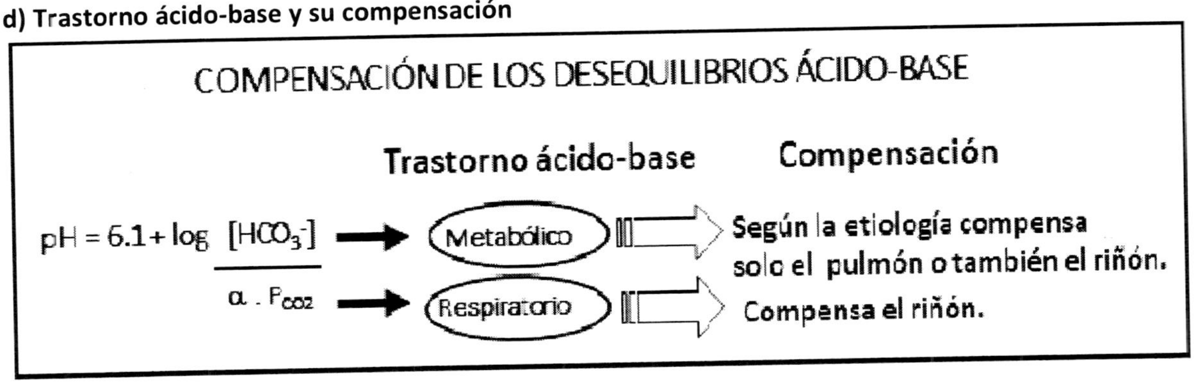

d) Valores de pH, HCO_3^- y pCO_2 para diagnosticar los trastornos de acidemia y alcalemia metabólica o respiratoria.

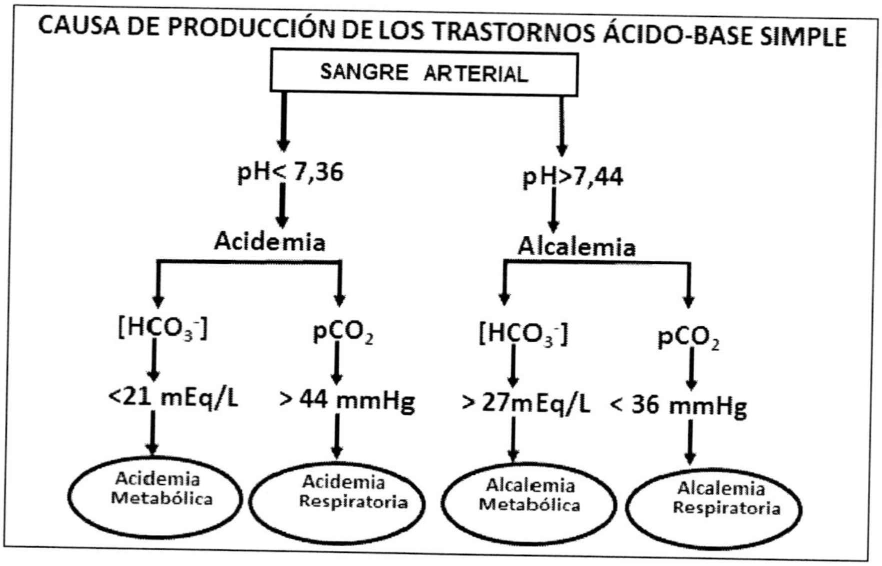

e) Cuantificación de la respuesta compensadora esperada.

TRASTORNO ÁCIDO-BASE	COMPENSACIÓN ESPERADA del componen primariamente no afectado
Acidosis Metabólica	▪$\Delta PaCO_2$: 1,5 x $[HCO^-_3]$ + 8 ± 2 ▪$\Delta PaCO_2$: ↓1,25 mmHg x c/mEq/L ↓$[HCO^-_3]$ ▪$\Delta PaCO_2$: 15 + $[HCO^-_3]$ ▪$\Delta PaCO_2$: los 2 últimos dígitos del pH x 100
Alcalosis Metabólica	▪$\Delta PaCO_2$: ↑ 0,75 mmHg x c/mEq/L ↑ $[HCO^-_3]$ ▪$\Delta PaCO_2$: ↑ 6 mmHg x c/10 mEq/L ↑ $[HCO^-_3]$ ▪$\Delta PaCO_2$: 0,9 + $[HCO^-_3]$ + 9
Acidosis Respiratoria Aguda	▪ $[HCO_3^-]$: ↑ 0,1 mEq/L x c/mmHg ↑pCO_2
Acidosis Respiratoria Crónica	▪ $[HCO_3^-]$: ↑ 0,4 mEq/L x c/mmHg ↑pCO_2
Alcalosis Respiratoria Aguda	▪ $[HCO_3^-]$: ↓ 0,2 mEq/L x c/mmHg ↓pCO_2
Alcalosis Respiratoria Crónica	▪ $[HCO_3^-]$: ↓ 0,4 mEq/L x c/mmHg ↓pCO_2

f) Límites posibles de compensación del pulmón y el riñon

LIMITES DE COMPENSACIÓN

TIPO DE TRASTORNO	ALTERACIÓN PRIMARIA	RESPUESTA COMPENSADORA
Acidosis Metabólica	HCO_3^- disminuido	pCO_2 disminuye hasta 10 mmHg
Alcalosis Metabólica	HCO_3^- aumentado	pCO_2 aumenta hasta 50 mmHg
Acidosis Respiratoria	pCO_2 aumentada	HCO_3^- aumenta hasta 30 mEq/l
Alcalosis Respiratoria	pCO_2 disminuida	HCO_3^- disminuye hasta 18 mEq/l

g) Usos del anion restante plasmático

ACIDOSIS METABÓLICAS CON AR NORMAL Y AR AUMENTADO

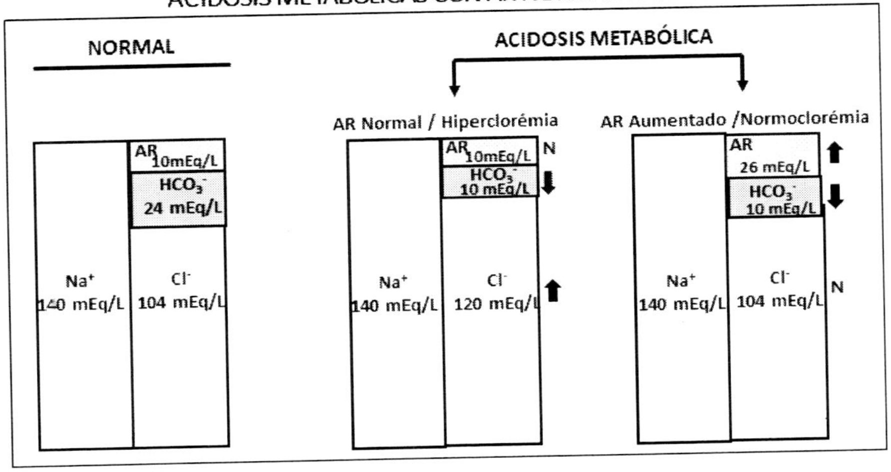

Corrección del AR según la [albúmina] plasmática

Albúmina	Cantidad de mEq/L que varía el AR
Por cada gramo mayor de 4g/L	Sumar 2
Por cada gramo menor de 4g/L	Restar 2

Corrección de AR según pH

pH	Cantidad de mEq/L que varia el AR
7,20 - 7,30	Restar 1
7,10 - 7,20	Restar 2
menor 7,10	Restar 3
7,50	Sumar 3
7,60	Sumar 5
7,70	Sumar 5

ÍNDICE

T

V